心的救赎

与心血管疾病的较量

主　编　张云盛　靳育静　何蓓芬

天津出版传媒集团

天津科技翻译出版有限公司

图书在版编目（CIP）数据

心的救赎：与心血管疾病的较量 / 张云盛，靳育静，何蓓芬主编 . -- 天津：天津科技翻译出版有限公司，2025. 5. -- ISBN 978-7-5433-4633-8

Ⅰ. R54

中国国家版本馆 CIP 数据核字第 202544RS94 号

心的救赎：与心血管疾病的较量

XIN DE JIUSHU: YU XINXUEGUAN JIBING DE JIAOLIANG

出　　版： 天津科技翻译出版有限公司
出 版 人： 方　艳
地　　址： 天津市和平区西康路 35 号
邮政编码： 300051
电　　话： （022）87894896
传　　真： （022）87893237
网　　址： www.tsttpc.com
印　　刷： 天津新华印务有限公司
发　　行： 全国新华书店
版本记录： 710mm×1000mm　16 开本　18.75 印张　345 千字
2025 年 5 月第 1 版　2025 年 5 月第 1 次印刷
定价：88.00 元

编者名单

主　编

张云盛　天津医科大学总医院空港医院

靳育静　天津医科大学总医院

何蓓芬　天津医科大学总医院空港医院

编　者（按姓氏汉语拼音排序）

高　鹰　天津医科大学总医院

高燕南　天津医科大学总医院

何蓓芬　天津医科大学总医院空港医院

靳育静　天津医科大学总医院

张　鹏　天津医科大学总医院

张云盛　天津医科大学总医院空港医院

序　言

医之路亦如人生之路，每位医生在自己的行医生涯中都有自己的心得体会，心血管专科医生亦是如此。十余年来，张云盛等积攒了大量病例，这本书是他智慧和辛勤劳动的结晶，读后令人感触颇深。把临床实践中的经验教训进行总结并汇集成册，可让更多年轻医生减少误诊、误治，这是一件很有意义的工作。光阴荏苒，岁月如梭，当年这些意气风发的青年医生已经成为学科专家、团队骨干，但他们仍然不忘初心、再接再厉，并与时俱进地推出新书，值得鼓励，也令人欣慰。

他们奋战在临床工作一线，直接接触患者，对于心血管疾病诊疗过程中的体会和感悟最深。此外，他们年轻且思维活跃，文献检索能力强，乐于接受新事物，在学术领域中有所建树。总之，本书汇集了作者的临床经验与诊疗感悟，注重临床实用性，有助于提高广大心血管内科医生的临床思维能力。

我很荣幸为本书作序，这也是对青年心血管医生的鼓励和支持，衷心希望本书能够为心血管专业的临床医生、医学院校学生提供借鉴和帮助。

天津市心脏学会会长

主任医师、教授、博士生导师

天津医科大学总医院心内科行政副主任

2024 年 11 月

前 言

心血管疾病堪称当前全球范围内威胁人类健康的主要“杀手”之一，其成因复杂、疾病种类繁多，给人类的生命健康带来了严峻挑战。本书旨在为公众尤其是心血管同仁提供科学、实用的心血管疾病知识，增强疾病诊疗能力，助力公众健康水平提升。书中聚焦高血压、冠心病、心律失常、心力衰竭等常见心血管疾病，深入剖析其诊疗要点，并延展相关医学知识。在编排上独具匠心，呈现两大显著特色：一是采用“具体病例+病例解析”模式，通过剖析典型与疑难病例，帮助读者实现从理论到实践的跨越，深化对疾病本质的认知；二是秉持“知识拓展，探幽析微”的理念，如侦探抽丝剥茧般，对心血管疾病中的关键问题、前沿理念进行深度挖掘与阐释，力求为读者解开重重谜团。此外，本书也紧跟医学前沿，系统阐述了心血管疾病治疗领域的最新进展，涵盖药物治疗、介入治疗、外科手术治疗等多元手段，同时以前瞻性视角，展望了未来心血管医学的发展趋势与潜在挑战。我们期望，通过本书的细致阐述，能够为医学工作者，特别是心血管领域同仁，搭建起一座通向心血管疾病全面认知的桥梁，助力他们更高效地维护心血管健康，实施科学的疾病防治策略，共同守护人类的心血管健康防线。

感谢我的导师天津医科大学总医院张文娟教授的审阅。同时也感谢靳育静主治医生和何蓓芬主管护师，无数个日日夜夜讨论、工作到深夜，无数次从意见不统一到统一的磨合和说服。感谢我们团队给予我的专业指导，使我的医学专业知识储备实现显著跃升。我、靳育静医生和何蓓芬主管护师分别参与了不同章节的编写，其中我参与了全部章节的编写，靳育静医生参与了第二至四章的编写，何蓓芬主管护师参与了第一、二、五章的编写。

限于我们水平，书中难免有不足之处，恳请各位同仁、读者批评与指正！

张云盛

2024 年 10 月

目　录

第一章

冠状动脉粥样硬化性心脏病

第一节　冠心病的药物治疗

急性 ST 段抬高型心肌梗死药物治疗策略

一、抗血小板策略

直接经皮冠状动脉介入治疗（PCI）的 ST 段抬高型心肌梗死（STEMI）中高危患者，入院时应接受双联抗血小板治疗（Ⅰ，A）。阿司匹林应在入院时启动（Ⅰ，A），所有无禁忌证的患者均立即口服阿司匹林 300mg（Ⅰ，B），继以 75~100mg 的剂量进行长期维持治疗（Ⅰ，A）。

在阿司匹林的基础上加用的第二种抗血小板药物包括以下任意一种（注：同时使用两种 P2Y12 受体抑制剂目前无证据，在阿司匹林过敏的情况下也不推荐）。

（1）PCI 前：氯吡格雷（Ⅰ，B），或替格瑞洛（Ⅰ，B），或静脉 GP Ⅱb / Ⅲa 拮抗剂（Ⅰ，A），倾向于选择依替非巴肽和替罗非班（Ⅰ，B）。

（2）PCI 中：氯吡格雷（若 PCI 前未使用）（Ⅰ，A），或普拉格雷（Ⅰ，B），或替格瑞洛（Ⅰ，B），或静脉 GP Ⅱb / Ⅲa 拮抗剂（Ⅰ，A）。

STEMI 患者长期抗血小板治疗：继续推荐氯吡格雷，并增加替格瑞洛、普拉格雷药物治疗（未置入支架）的 UA/NSTEMI（不稳定型心绞痛/急性非 ST 段抬高型心肌梗死）患者，氯吡格雷 75mg/d 或替格瑞洛 90mg，每天 2 次，持续 28 天（Ⅰ，B）。

静脉溶栓的患者，如年龄≤75 岁，应给予氯吡格雷 300mg 负荷量，以后按 75mg/d 剂量给予，维持 12 个月（Ⅰ，A）；如年龄>75 岁，则服用氯吡格雷 75mg，以后按 75mg/d 剂量给予，维持 12 个月（Ⅰ，A）。

二、抗凝策略

（1）凝血酶是使纤维蛋白原转变为纤维蛋白最终形成血栓的关键环节，因此抑制凝血酶至关重要。主张所有 STEMI 患者急性期均进行抗凝治疗（Ⅰ，A）。

（2）普通肝素：为 STEMI 溶栓治疗最常用的辅助用药，随溶栓制剂不同，肝素用法亦不同，使用肝素期间应监测血小板计数，及时发现肝素诱导的血小板减少症。

（3）低分子量肝素：建议可用低分子量肝素代替普通肝素。低分子量肝素由于制作工艺不同，其抗凝疗效亦有差异，因此应强调按各自说明书使用，并避免交叉应用。

（4）依诺肝素：年龄<75 岁，血肌酐≤221μmol/L（2.5mg/dL）（男）或≤177μmol/L（2.0mg/dL）（女）者，先静脉推注 30mg，15 分钟后皮下注射 1mg/kg，每 12 小时 1 次，直至出院，最长使用 8 天；≥75 岁者，不用静脉负荷量，直接 0.75mg/kg 皮下注射，每 12 小时 1 次，最长使用 8 天。肌酐清除率<30mL/min 者，给予 1mg/kg 皮下注射，每 24 小时 1 次。

（5）磺达肝癸钠：是间接 Xa 因子抑制剂，PCI 时不建议使用。

（6）比伐卢定：直接 PCI 时可考虑用比伐卢定，若 STEMI 患者 PCI 术中出血风险高，推荐应用比伐卢定（Ⅱa，B）。

（7）华法林：STMI 恢复期，以下情况需口服抗凝剂治疗。

- 超声心动图提示心腔内有活动性血栓，口服华法林 3~6 个月。
- 合并心房颤动者；不能耐受阿司匹林和氯吡格雷者，可长期服用华法林，维持 INR2~3（Ⅱa，B）。

需注意出血的风险，严密监测 INR，缩短监测间隔。

（8）rt-PA 为选择性溶栓剂，故必须与充分抗凝治疗相结合。溶栓前先静脉注射肝素 60U/kg（最大量为 4000U），继以 12U/（kg·h）（最大量为 1000U/h），使活化部分凝血活酶时间（aPTT）值维持在对照值的1.5~2倍（50~70秒），至少应用48小时。

（9）尿激酶和链激酶均为非选择性溶栓剂，对全身凝血系统影响很大，因此溶栓期间不需要充分抗凝治疗，溶栓后6小时开始测定aPTT或活化凝血时间（ACT），待其恢复到对照时间2倍以内时开始给予皮下肝素治疗。

（10）若需用GPⅡb/Ⅲa受体拮抗剂，肝素剂量需酌情减量（Ⅰ，C）。

三、其他药物治疗

（1）β-受体阻滞剂：无禁忌证的STEMI患者应在发病后24小时内常规口服β-受体阻滞剂（Ⅰ，B）。建议口服美托洛尔，从低剂量开始，逐渐加量。2~3天后换用相应剂量的长效控释制剂。

β-受体阻滞剂禁忌：①心力衰竭或低心排血量；②心源性休克高危患者，如年龄>70岁、收缩压<120mmHg（1mmHg ≈ 0.133kPa）、窦性心律>110次/分；③其他相对禁忌证，如P-R间期>0.24秒、二度或三度房室传导阻滞、活动性哮喘或反应性气道疾病。

（2）硝酸酯类药物：静脉滴注硝酸酯类药物用于缓解缺血性胸痛、控制高血压或减轻肺水肿（Ⅰ，B）。静脉滴注硝酸酯类药物应用低剂量（5~10μg/min），逐渐增加剂量，最高可达200μg/min。使用硝酸酯类药物可能会出现头痛、反应性心动过速、低血压等不良反应，青光眼患者可出现眼压升高等症状。

（3）钙通道阻滞剂：不推荐STEMI患者使用短效二氢吡啶类钙通道阻滞剂。STEMI合并难以控制的心绞痛时，在使用β-受体阻滞剂时可应用地尔硫䓬（Ⅱa，C）。STEMI合并难以控制的高血压可在血管紧张素转换酶抑制剂（ACEI）或血管紧张素受体阻滞剂（ARB）和β-受体阻滞剂的基础上加用长效二氢吡啶类钙通道阻滞剂（Ⅱb，C）。

（4）ACEI和ARB：ACEI和ARB主要通过影响心肌重构、减轻心室过度扩张而减少慢性心力衰竭的发生，降低死亡率。

所有无禁忌证的患者均应给予 ACEI 长期维持治疗（Ⅰ,A）。

禁忌证：严重的肾衰竭（血肌酐>265μmol/L）、双侧肾动脉狭窄、严重的低血压、对 ACEI 过敏导致的咳嗽、妊娠期或哺乳期女性。

（5）他汀类药物：除调脂作用外，他汀类药物还具有抗感染、改善内皮功能、抑制血小板聚集的作用。对无禁忌证的患者应尽早开始使用他汀类药物（Ⅰ,A）。

二级预防：坚持使用他汀类药物，使低密度脂蛋白胆固醇（LDL-C）<2.07mmol/L（80mg/dL），且达标后不应停药或盲目减少剂量。对较大剂量他汀类药物治疗后 LDL-C 仍不能达标者，可联合应用胆固醇吸收抑制剂。

参考文献

[1]中华医学会心血管病学分会,中华心血管病杂志编辑委员会. 急性 ST 段抬高型心肌梗死诊断和治疗指南[J]. 中华心血管病杂志,2015,43(5):380-393.

[2]PFEFFER M A, MCMURRAY J J, VELAZQUEZ E J, et al. Valsartan, captopril, or both in myocardial infarction complicated by heart failure, left ventricular dysfunction, or both[J]. *N Engl J Med*,2003,349(20):1893-1906.

[3]MANCIA G, DE BACKER G, DOMINICZAK A, et al. 2007 Guidelines for the management of arterial hypertension: The Task Force for the Management of Arterial Hypertension of the European Society of Hypertension (ESH) and of the European Society of Cardiology (ESC)[J]. *Eur Heart J*,2007,28(12):1462-1536.

急性 ST 段抬高型心肌梗死怎么溶栓?

急性心肌梗死（AMI）是心血管疾病中死亡的最重要原因。近些年来，STEMI 在 PCI 方面已取得了重要进展。时间就是生命，时间就是心肌。STEMI 最常见的发病机制是斑块破裂，通常为冠状动脉不稳定斑块破裂等继发血栓形成导致冠状动脉完全闭塞，血供急剧减少或中断，心肌细胞缺血、损伤和坏死。溶栓治疗在大医院往往应用较少,但在基层医院溶栓治疗仍然是主要的治疗方式。

一、溶栓还是转运?

在不具备 PCI 的医院,对于发病 3 小时内的患者,溶栓治疗的即刻疗效与直接 PCI 相似,尤其对左束支传导阻滞、大面积心肌梗死(前壁心肌梗死、下壁心肌梗死合并右心室梗死)患者获益更大。就诊至首次完成心电图检查<5 分钟;如准备溶栓,就诊至开始溶栓的时间<30 分钟;如医院不具备完成紧急 PCI 的条件,可考虑转运至具有 PCI 条件和能力的中心,但转运时间应<45 分钟;并且转运后,能够在就诊的 90 分钟内进行 PCI 治疗。如果转运至具有 PCI 条件的中心时间过长,或者预期转运到位后,也不能在 90 分钟内进行 PCI 治疗,还是考虑在当地溶栓,而不是盲目转运。

二、适应证与禁忌证

1. 溶栓适应证

(1)对发病≤3 小时且无法在首次医疗接触 60 分钟之内接受直接 PCI 的 STEMI 患者,推荐溶栓治疗,有条件的话可在救护车上开始溶栓。

(2)对发病≤12 小时且无法在首次医疗接触 120 分钟之内接受直接 PCI 的 STEMI 患者,且无禁忌证者,推荐溶栓治疗。

(3)对发病 12~24 小时,但仍有进行性缺血性胸痛、至少两个胸前或肢体导联 ST 段抬高>0.1mV,或血流动力学不稳定的 STEMI 患者,若无直接进行 PCI 的条件,溶栓治疗仍是合理的。

(4)对发病超过 12 小时,症状已缓解或消失的 STEMI 患者,不建议进行溶栓治疗。

2. 溶栓禁忌证

(1)绝对禁忌证:既往任何时间脑出血病史;脑血管结构异常,如动静脉畸形;3 个月内缺血性脑卒中或短暂性脑缺血发作(TIA)史;颅内恶性肿瘤(原发或转移);可疑或确诊主动脉夹层;活动性出血或出血性组织;3 个月内严重头部闭合性创伤或面部创伤;2 个月内颅内或脊柱手术者。

(2)相对禁忌证:年龄≥75 岁;慢性、严重、未得到良好控制的高血压(收缩压>180mmHg 或舒张压>110mmHg),需在控制血压的基础上(收缩压<160mmHg)开始溶栓治疗;心肺复苏胸外按压持续时间>10 分钟;痴呆或已知其他颅内病变;3 周内创伤或进行过大手术,或 4 周内发生过内脏出血;2 周内不能压迫止血部位的血管穿刺;感染性心内膜炎;妊娠;活动性消化性溃疡;终末期肿瘤或严重肝肾疾病;正在应用抗凝药物者。

3. 溶栓药物用法

STEMI 患者溶栓治疗推荐使用纤维蛋白特异性溶栓药,如阿替普酶(rt-PA)(图 1.1)、瑞替普酶(r-PA)、重组人尿激酶原等,优于链激酶、尿激酶等非纤维蛋白特异性溶栓药(Ⅰ,B)。下面以临床上常用的阿替普酶药物为例介绍溶栓药物的使用方法(表 1.1)。

(1)溶栓前:对所有无禁忌证的患者,均推荐尽早开始阿司匹林治疗,给予阿司匹林负荷剂量 300mg 嚼服,继之 75~100mg/d 口服。对所有无禁忌证的患者,均推荐尽早合用 P2Y12 受体抑制剂治疗。对于 PCI 患者,应首选替格瑞洛(负荷剂量 180mg,维持量 90mg,每天 2 次)。在替格瑞洛无法获得或存在禁忌时使用氯吡格雷(300~600mg,>75 岁为 300mg,维持量 75mg/d)(Ⅰ,A)。对于溶栓治疗的 STEMI 患者,推荐阿司匹林联合氯吡格雷治疗。年龄≤75 岁者,氯吡格雷负荷剂量 300mg,年龄>75 岁者不给负荷剂量,为 75mg,之后为 75mg/d。

静脉推注普通肝素 4000U,继以 1000U/h 滴注,维持 APTT 1.5~2.0 倍(50~70 秒),通常需维持 48 小时左右。应至少接受 48 小时的抗凝治疗(最多 8 天或至血运重建)。

指南强调:停用普通肝素必须软着陆,溶栓后也必须抗凝。

- 剂量足:溶栓前给予冲击量 60U/kg(最大为 4000U)静脉推注,溶栓后 12U/(kg·h)(最大为 1000U/h)静脉滴注。

• 疗效足：溶栓开始 3 小时后监测 APTT，APTT 应为 50~70 秒，维持 48 小时。

• 软着陆：48 小时后根据情况逐渐减量，换用低分子肝素。

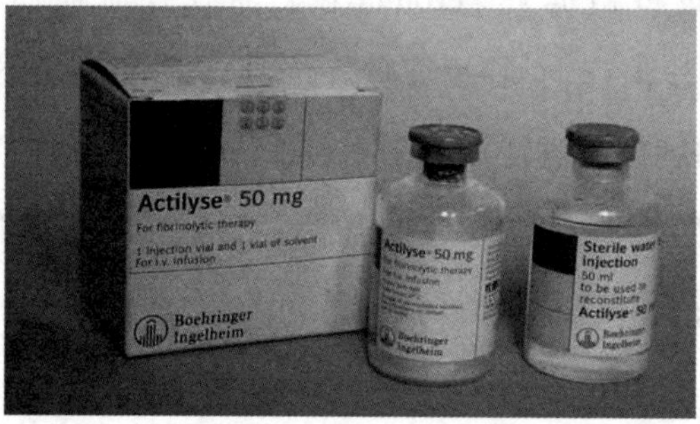

图 1.1 阿替普酶(爱立通，rt-PA)可选择性激活血凝块中的纤溶酶原，产生较强的局部溶栓作用，但半衰期短，需要持续静脉给药。

表 1.1 阿替普酶的使用方法

全量法	100mg rt-PA，15mg 静脉注射，随后 0.75mg/kg 在 30 分钟内静脉滴注完(100mL/h)，继之 0.5mg/kg 在 60 分钟内静脉滴注完(35mL/h)，溶栓结束后普通肝素 1000U/h 静脉滴注 48 小时，溶栓及溶栓后应监测 APTT 和 ACT 至对照值的 1.5~2.0 倍(APTT 为 50~70 秒)，中间调整普通肝素用量
半量法	对低体重、出血风险高的患者，推荐半量给药法，即在静脉用肝素治疗的基础上，50mg 药物溶于 50mL 专用溶剂中，首先静脉注射 8mg，继之 42mg(28mL/h)在 90 分钟内静脉滴注完。溶栓结束后普通肝素 1000U/h 静脉滴注 48 小时，溶栓及溶栓后应监测 APTT 和 ACT 至对照值的 1.5~2.0 倍(APTT 为 50~70 秒)，中间调整普通肝素用量

(2)溶栓后

• 抗血小板：坚持双联抗血小板治疗，阿司匹林 75~100mg(每日 1 次)+氯吡格雷 75mg(每日 1 次)或替格瑞洛 90mg(每日 2 次)，如阿司匹林不耐受可给予吲哚布芬 100mg(每日 2 次)。

- 抗凝:普通肝素维持 48 小时后改为低分子肝素(依诺肝素)皮下注射,<75 岁,1mg/kg,每 12 小时 1 次,可治疗 8 天;≥75 岁者,0.75mg/kg,每 12 小时 1 次,可治疗 8 天;肌酐清除率<30mL/min,1mg/kg,每日 1 次。
- β-受体阻滞剂:如无禁忌证,发病后 24 小时内给予该类药物(低剂量起始+逐渐加量+长期使用)。
- ACEI/ARB/ARNI:如无禁忌证,发病后 24 小时后给予该类药并长期使用。
- 他汀类:口服他汀类药物,控制低密度脂蛋白胆固醇<1.8mmol/L。
- PCI:如有条件,溶栓成功后的患者在 2~24 小时内进行冠状动脉造影。

最后,需要注意某些 STEMI 患者血钾虽尚未降至 3.5mmol/L 以下,但其血钾下降幅度其实已达 20%~30%(如 STEMI 发生前血钾为 4.5mmol/L,后降至 3.6mmol/L,下降幅度达 20%),即为血钾水平仍高于正常低限水平时的相对低血钾状态,恶化已受损的心肌电生理特性进一步降低心室颤动阈值,极易引起低血钾相关的恶性室性心律失常(尖端扭转型室性心动过速、心室颤动、猝死等),因此必须高度重视,及时进行补钾治疗,将血钾水平保持在 4.5mmol/L 以上,这样才能将心肌梗死后心室颤动的风险降至最低。

参考文献

[1]张文娟,张云盛. 急性 ST 段抬高型心肌梗死的介入时机选择[J]. 天津医药,2017,45(11):1130-1134.

[2]O'GARA P T, KUSHNER F G, ASCHEIM D D, et al. 2013 ACCF/AHA guideline for the management of ST-elevation myocardial infarction: executive summary: a report of the American College of Cardiology Foundation/American Heart Association Task Force on Practice Guidelines[J]. *J Am Coll Cardiol*,2013,61(4):485-510.

[3]STEPHANWINDECKER, KOLH P, ALFONSO F, et al. 2014 ESC/EACTS guidelines on myocardial revascularization[J]. *Rev Esp Cardiol* (Engl Ed),2015,68(2):144.

[4]中华医学会心血管病学分会,中华心血管病杂志编辑委员会. 急性 ST 段抬高型心肌梗死诊

断和治疗指南[J]. 中华心血管病杂志,2015,43(5):380–393.
[5]STEG P G, JAMES S K, ATAR D, et al. ESC Guidelines for the management of acute myocardial infarction in patients presenting with ST–segment elevation[J]. *Eur Heart J*,2012,33(20):2569–2619.
[6]国家卫生计生委合理用药专家委员会,中国药师协会. 急性 ST 段抬高型心肌梗死溶栓治疗的合理用药指南(第 2 版)[J]. 中国医学前沿杂志(电子版),2019,11(1):40–65.

冠心病合并心房颤动临床合理用药

冠心病与心房颤动(简称“房颤”)有多种相同的危险因素,两种疾病常合并存在。有研究显示,冠心病患者合并房颤的比例为 6%~21%,房颤合并冠心病的比例为 20%~30%。冠心病合并房颤如何选择最佳的抗栓方案是当前临床医生面临的重要挑战。冠心病与房颤合并存在时,联合应用抗血小板与抗凝治疗可有效减少缺血及血栓栓塞事件,但会增加出血风险。

一、目前关于冠心病合并房颤国内外指南与共识(表 1.2 和表 1.3)

表 1.2　冠心病合并房颤国内外指南与共识

房颤:目前的认识和治疗建议
2019 AHA/ACC/HRS 房颤管理指南更新
2018 EHRA 房颤患者非维生素 K 拮抗剂口服抗凝剂药物临床实用指导
2018 ESC 心肌血运重建指南
2018 CHEST 房颤抗栓治疗指南及专家组报告
2018 年北美房颤患者 PCI术后抗栓治疗共识
冠心病合并房颤患者抗栓管理中国专家共识
2020 ESC 房颤管理指南
2020 ESC NSTEMI 指南
2020 ACC 抗栓共识

表 1.3 已发表的关于急性冠脉综合征（ACS）和（或）经皮冠状动脉介入治疗（PCI）合并房颤患者不同抗栓治疗方案的主要随机对照研究

	WOEST	PE-DUAL PCI	PIONEER AFPCI	AUGUSTUS	ENTRUST-AFPCI
纳入人群	PCI 术后接受 OAC 的患者（69% 合并房颤）	PCI 术后房颤患者	PCI 术后房颤患者	ACS 合并房颤的患者或 PCI 术后房颤患者	PCI 术后房颤患者
参与人数	573	2725	2124	4614	1506
双联抗栓疗法	VKA+P2Y12 受体抑制剂	达比加群 110mg +P2Y12 受体抑制剂 达比加群 150 mg+P2Y12 受体抑制剂	利伐沙班 15 mg+P2Y12 受体抑制剂	阿哌沙班（5mg /10mg）/VKA+ P2Y12 受体抑制剂	艾多沙班 60 mg+P2Y12 受体抑制剂
三联抗栓疗法	VKA+DAPT	VKA+DAPT	利伐沙班 2.5 mg+DAPT VKA+DAPT	阿哌沙班（5 mg/10mg）/ VKA +DAPT	VKA+DAPT
随方时间（月）	12	14	12	6	12
平均年龄（岁）	70	70	70	71	69
基线 P2Y12 受体抑制剂	氯吡格雷	氯吡格雷（88%） 替格瑞洛（12%）	氯吡格雷（94.4%） 替格瑞洛（4.3%） 普拉格雷（1.3%）	氯吡格雷（92.6%） 替格瑞洛（6.2%） 普拉格雷（1.1%）	氯吡格雷（92.3%） 替格瑞洛（7.0%） 普拉格雷（0.5%）
ACS 患者比例	NA	50	52	61	52

（待续）

表 1.3(续)

	WOEST	PE-DUAL PCI	PIONEER AFPCI	AUGUSTUS	ENTRUST-AFPCI
CHA2DS2-VASc 评分	NA	3.6	3.8	3.9	4.0
HAS-BLED 评分	NA	3.6	3.0	2.9	3.0
主要结果	VKA+氯吡格雷双联抗栓治疗较三联治疗出血风险低	两个达比加群酯组患者大出血或临床相关非大出血风险降低的效果均优于三联治疗组	两个利伐沙班组患者临床大出血风险降低的效果均优于 VKA+DAPT 组	含阿哌沙班的抗栓方案较含 VKA 的抗栓治疗方案降低大出血及临床相关非大出血风险的效果更为显著 双联较三联抗栓治疗方案降低出血风险的效果更为显著	以艾多沙班为基础的双联抗栓治疗出血风险非劣效于三联抗栓治疗，但降低出血风险效果不显著

二、冠心病合并房颤的风险评估

(1)针对房颤的脑卒中风险进行危险分层，采用 CHA2DS2-VASc 评分评估患者发生脑卒中的风险，同时采用 HAS-BLED 评分评估患者发生出血的风险。见表 1.4 和表 1.5。

表 1.4 CHA2DS2 与 CHA2DS2-VASc 评分

2010 年 ESC《心房颤动治疗指南》脑卒中风险评估

CHADS2 评分

危险因素	评分
充血性心力衰竭/左心室功能不全(C)	1
高血压(H)	1
年龄≥75 岁(A)	1
糖尿病(D)	1
脑卒中/TIA/血栓栓塞(S)	2
总分	6

CHA2DS2-VASc 评分

危险因素	评分
充血性心力衰竭/左心室功能不全(C)	1
高血压(H)	1
年龄≥75 岁(A)	2
糖尿病(D)	1
脑卒中/TIA/血栓栓塞(S)	2
血管疾病(V)	1
年龄 65~74 岁(A)	1
性别(女性)(Sc)	1
总分	9

表 1.5 HAS-BLED 评分,HAS-BLED 出血风险评估系统

字母	临床特点	评分
H	高血压(收缩压>160mmHg)	1
A	肝、肾功能异常(各 1 分)	1 或 2
S	脑卒中史	1
B	出血史	1
L	INR 值波动	1
E	老年人(如年龄>65 岁)	1
D	药物(抗血小板药物联用或非甾体抗炎药)或嗜酒(各 1 分)	1 或 2
		最高值 9 分

积分≥3 分:提示出血高风险,须警惕,并定期复查;积分 0~2 分:提示出血低风险。

根据 CHA2DS2-VASc 积分,新指南提出了选择抗栓治疗策略的方案。积分≥2 分(男)或≥3 分(女)需要抗凝药物治疗。1 分(男)或 2 分(女)可根据具体抗凝治疗方案,首选 NOAC。0 分不需抗栓。不推荐单用抗血小板药物预防房颤

引起的脑卒中。

（2）针对冠心病常采用TIMI评分、GRACE评分、CURSADE评分、PRECISI-DAPT评分、DAPT评分，以及EURO SCORE和SYNTAX Ⅰ、Ⅱ评分等对患者进行危险分层，决定介入治疗及抗血小板治疗的方案。见表1.6。

表1.6　PCI合并房颤患者缺血事件的风险评估

更新评分	更新原因和评分特点
GRACE 评分	可对ACS患者进行院内及院外死亡风险评估，对冠脉支架置入合并房颤患者的冠状动脉事件和死亡风险均有预测价值，对中国STEMI患者院内死亡率的预测价值优于TIMI评分
SYNTAX Ⅰ评分	根据11项冠状动脉造影病变解剖特点定量评价病变复杂程度的风险评估方法，可评估择期PCI患者中远期缺血事件的风险，对冠脉支架置入合并房颤患者的冠状动脉事件和死亡风险均有预测价值
SYNTAX Ⅱ评分	在SYNTAX Ⅰ评分的基础上，新增是否存在无保护左主干病变，并联合了6项临床因素（年龄、肌酐清除率、左心室功能、性别、是否合并慢性阻塞性肺疾病、周围血管病），可评估择期PCI患者中、远期缺血事件的风险

（3）缺血与出血风险因素，见表1.7。

表1.7　缺血与出血风险因素

高缺血风险	高出血风险
弥漫性多支病变的冠心病，且伴有以下至少1种情况：	既往有脑出血或缺血性脑卒中史
	其他颅内疾病史
再发心肌梗死	近期胃肠道出血或胃肠道出血导致的贫血；或与出血风险增加相关的其他胃肠道疾病；肝功能不全；出血倾向或凝血障碍；高龄或体弱
外周动脉疾病	
需要药物治疗的糖尿病	
肾小球滤过率为15~59mL/(min·1.73m^2)	肾小球滤过率<15mL/(min·1.73m^2)或需要透析

三、冠心病合并房颤患者抗栓策略

1. 稳定型冠心病合并房颤患者的抗栓治疗

（1）根据 CHA2DS2-VASc 评分，如稳定型冠心病合并房颤患者具有抗凝指征，推荐应用脑卒中预防剂量的 OAC 抗凝单药治疗。

（2）对于具有高缺血风险、无高出血风险的患者可考虑在长期 OAC（如利伐沙班 2.5mg，每日 2 次）的基础上加用阿司匹林 75~100mg/d（或氯吡格雷 75mg/d）1~3 个月，之后单用 OAC 抗凝。

（3）对于适合 NOAC 的患者，推荐 NOAC 优于 VKA。

（4）应用 NOAC 的患者，联合 P2Y12 拮抗剂只能应用氯吡格雷，替格瑞洛尚无证据支持。

2. ACS 和（或）PCI 术后患者合并房颤抗栓策略

（1）个人临床经验总结

- 既存在高出血风险、又存在高缺血风险的患者，在住院 1 周内均建议进行三联抗栓治疗[双联抗血小板治疗（DAPT）+口服抗凝药，推荐新型口服抗凝药（NOAC）]；对于多数患者而言，在出院后可直接进行双联治疗（推荐一种 NOAC+一种 P2Y12 受体抑制剂），12 个月后进行单药口服抗凝治疗。
- 对于高出血风险的患者，建议缩短双联治疗的时间，6 个月后即可进行单药口服抗凝治疗。
- 对于高缺血风险（冠状动脉缺血或支架内血栓高风险）的患者推荐院外三联抗栓药物 1 个月，之后进行双联治疗（推荐一种 NOAC+一种 P2Y12 受体抑制剂），12 个月后进行单药口服抗凝治疗；推荐应用 NOAC 进行口服抗凝治疗，推荐剂量为阿哌沙班 5mg（每日 2 次），达比加群 110mg（每日 2 次）或 150mg（每日 2 次），艾多沙班 60mg/d，利伐沙班 15mg/d 或 20mg/d。

（2）具体联合用药总结：抗栓治疗应权衡血栓、出血风险，做到个体化治疗；OAC 联合 P2Y12 受体拮抗剂。

- 达比加群（RE-DUAL PCI 研究）双联：达比加群（150mg，每日 2 次）+P2Y12 抑制剂组、达比加群（110mg，每日 2 次）+P2Y12 抑制剂组；单联：达比加群（150mg/110mg，每日 2 次）（根据肾功能调节）。
- 利伐沙班（PIONEER AF-PC 研究）三联：利伐沙班（2.5mg，每日 2 次）+氯吡格雷+阿司匹林组；双联：利伐沙班（15mg，每日 1 次）+氯吡格雷组；单联：利伐沙班 15~20mg（每日 1 次）（根据肾功能调节）。
- 阿哌沙班（AUGUSTUS 研究）三联：阿哌沙班（5mg 或 2.5mg，每日 2 次）+氯吡格雷+阿司匹林；双联：阿哌沙班（5mg 或 2.5mg，每日 2 次）+氯吡格雷；单联：阿哌沙班（5mg，每日 2 次）。
- 艾多沙班（ENTRUST-AF PCI 研究）三联：没有数据；双联：艾多沙班（60mg，每日 1 次）+氯吡格雷；单联：艾多沙班（60mg，每日 1 次）。

3. NOAC 根据肾功能调整用量（图 1.2）

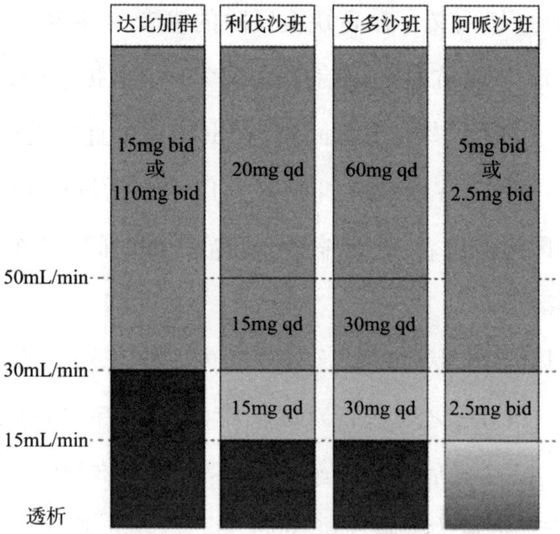

CrCl 为肌酐清除率；bid 为每日 2 次；qd 为每日 1 次

图 1.2 NOAC 根据肾功能调整用量。

参考文献

[1]中华医学会心血管病学分会,中华心血管病杂志编辑委员会. 冠心病合并心房颤动患者抗栓管理中国专家共识[J]. 中华心血管病杂志,2020,48(7):552-564.

[2]黄从新, 张澍, 黄德嘉,等. 心房颤动:目前的认识和治疗建议(2018)[J]. 中华心律失常学杂志, 2018, 22(4):279-346.

[3]JANUARY C T, WANN L S, CALKINS H, et al. 2019 AHA/ACC/HRS Focused Update of the 2014 AHA/ACC/HRS Guideline for the Management of Patients With Atrial Fibrillation[J]. *Journal of the American College of Cardiology*, 2019.

[4]王乃迪,张海澄.《2020 ESC 心房颤动诊断和管理指南》更新要点解读[J]. 中国心血管病研究,2020,18(11):966-973.

[5]姚焰,胡志成.2019AHA/ACC/HRS 心房颤动患者管理指南更新解读[J]. 中国心血管病研究,2019,17(4):289-293.

[5]戴婷婷,尹桃,胡林,等.2018 年欧洲心律协会关于心房颤动患者应用非维生素 K 拮抗剂口服抗凝药指南解读[J]. 中华心血管病杂志,2019,47(8):669-672.

阿司匹林用药,你想知道的全在这里

《中国心血管健康与疾病报告 2019》显示,我国心血管疾病患病率及死亡率仍处于上升阶段,推算心血管疾病现患病人数 3.30 亿,其中脑卒中 1300 万,冠心病 1100 万。阿司匹林是防治心脑血管病最常用的药物之一,也是一种家喻户晓的药物。很多研究发现,在我国不规范使用阿司匹林的情况较为常见,很多应该长期服用阿司匹林治疗的人没有用药,也有一些不应该用药的人却长期服用阿司匹林。那么,谁应该服用阿司匹林、谁不应该服用呢?

一、什么是动脉粥样硬化性心血管疾病?阿司匹林的作用机制是什么?

动脉粥样硬化性心血管疾病(ASCVD)包括急性冠脉综合征(ACS)、心肌梗死（MI）史、稳定或不稳定型心绞痛、冠状动脉或其他血管重建术、缺血性脑卒中、短暂性脑缺血发作、周围血管病变（PAD）等。在ASCVD的防治中，抗血小板治疗的重要性在于减少急性血栓形成事件。其中阿司匹林是防治心脑血管病最常用的药物之一。阿司匹林是通过抑制环氧合酶减少血栓素A2（TXA2）的形成，而减少血小板活化和聚集。阿司匹林口服后吸收迅速、完全，服用后1小时达到峰值血药浓度。在胃内开始吸收，在小肠上段吸收大部分。嚼服阿司匹林，起效快。阿司匹林以结合代谢物和游离水杨酸从肾脏排泄。见图1.3。

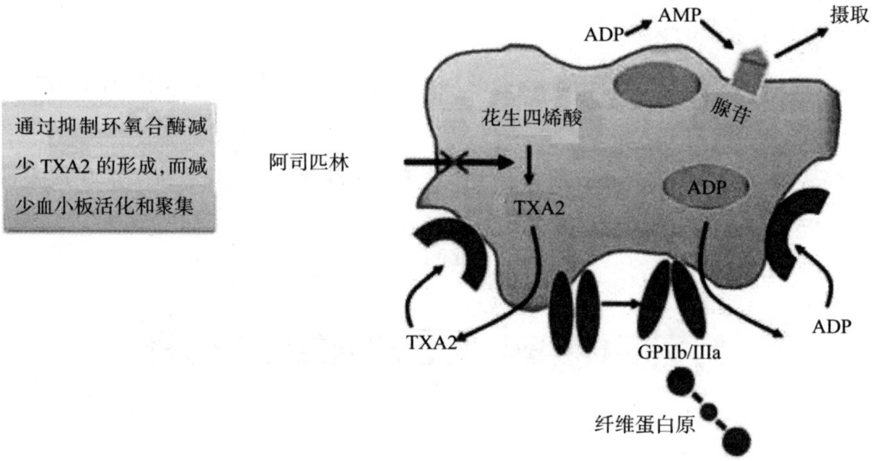

图1.3 阿司匹林抗血小板作用机制。

二、哪些人需要服用阿司匹林?

根据《抗血小板治疗中国专家共识（2013）》和《2019阿司匹林在心血管疾病一级预防中的应用中国专家共识》，若无禁忌证（对阿司匹林或其他水杨酸类过敏，水杨酸或非甾体抗炎药导致哮喘的历史，急性胃肠道出血，出血体质，严重肝肾衰竭，妊娠的最后3个月，与甲氨蝶呤15mg/周或更多合用），主要用于心血管疾病的一级预防和急性期稳定后的二级预防，以下患者应服用阿司匹林（75~150mg/d或75~100mg/d）。见表1.8和表1.9。

表 1.8　阿司匹林的适应人群

明确诊断 ASCVD 的患者：急性冠脉综合征（ACS）、心肌梗死（MI）史、稳定或不稳定型心绞痛、冠状动脉或其他血管重建术、缺血性脑卒中、短暂性脑缺血发作（TIA）、周围血管病变（PAD）或经检查证实冠状动脉和颈动脉等大中动脉存在 50%以上狭窄的患者
高血压合并慢性肾脏病者需服用阿司匹林
无心血管病和慢性肾脏病，40~70 岁，初始风险评估时 ASCVD 的 10 年预期风险≥10%，且经积极治疗干预后仍然有≥3 个主要危险因素控制不佳或难于改变（如早发心血管病家族史），可考虑服用阿司匹林以降低缺血性心血管病风险
• 得到初步控制的高血压（高血压患者经治疗后血压<150/90mmHg）
• 糖尿病
• 高胆固醇血症（总胆固醇≥6.2mmol/L 或低密度脂蛋白胆固醇≥4.1mmol/L 或高密度脂蛋白胆固醇<1.0mmol/L）
• 肥胖（BMI≥28kg/m^2）
• 早发心血管病家族史（父母一方或双方，男性<55 岁、女性<65 岁发病）
• 吸烟
• 冠状动脉钙化积分≥100 分或非阻塞性冠状动脉狭窄（<50%）。不推荐对一级预防对象常规进行冠状动脉影像学检查
颈动脉斑块患者

注：ASCVD10 年发病危险，按<5%、5%~9%、≥10%分别定义为低危、中危和高危。

ASCVD 的 10 年发病危险≥10%的人群有：①糖尿病患者，年龄≥40 岁；②重度吸烟者，每天吸烟≥30 支；③血脂异常，LDL-C≥4.9mmol/L 或 TC≥7.2mmol/L；④ 3 级高血压患者，收缩压≥180mmHg 和（或）舒张压≥110mmHg；⑤ 1~2 级高血压，并伴有 2~3 个心血管危险因素的患者。

心血管危险因素：高血压（1~3 级）；男性>55 岁，女性>65 岁；吸烟；糖耐量受损和（或）空腹血糖升高；血脂异常，TC≥5.7mmol/L（220mg/dL）或 LDL-C>3.3mmol/L（130mg/dL）或 HDL-C<1.0mmol/L（40mg/dL）；早发心血管病家族史（一级亲属男性<55 岁，女性<65 岁）；腹型肥胖（腰围男性≥90cm，女性≥85cm；BMI≥28kg/m^2）；血同型半胱氨酸（Hcy）≥10μmol/L。

表 1.9　颈动脉斑块患者服用阿司匹林指征

若患者存在明显的颈动脉狭窄(狭窄≥50%),应纳入动脉粥样硬化性心血管病的管理范畴(即等同于冠心病或缺血性脑卒中),应该服用阿司匹林进行二级预防
若患者只是存在一处或多处斑块,但未导致管腔狭窄,或虽有狭窄但狭窄程度<50%,则需要结合患者所存在的其他心血管危险因素确定是否需要服用阿司匹林进行一级预防。换言之,未导致动脉管腔明显狭窄的斑块本身并不是应用阿司匹林的指征。对于此类患者,若具有以下≥3 种危险因素,则应服用阿司匹林:
• 男性≥50 岁或女性绝经期后
• 得到初步控制的高血压(高血压患者经治疗后血压<150/90mmHg)
• 糖尿病
• 高胆固醇血症
• 肥胖(体质量指数≥28kg/m²)
• 早发心血管病家族史(父母一方或双方,男性<55 岁,女性<65 岁发病)
• 吸烟

三、哪些患者单独使用阿司匹林,哪些患者需要双联抗血小板(DAPT)治疗?(表 1.10)

表 1.10　阿司匹林的使用

单独使用阿司匹林
• 具备中高危因素的一级预防人群(10 年心血管病事件风险>10%)
• 慢性稳定型心绞痛;急性冠脉综合征稳定后(通常 12 个月)
• 冠状动脉介入治疗术后(通常 12 个月,取决于是否植入支架及种类)
• 冠状动脉旁路移植术(CABG)后
• 外周动脉疾病
• 缺血性脑卒中或短暂性脑缺血发作(TIA)
• 生物瓣膜置换术后(3 个月后)

(待续)

表 1.10(续)

• 经皮主动脉瓣置换术后(6个月后)
需要联合使用抗血小板药物
• 某些高危的稳定型冠心病患者,如反复多次心肌梗死等(DAPT 治疗)
• ST 段抬高型心肌梗死(通常 12 个月 DAPT)
• 非 ST 段抬高型心肌梗死(通常 12 个月 DAPT)
• 不稳定型心绞痛(通常 12 个月 DAPT)
• 择期 PCI 围术期及术后(通常 12 个月 DAPT)
• 闭塞性外周动脉疾病
• 部分缺血性脑卒中患者
• 部分血栓高危但不适合抗凝治疗的非瓣膜病心房颤动患者伴有卵圆孔未闭的缺血性脑卒中或 TIA 患者,无法接受抗凝治疗
• 经皮主动脉瓣置换术后(6个月)
DAPT 的适应证与禁忌证
适应证:所有急性冠脉综合征(ACS)患者均应接受抗血小板治疗。非高出血风险患者,无论是 STEMI 还是非 ST 段抬高型急性冠脉综合征(NSTE-ACS),无论是行 PCI 还是单纯药物治疗,均建议接受至少 12 个月 DAPT
禁忌证
• 对非甾体抗炎药具有超敏反应,以及存在哮喘、鼻炎和鼻息肉症状
• 患有肥大细胞增多症且正在使用阿司匹林的患者可能导致重度超敏反应(包括伴潮红、低血压、心动过速和呕吐的循环性休克)
• 严重肾功能不全(肌酐清除率<30mL/min)
• 妊娠晚期
• 严重心力衰竭

四、哪些情况下需要使用负荷剂量阿司匹林治疗?

(1)如无禁忌证,急性冠脉综合征患者起病后应尽快给予负荷剂量阿司匹林 300mg,之后长期使用阿司匹林 75~150mg/d 维持,并需要联合应用另外一种

P2Y12 受体拮抗剂；有消化道出血高风险的患者，可在双联抗血小板的基础上加用质子泵抑制剂。

（2）以往未规律服用阿司匹林的患者应在择期 PCI 术前至少 2 小时，最好 24 小时前给予阿司匹林 300mg 口服，并需要联合应用另外一种 P2Y12 受体拮抗剂。

（3）对于长期服用阿司匹林的患者，术前无须停药，无须口服负荷量。对于未长期口服阿司匹林的患者，应于术前或术后 6 小时内服用阿司匹林 300mg；此后，长期继续服用阿司匹林 75~150mg/d。

五、以下人群不建议使用阿司匹林进行 ASCVD 一级预防

（1）年龄>70 岁或<40 岁的人群：目前证据尚不足以做出推荐，需个体化评估。

（2）高出血风险人群：包括正在使用抗血小板、抗凝、糖皮质激素、非甾体抗炎药物等增加出血风险的药物，胃肠道出血、消化道溃疡或其他部位出血病史，年龄>70 岁，血小板减少，凝血功能障碍，严重肝病，慢性肾病 4~5 期，未根除的幽门螺杆菌感染，未控制的高血压等患者。

（3）经评估出血风险大于血栓风险的患者。

六、阿司匹林长期应用哪些情况需要停药?

（1）近期做手术或刚刚做完手术的人：正在吃阿司匹林者做手术前应停用阿司匹林至少 7 天。

（2）过敏：有部分患者在服用阿司匹林的时候可能会过敏，或是诱发哮喘，需要停用阿司匹林。

（3）近期受到严重外伤者。

（4）血液病患者：血友病、血小板减少症等患者。用药期间要定期进行血常规检查，注意血小板的数量。阿司匹林与血小板结合发挥作用，但在血小板数量

偏低时，凝血功能会进一步下降。通常血小板计数<50×10^9/L，停用阿司匹林抗栓治疗。

（5）凝血功能障碍者：严重肝损害、低凝血酶原血症、维生素K缺乏患者。

（6）活动性胃十二指肠溃疡者，甚至出现黑便：消化道黏膜损伤严重时会导致出血，如果出血量较大，会出现柏油状黑便。

（7）血压控制不佳：高血压是导致脑出血的主要危险因素，如果血压不能稳定控制在150/90mmHg以下，不建议使用阿司匹林，以避免颅内出血风险的增加。

七、阿司匹林抗栓如何避免胃肠道损伤和出血？

阿司匹林对消化道的损伤作用如下。

①局部作用：对消化道黏膜有直接刺激作用，可直接作用于胃黏膜的磷脂层，破坏胃黏膜的疏水保护屏障。②全身作用：阿司匹林可导致前列腺素（PG）生成减少，PG主要调控胃肠道血流和黏膜的功能，PG生成减少是阿司匹林引起胃肠道黏膜损伤的主要原因。

其中消化道出血的重点高危人群包括：老年人（>65岁）；既往有消化道疾病，尤其是消化道溃疡、胃食管反流或出血病史者；幽门螺杆菌（HP）感染者；长期使用糖皮质激素和非甾体抗炎药（NSAID）者；联用其他抗栓药物者；药物滥用者；烟酒过量及情绪应激者等。

那么怎样预防胃肠道损伤和出血的发生？

1. 选用合适的阿司匹林剂型

阿司匹林肠溶片外有一层耐酸的包衣，能保护它通过胃内酸性环境不被溶解，阿司匹林肠溶片应空腹服用时可缩短胃内停留时间，快速到达小肠碱性环境缓慢释放吸收，以减少胃肠道不良反应。

2. 避免与其他抗血栓药或致消化性溃疡药合用

联合应用NSAID、华法林等抗凝药、氯吡格雷等抗血小板药物、糖皮质激素、

维生素 B_1（维生素 B_1 可促进阿司匹林分解）会增加出血风险，尽可能避免联合应用。

3. 筛查胃和十二指肠溃疡与根除幽门螺杆菌

幽门螺杆菌感染是消化道出血的独立危险因素，根除幽门螺杆菌可降低溃疡和出血的复发。建议在长期抗血小板治疗前检测幽门螺杆菌，阳性者应根除。双联抗血小板治疗时，如需合用 PPI，建议连续使用不超过 6 个月，此后可换用 H2RA（H2 受体阻断剂）或间断使用 PPI（质子泵抑制剂）3~6 个月。

4. 服药前和服药期间进行检查

在用药前完善检查，如红细胞计数、血小板计数、出凝血时间。在用药最初的 12 个月内，重点是有高危因素的患者，每 1~3 个月定期检查粪便潜血及血常规，注意上腹不适、血便、黑便或身体其他部位出血情况。

5. 避免饮酒

酒精（乙醇）可加剧阿司匹林对胃黏膜的损害作用，应避免饮酒。

八、服用阿司匹林遇到出血的总体原则

1. 轻微出血

包括一些自发或者轻碰一下，皮肤出现瘀点或瘀斑，偶尔出现可止住的鼻出血、牙龈出血，或者少量的眼结膜出血。如果血常规和凝血功能无明显异常，可在严密观察皮肤出血情况的基础上继续使用阿司匹林或酌情减量；若出现血小板减少，考虑停用阿司匹林。同时，注意有无其他脏器出血倾向，进行尿便潜血测定等。

2. 轻度出血

服药后出现的不能自行止住的鼻出血、较大的眼结膜出血，以及一些泌尿生殖道、消化道的出血，但没有引起明显的血红蛋白下降，需要评估药物使用的种类和剂量，一般可继续服用抗血小板药物，同时针对一些引起出血的并发症（如消化道溃疡、痔疮、肿瘤等）的治疗。比如，严重痔出血者应暂停用阿司匹林，积

极处理原发病。

3. 中度出血

血红蛋白降低，出现轻度贫血，这时需要及时到医院就诊，医生需根据患者的实际状况，仔细评估血栓风险和出血风险，然后决定是否继续使用抗血小板。

4. 重度出血

急性消化道及泌尿生殖系统出血，如咖啡渣状呕吐物、柏油样黑便、月经大量异常出血或意外阴道出血；呼吸道出血，如咯血；颅内出血症状（如剧烈头痛、频繁呕吐、肢体偏瘫、昏迷等），以及出现明显的贫血症状时，需要停止使用抗血小板药并立即就医。

九、阿司匹林与痛风

阿司匹林对于尿酸代谢的影响具有剂量特异性：大剂量（>3g/d）可明显抑制肾小管对尿酸的重吸收，促进尿酸排泄；中等剂量（1~2g/d）抑制肾小管对尿酸的排泄，从而引起血尿酸水平升高；小剂量（75~325mg/d）轻度升高血尿酸。考虑阿司匹林具有明确的心血管获益，对合并高尿酸血症的患者应谨慎停用，并密切监测血尿酸水平，多饮水，碱化尿液等。急性冠脉综合征患者合并痛风的治疗应考虑阿司匹林对血尿酸的影响，小剂量阿司匹林（75~325mg/d）可轻度升高血尿酸，一旦证实阿司匹林增加了痛风风险，立即停用阿司匹林或换用西洛他唑/吲哚布芬+氯吡格雷双联抗血小板治疗。

总之，遵医嘱长期应用小剂量阿司匹林，可显著降低心肌梗死、脑卒中、ASCVD 等风险。阿司匹林是好药，但也是一把双刃剑，用得正确可有效预防心脑血管事件（如心肌梗死、脑梗死），用得不正确则有可能增加出血风险（如胃肠道出血、脑出血）。规范服用阿司匹林才能更好地守护心血管健康。

参考文献

[1]中华医学会心血管病学分会动脉粥样硬化与冠心病学组，中华心血管病杂志编辑委员会. 超

高危动脉粥样硬化性心血管疾病患者血脂管理中国专家共识[J]. 中华心血管病杂志,2020,48(4):280–286.

[2]中华医学会心血管病学分会,中国康复医学会心脏预防与康复专业委员会,中国老年学和老年医学会心脏专业委员会,中国医师协会心血管内科医师分会血栓防治专业委员会. 中国心血管病一级预防指南[J]. 中华心血管病杂志,2020,48(12):1000–1038.

[3]急性冠脉综合征非血运重建患者抗血小板治疗中国专家共识组. 急性冠脉综合征非血运重建患者抗血小板治疗的中国专家共识(修订案)[J]. 中华内科杂志,2009,48(9):793–798.

[4]中华医学会心血管病学分会,中华心血管病杂志编辑委员会. 抗血小板治疗中国专家共识[J]. 中华心血管病杂志,2013,41(3):183–194.

[5]《中国心血管健康与疾病报告》编写组.《中国心血管健康与疾病报告 2019》要点解读[J]. 中国心血管杂志,2020,25(5):401–410.

[6]中华医学会心血管病学分会,中华心血管病杂志编辑委员会. 非 ST 段抬高急性冠脉综合征诊断和治疗指南[J]. 中华心血管病杂志,2012,40(5):353–367.

[7]中华医学会心血管病学分会,中华心血管病杂志编辑委员会. 急性 ST 段抬高型心肌梗死诊断和治疗指南(2019)[J]. 中华心血管病杂志,2019,47(10):766–783.

[8]KIM HK, TANTRY US, SMITH SC, et al. The East Asian Paradox:An updated position statement on the challenges to the current antithrombotic strategy in patients with cardiovascular disease[J]. *Thromb Haemost*,2021,121(4):422–432.

[9]中国医师协会心血管内科医师分会. 氯吡格雷/阿司匹林单片复方制剂抗血小板治疗中国专家共识[J]. 中国介入心脏病学杂志,2021,29(6):306–312.

[10]2019 阿司匹林在心血管疾病一级预防中的应用中国专家共识写作组.2019 阿司匹林在心血管疾病一级预防中的应用中国专家共识[J]. 中华心血管病杂志(网络版),2019,2(1):1–5.

[11]中国老年学学会心脑血管病专业委员会, 中国康复医学会心血管病专业委员会, 中国医师协会循证医学专业委员会. 阿司匹林抗栓治疗临床手册[J]. 中华全科医师杂志, 2015, 14(12): 908–917.

[12]抗栓治疗消化道损伤防治专家组. 抗栓治疗消化道损伤防治中国专家建议(2016・北京)[J]. 中华内科杂志,2016,55(7):564–567.

[13]高尿酸血症相关疾病诊疗多学科共识专家组. 中国高尿酸血症相关疾病诊疗多学科专家共识[J]. 中华内科杂志,2017,56(3):235–248.

他汀类药物，一开始你就用错了

他汀类药物因能安全有效地降低胆固醇、稳定逆转斑块，目前已成为抗动脉粥样硬化、降低心血管疾病风险的基石。关于他汀类药物降血脂及临床经常遇到的相关问题总结如下。

人体内的胆固醇主要以游离胆固醇及胆固醇酯的形式存在。脂类不溶于水，而正常人血浆清澈透明，主要因为血浆脂类物质与载脂蛋白等结合形成脂蛋白且可溶。脂蛋白分为乳糜微粒（CM）、极低密度脂蛋白（VLDL）、中间密度脂蛋白（IDL）、低密度脂蛋白（LDL）和高密度脂蛋白（HDL）。此外，还有一种脂蛋白称为脂蛋白（a）[Lp（a）]。人体内的血脂主要是以脂蛋白形式运输，胆固醇含量占到 LDL 的 50%，所以临床上主要以低密度脂蛋白胆固醇（LDL-C）水平来反映血液中 LDL 的水平。另外，还有血液中的甘油三酯，也就是俗称的脂肪。临床上我们主要需要关注的是胆固醇和 LDL-C 这两项指标。因为只有胆固醇才是动脉粥样硬化共同的病理生理基础。大血管动脉粥样硬化斑块的核心成分与胆固醇水平关系密切，这就是最具有说服力的胆固醇学说。

一、血液中的胆固醇从哪里来？

血液中胆固醇的主要来源有两个：一是体内合成，二是饮食摄入。体内合成占 70%~80%（2/3），饮食摄入占 20%~30%（1/3）。肝脏是体内合成胆固醇的主要场所，肝脏合成的胆固醇也不能直接进入血液，而是通过胆汁排到肠道，同样经过小肠吸收才能入血，这个过程叫作胆固醇的肠肝循环。无论是饮食摄入的胆固醇，还是肝脏合成的胆固醇，都需要经过小肠吸收才能进入血液，因而小肠吸收胆固醇的数量对于血液中的胆固醇水平具有重要影响。因此，临床上使用依折麦布就是通过此机制起到了联合协同降脂的作用。

二、高脂血症的病因

1. 饮食因素

餐桌上的大鱼大肉、饮料等使得人们摄入的高脂、高糖和高能量类食物过多，加上过度饮酒及缺少体力活动和体育锻炼，均会造成血脂异常。

2. 疾病引发

引发高脂血症的疾病有糖尿病、肝病、肥胖症、甲状腺疾病、肾脏病、糖原贮积病、胰腺炎、痛风、异常球蛋白血症、家族性高胆固醇血症（FH）等。尤其甲状腺疾病，如甲状腺功能减退症可引起高脂血症，包括高胆固醇和高甘油三酯血症。

3. 药物诱发

利尿剂、非选择性 β-受体阻滞剂、糖皮质激素等也可诱发继发性血脂异常。

三、哪些人需要筛查血脂？

（1）40 岁以上男性，40 岁以上女性（或绝经后女性）。

（2）早期风险增加的人群。

（3）不论年龄，所有存在以下任一情况的患者：

- 存在动脉粥样硬化（ASCVD）的临床证据；
- 腹主动脉瘤；
- 糖尿病；
- 高血压；
- 当前吸烟；
- 血脂异常的标志（角膜炎、黄斑瘤、黄色瘤）；
- 早发心血管病家族史（一级亲属发病年龄：男性<55 岁，女性<65 岁）；
- 慢性肾脏病[eGFR≤60mL/（min·1.73m^2）]；
- 肥胖（体重指数≥30kg/m^2）；

- 炎症性疾病（类风湿关节炎、系统性红斑狼疮、银屑病关节炎、强直性脊柱炎、炎症性肠病）；
- 慢性阻塞性肺疾病；
- 妊娠期高血压。

四、需要检测血脂的时间（表 1.11）

表 1.11　检测血脂的时间

人群	检测间隔时间
20~40 岁	5 年 1 次
男性：>40 岁	1 年 1 次
女性：绝经后	1 年 1 次
ASCVD 患者▲或者高危人群▲▲	3~6 个月 1 次
ASCVD 住院患者	入院时检测

▲，动脉粥样硬化性心血管疾病。▲▲，存在多项 ASCVD 危险因素者，如高血压、糖尿病、肥胖、吸烟、家族性高脂血症、早发心血管疾病家族史（一级亲属发病年龄：男性<55 岁，女性<65 岁）。

五、他汀类药物有哪些类型？怎么选择？

临床上常用的他汀类药物有 7 种，分别是阿托伐他汀、瑞舒伐他汀、洛伐他汀、辛伐他汀、普伐他汀、氟伐他汀、匹伐他汀。根据患者的实际情况，用药存在个体差异，每个人对不同的他汀类药物敏感性不同，需要根据血脂降低的幅度、不良反应的情况，再进行药物调整，根据患者的肝肾功能、血糖，以及血脂程度选择合适的他汀类药物进行调脂治疗。

1. 临床常用的他汀类药物(表 1.12)

表 1.12 临床常用的他汀类药物

种类	特点
阿托伐他汀	阿托伐他汀为强效他汀,且长效,每天任意时间服药即可。主要经肝药酶 CYP3A4 代谢,与其他药物相互作用多,联合用药时应注意
瑞舒伐他汀	瑞舒伐他汀为强效他汀,且长效,每天任意时间服药即可。主要经粪便排泄,部分经肾脏排泄,很少部分经肝代谢,与其他药物相互作用少,联合用药时安全性较高
匹伐他汀	匹伐他汀为中效他汀,晚餐后或睡前服用。服用剂量最小的他汀类药物,主要经粪便排泄,与其他药物相互作用少、副作用少,对血糖的影响最小
辛伐他汀	辛伐他汀通过肝药酶 CYP3A4 代谢,很多药物通过相同的途径代谢,所以与其他药物相互作用较多,联合用药时要加以注意。两者作用时间较短,需要在睡前服药,可发挥最大降脂作用
普伐他汀	普伐他汀为中效他汀,不通过肝药酶代谢,与其他药物相互作用少,不良反应较少,对血糖影响较小,短效,需要在睡前服药

2. 他汀类药物的降脂强度(表 1.13)

起始宜应用中等强度他汀,根据个体调脂疗效和耐受情况适当调整他汀类药物的剂量,若胆固醇水平不能达标,应与其他调脂药物联合使用。

表 1.13 他汀类药物的降脂强度

高强度(每日剂量降低 LDL-C 幅度≥50%)	阿托伐他汀 40~80mg 瑞舒伐他汀 20mg

(待续)

表 1.13(续)

中等强度(每日剂量降低 LDL-C 幅度 30%~50%)	阿托伐他汀 10~20mg
	瑞舒伐他汀 5~10mg
	氟伐他汀 80mg
	洛伐他汀 40mg
	匹伐他汀 2~4mg
	普伐他汀 40~80mg
	辛伐他汀 20~40mg
低强度(每日剂量降低 LDL-C 幅度<30%)	辛伐他汀 10mg
	氟伐他汀 20~40mg
	洛伐他汀 20mg
	匹伐他汀 1mg
	普伐他汀 10~20mg

3. 降脂整体方案

(1)服用常规剂量他汀类药物(阿托伐他汀 10~20mg、瑞舒伐他汀 5~10mg、氟伐他汀 80mg、匹伐他汀 2~4mg)。

(2)治疗 3~4 周后不达标,加用依折麦布(每天 10mg)联合治疗 4 周。

(3)治疗不达标,有两种选择。一是,增加他汀类药物剂量,费用较低,但发生副作用的风险增加(他汀疗效 6%效应:剂量加倍,LDL-C 降低幅度仅为 6%);二是,加用 PCSK-9 抑制剂(如依洛优单抗),疗效更好,但价格更贵。

(4)较大剂量他汀类药物+依折麦布+PCSK-9 抑制剂:降胆固醇效果会进一步增强,但需要加强不良反应监测。

注意:纯合子型家族性高胆固醇血症(FH)患者的 LDL-C 往往严重升高,即便予以前述多药联合治疗仍难以得到满意控制,这些患者可考虑血浆置换治疗(每 1~2 周一次);另外,如果甘油三酯只是边缘性升高(1.7~2.26mmol/L),无须用药治疗。这样的患者通过控制饮食、减少热量摄入、多吃蔬菜、增加运动、减轻体重,尤其是不喝酒来控制血脂。甘油三酯中度升高(2.26~5.6mmol/L)可考虑应用他汀类药物进行治疗，尤其患者合并 ASCVD 和糖尿病等合并症。甘油三酯严重升高，超过 5.6mmol/L，患者发生急性胰腺炎的风险会很大，立即用药（贝特类药物、烟酸缓释剂等）将其降到一个相对安全的水平。

六、哪些人需要口服他汀类药物调脂治疗？

（1）明确诊断 ASCVD 的患者：急性冠脉综合征（ACS）、心肌梗死（MI）史、稳定或不稳定型心绞痛、冠状动脉或其他血管重建术、缺血性脑卒中、短暂性脑缺血发作（TIA）和周围血管病变（PAD）或经检查证实冠状动脉和颈动脉等大中动脉存在 50%以上狭窄的患者。

（2）LDL-C>4.9mmol/L 的健康人群。

（3）高血压合并 LDL-C>3.4mmol/L 或糖尿病的患者。

（4）高血压合并肥胖、吸烟、低 HDL-C（<1.0mmol/L）、二级以上高血压等 3 个以上非糖尿病危险因素的患者。

（5）年龄>40 岁且 LDL-C>1.8mmol/L 或总胆固醇（TC）>3.1mmol/L 的糖尿病患者。

七、关于颈动脉斑块的他汀类药物服用指征

（1）若颈动脉斑块导致颈动脉明显狭窄（狭窄≥50%），其处理原则与确诊冠心病或缺血性脑卒中相同（均属于 ASCVD），应立即接受他汀类药物治疗，将 LDL-C 控制在 1.8mmol/L 以下，超高危患者将 LDL-C 控制在 1.4mmol/L 以下，并且多数患者还应考虑接受阿司匹林抗血小板治疗。

（2）若颈动脉斑块未导致明显狭窄（狭窄程度<50%），则需要评估患者是否存在心血管病或其他心血管病危险因素。可有以下几种情况：

- 已确诊冠心病或缺血性脑卒中，无论颈动脉有无明显狭窄均应立即接受他汀类药物治疗，将 LDL-C 控制在 1.8mmol/L 以下，超高危患者将 LDL-C 控制在 1.4mmol/L 以下。

- 无冠心病和缺血性脑卒中，但患有糖尿病并伴高血压者，也应服用他汀类药物将 LDL-C 控制在 1.8mmol/L 以下。
- 年龄≥40 岁的糖尿病患者且 LDL-C>2.6mmol/L，需要接受他汀类药物治疗。
- 慢性肾病（Ⅲ期或Ⅳ期）且 LDL-C>2.6mmol/L，需要接受他汀类药物治疗。
- 存在高血压或其他危险因素且 LDL-C>3.4mmol/L，建议应用他汀类药物治疗，将 LDL-C 控制在 3.4mmol/L 以下。

注意：其他危险因素指年龄（男性≥45 岁或女性≥55 岁）、吸烟、低高密度脂蛋白胆固醇、体重指数≥28kg/m²、早发缺血性心血管病家族史（一级亲属发病年龄：男性<55 岁，女性<65 岁）。

八、血脂控制目标与治疗方案

JAMA 的一项荟萃分析，共纳入 REVERSAL、CAMELOT、ACTIVATE、ASTEROID 等四大 RCT 研究，结果发现 LDL-C<70mg/dL（1.8mmol/L）可逆转斑块。REVERSAL 研究结果亦提示降低 LDL-C≥50%可逆转斑块。

（1）对于健康人群或者危险分层为低、中危患者，LDL-C 水平要在 3.4mmol/L 以下。

（2）对于患有“二高”等慢性病，但没有发生过 ASCVD（脑卒中、心肌梗死、冠心病和颈动脉狭窄没超过 50%等）的高危患者，LDL-C 水平要控制在 2.6mmol/L 以下。

（3）对于已发生心脑血管相关疾病的 ASCVD 的极高危患者，LDL-C 水平要控制在 1.8mmol/L 以下才可以，对于超高危患者，LDL-C 水平要降至 1.4mmol/L 以下。见表 1.14。

表 1.14　心血管疾病的危险分层

危险分层	临床疾病和(或)危险因素
超高危	ASCVD 患者并存以下情况之一： (1)复发的 ASCVD 事件 (2)冠状动脉多支血管病变 (3)近期 ACS (4)心脑或外周多血管床动脉粥样硬化性血管疾病 (5)LDL-C≥4.9mmol/L(190mg/dL) (6)糖尿病
极高危	ASCVD 糖尿病+高血压 糖尿病+1 项其他危险因素[a]且 LDL-C≥3.4mmol/L(130mg/dL)
高危	糖尿病 高血压+2 项其他危险因素[a]且 LDL-C≥2.6mmol/L(100mg/dL) 慢性肾脏病(3 或 4 期) LDL-C≥4.9mmol/L(190mg/dL)
低危/中危	高血压或 0~3 项其他危险因素[a]

注：ASCVD，动脉粥样硬化性心血管病；ACS，急性冠脉综合征；LDL-C，低密度脂蛋白胆固醇；[a]，其他危险因素包括年龄(男性≥45 岁或女性≥55 岁)、吸烟、低高密度脂蛋白胆固醇、体重指数≥28kg/m²、早发缺血性心血管病家族史。

九、服用他汀类药物，多长时间复查一次？

进行非药物治疗(控制饮食、增加运动、减轻体重、戒烟限酒等)者，在 3~6 个月后应复查血脂水平。如血脂控制达到建议目标，则继续非药物治疗，但仍须每 6 个月至 1 年复查，长期达标者可每年复查一次。

服用他汀等降脂药物者，需要进行更严密的血脂监测。首次服用降脂药者，应在用药 4~6 周内复查血脂及肝功能、肾功能和肌酸激酶(CK)、血糖。如血脂能达到目标值且无药物不良反应,逐步改为每 6~12 个月复查一次;如血脂未达标且无药物不良反应者,每 3 个月监测一次。如治疗 3~6 个月后,血脂仍未达到目标值,则需调整调脂药的剂量或种类,或联合应用不同作用机制的调脂药进行治疗。每当调整调脂药种类或剂量时,都应在治疗 4~6 周内复查。

十、胆固醇和 LDL-C 降得太低会不会出现问题?

《中国成人血脂异常防治指南(2016 年修订版)》《2018 年美国心脏学会(AHA)血脂管理指南》《2019 年欧洲心脏病学会(ESC)/欧洲动脉粥样硬化学会(EAS)血脂管理指南》均提出:对于心血管风险极高危患者,应争取 LDL-C<1.4mmol/L 和 LDL-C 从基线降低至少 50%的“双达标”。心血管高风险人群则应争取 LDL-C<1.8mmol/L 和从基线水平降低超过 50%的“双达标”。同时无论 FOURIER 研究、IMPROVE-IT 研究还是 ODYSSEY 研究均得出 LDL-C 越低越获益的结论。甚至有研究发现,健康新生儿 LDL-C 水平为 0.7~0.9mmol/L,将 LDL-C 水平降至 0.26mmol/L 也并不会影响细胞膜流行性、激素合成及神经认知功能。

然而,权威杂志 *Neurology* 阐述, LDL-C<1.8mmol/L 反而会增加出血性脑卒中的风险。LDL-C 水平控制在 1.8~2.6mmol/L 可能是预防脑出血的最佳选择。

当然现在心血管领域提出的胆固醇“越低越好”的理念也是不合理的。目前在心血管领域仍然需要遵循指南和临床证据,同时遵循“低一些更好”的理念。

十一、哪些情况需要停用他汀类药物,哪些情况一定不能停用他汀类药物?

1. 如果出现这些情况需停用他汀类药物

任何情况下对药物过敏都必须停用该药,他汀类药物也不例外。

(1)如果是单纯血脂升高,血脂恢复正常后,可试着停药,但必须复查血脂。

3 个月后复查血脂,在健康饮食、坚持运动等健康生活前提下,如果停药后 LDL-C 能维持在 3.4mmol/L 以下,则无须继续服用他汀类药物。

(2)他汀类药物最常见的副作用是肝损害和肌肉疼痛,如果在服用他汀类药物期间,肝脏转氨酶升高超出正常值 3 倍以上或者肌酸激酶超过正常值 10 倍,需要停药。

2. 如果出现这些情况不能停用他汀类药物

(1)血脂恢复正常,停药后血脂再次升高:如果停用他汀类药物后,过了几个月胆固醇再次升高,说明不能停药。停药后,一部分患者的 LDL-C 会再次升高,这部分患者需要长期服用他汀类药物,尤其是遗传导致的家族性高胆固醇血症(FH)患者,这是因为其自身代谢出现了问题。

(2)患者明确有 ASCVD,即使血脂正常也不能停药。对于明确的心脑血管疾病患者,如冠心病、心绞痛、心肌梗死、心脏支架植入术后、心脏搭桥术后、严重颈动脉狭窄、脑梗死等的 ASCVD 患者,他汀类药物有两个作用:①降低 LDL-C,从而预防和控制心脑血管疾病;②抗感染稳定斑块,预防血管斑块加重、血管缺血、斑块破裂、血栓、心肌梗死、脑梗死等。因此,明确的缺血性心脑血管疾病患者即使血脂正常,也不能停药。此类患者需要严格口服他汀类药物,甚至联合其他药物调脂,严格控制 LDL-C 达标,长期甚至终身服用他汀类药物。

十二、他汀类药物不耐受应当怎么选择治疗方案?

临床证据表明,他汀类药物的确存在肝脏不良反应、对糖代谢有不良影响(长期服用他汀类药物有增加新发糖尿病的危险,发生率为 10%~12%)、有肾脏损害等。对于他汀类药物不能耐受的患者,应着力保证他汀类药物的应用。

(1)减少他汀类药物剂量或改为隔日一次用药:他汀类药物的不良反应呈剂量依赖性,不能耐受较大剂量他汀类药物的患者,可通过减少用药剂量或改为隔日一次用药,这样可使很多患者耐受治疗。

(2)更换另一种药代动力学特征不同的他汀类药物:研究显示,若患者不能耐受某种他汀类药物治疗，更换另一种代谢途径不同或药代动力学特征不同的他汀类药物，约 50%的患者可良好地耐受。因此，不能因为患者不能耐受一种他汀类药物就完全放弃他汀类药物治疗。

（3）进一步强化生活方式治疗：生活方式干预是治疗血脂异常的重要而有效的措施，对于不能耐受他汀类药物治疗的患者更应强化生活方式干预，以降低对于药物治疗的需求。

（4）换用其他种类药物替代：若经过反复尝试，患者确实不能耐受他汀类药物，可考虑用其他种类的降脂药物替代，如胆固醇吸收抑制剂（依折麦布）、贝特类药物、烟酸类药物、PCSK-9（如依洛优单抗）等。

（5）若患者需要使用但不能耐受大剂量他汀类药物治疗，可考虑联合用药治疗：由于他汀类药物与贝特类药物联合应用时发生不良反应的风险也会进一步升高，因此对于需要联合用药者建议首选中小剂量他汀类药物联合依折麦布。后一种联合方案可显著改善降胆固醇效果，但不会显著增加不良反应风险。

参考文献

[1]中国成人血脂异常防治指南修订联合委员会. 中国成人血脂异常防治指南(2016 年修订版)[J]. 中华心血管病杂志,2016,44(10):833-853.

[2]中华医学会心血管病学分会动脉粥样硬化与冠心病学组,中华心血管病杂志编辑委员会. 超高危动脉粥样硬化性心血管疾病患者血脂管理中国专家共识[J]. 中华心血管病杂志,2020,48(4):280-286.

[3]叶平,王晓娜. 从百年胆固醇学说到新型降脂药物[J]. 中国循环杂志,2016,31(1):1-3.

[4]MORTENSEN MB, NORDESTGAARD BG. Elevated LDL cholesterol and increased risk of myocardial infarction and atherosclerotic cardiovascular disease in individuals aged 70-100 years: a contemporary primary prevention cohort[J]. *Lancet*,2020,396(10263):1644-1652.

[5]GENCER B, MARSTON NA, IM K, et al. Efficacy and safety of lowering LDL cholesterol in older patients: a systematic review and meta-analysis of randomised controlled trials[J]. *Lancet*,2020,396(10263):1637-1643.

[6]叶平. 关注超高危 ASCVD 患者 LDL-C 达标降脂药物联合应用是大势所趋[J]. 中华心血管病

杂志,2020,48 (12): 998-999.

[7]中国胆固醇教育计划(CCEP)工作委员会,中国医疗保健国际交流促进会动脉粥样硬化血栓疾病防治分会,中国老年学和老年医学学会心血管病分会,中国医师协会心血管内科医师分会动脉粥样硬化专业委员会. 中国胆固醇教育计划调脂治疗降低心血管事件专家建议(2019)[J]. 中华内科杂志,2020,59(1):18-22.

[8]他汀类药物安全性评价工作组. 他汀类药物安全性评价专家共识[J]. 中华心血管病杂志,2014,42(11):890-894.

[9]赵水平. 中国他汀安全性评价专家共识重点解析[J]. 浙江医学,2014(24):1971-1972.

[10]2018AHA/ACC/AACVPR/AAPA/ABC/ACPM/ADA/AGS/APhA/ASPC/NLA/PCNA Guideline on the Management of Blood Cholesterol: A Report of the American College of Cardiology/American Heart Association Task Force on Clinical Practice Guidelines[J]. *Circulation*,2019,139(25): e1082-e1143.

[11]MACH F, BAIGENT C,CATAPANO AL, et al. 2019 ESC/EAS Guidelines for the management of dyslipidaemias: lipid modification to reduce cardiovascular risk[J]. *Eur Heart J*,2020, 41(1): 111-188.

[12]MAKI KC, RIDKER PM, BROWN WV, et al. The Diabetes Subpanel of the National Lipid Association Expert Panel. An assessment by the Statin Diabetes Safety Task Force: 2014 update[J]. *J Clin Lipidol*, 2014,8(3Suppl):S17-S29.

第二节 冠心病症状的识别

如何识别心绞痛与心肌梗死?

冠状动脉粥样硬化性心脏病是指冠状动脉粥样硬化使管腔狭窄或闭塞导致心肌缺血、缺氧或坏死而引发的心脏病(简称“冠心病”)。临床上将急性冠脉综合征分为:急性ST段抬高型心肌梗死、非ST段抬高型心肌梗死、不稳定型心绞痛。慢性冠状动脉病(慢性心肌缺血综合征)包括稳定型心绞痛、缺血性心肌病、隐匿性冠心病等。目前冠心病已不是老年人的专利了,45岁以下人群发生心肌梗死越来越多。45岁以下人群发生心肌梗死的危险因素排序是吸烟、肥胖、男性、家族性混合型高脂血症、冠心病家族史;而45岁以上人群相关度排序则为高血压、男性、糖尿病、血脂异常和肥胖。据统计,约50%的急性心肌梗死患者在发病1小时内死于院外,大多数是由于出现了致命性心律失常(如心室颤动)。对于25~45岁的年轻人来说,一旦发生急性心肌梗死,更是超过90%的患者在院前猝死。

一、劳力性心绞痛/稳定型心绞痛

1. 典型症状与不典型症状(表1.15)

表1.15 加拿大心血管学会(CCS)心绞痛严重程度分级

Ⅰ级	一般体力活动(如步行或爬楼梯)不受限,仅在强、快持续用力时发生心绞痛
Ⅱ级	一般体力活动轻度受限。快步走、饭后、寒冷或刮风中、精神应激或醒后数小时内发生心绞痛。一般情况下平地步行200m以上或爬一层楼以上受限
Ⅲ级	一般体力活动明显受限,一般情况下平地步行200m内或爬一层楼引起心绞痛
Ⅳ级	轻微活动或休息时即可发生心绞痛

此类心绞痛早期会出现心慌、胸闷或活动后气短等症状，加重时会出现心绞痛症状。

（1）典型症状：胸骨后（胸骨中上段）或心前区疼痛，呈压榨样痛，患者可有压迫感、紧缩感、窒息感，疼痛可放射至左肩、左臂内侧，到达左手环指和小指，也可放射至颈部、咽部和下颌部。不同患者描述疼痛感觉略有不同，有的人感觉胸部有紧缩感、窒息感；有的人是压迫感，好像一块大石头压在胸前；有的人是感觉胸闷，闷得透不过气来；还有的人形容是一种压榨样的疼痛。

（2）不典型症状：有些患者心绞痛发作时胸痛、胸闷部位不典型，可能表现为咽部、下颌、上肢、颈肩部、后背、上腹部疼痛，或者咽部紧缩感（嗓子发紧）、食管烧灼感、牙痛等。老年人与女性尤其应注意这些不典型症状，老年人更多表现为呼吸困难。糖尿病患者甚至没有临床症状或仅表现胸闷不适，即所谓的无痛心绞痛，甚至无痛心肌梗死。

与典型心绞痛相比，不典型心绞痛更可怕，常易误诊为牙痛、颈椎病、急性胆囊炎、胰腺炎等。据不完全统计，几乎每 10 个患者中就有 3 个为不典型心绞痛，不少患者因此而延误治疗。

2. 诱发因素

心绞痛的发作一般都有诱因。诱因有情绪的波动，特别是开心、伤心、激动、紧张、生气都能诱发心绞痛。身体上的劳累也可诱发心绞痛，如爬楼梯、追公交车跑都可能诱发，便秘时用力排便也可能诱发心绞痛。

3. 持续时间

心绞痛一般持续几分钟后即可缓解，多为 3~5 分钟，很少超过 15 分钟。如果疼痛持续半小时或 1 小时仍得不到缓解，则已发展为心肌梗死。

4. 缓解方式

休息、平复情绪或含服急救药物可缓解心绞痛症状。心绞痛发作后，患者停下来休息或让情绪平复下来，多数情况 5~10 分钟即可缓解。立即含服硝酸甘油，一般情况也可在几分钟内缓解。如果服药后还不能缓解疼痛，则不是心绞痛或者不是单纯劳力性心绞痛。

二、不稳定型心绞痛

1. 不稳定型心绞痛的分型

（1）初发劳力性心绞痛：如果近1~2个月内新发生的心绞痛（从无心绞痛或有心绞痛）病史但在近半年内未发作过心绞痛。

（2）恶化劳力性心绞痛：在原来劳力性心绞痛的基础上病情突然加重，表现为胸痛发作次数增加、持续时间延长，诱发心绞痛的活动阈值明显降低，按加拿大心脏病学会劳力性心绞痛分级（CCSC Ⅰ~Ⅳ）加重1级以上并至少达到Ⅲ级即走200m以内、无法耐受爬一层楼、硝酸甘油缓解症状的作用减弱。

（3）静息型心绞痛：甚至是原来活动后心绞痛，现在休息或安静状态也会出现，发作持续时间较原来更长，含服硝酸甘油的效果欠佳。

（4）变异型心绞痛：在夜间或者凌晨发作，心电图表现为ST段一过性抬高，但医院化验心肌酶和心肌损伤标志物不高。

2. 不稳定型心绞痛的发作特点

患者胸部不适的性质与典型的稳定型心绞痛相似，通常程度更重、持续时间更长，可达数十分钟，胸痛在休息时也可发生。见表1.16。

表1.16 不稳定型心绞痛的临床表现

诱发心绞痛的体力活动阈值突然或持久降低
心绞痛发作频率、严重程度和持续时间增加
出现静息或者夜间心绞痛
胸痛放射至附近部位或新的部位
发作时伴有新的相关症状，如出汗、恶心、呕吐、心悸、呼吸困难
常规休息或舌下含服硝酸甘油只能暂时缓解或不能完全缓解症状

三、心肌梗死

1. 心肌梗死的发作特点

心肌梗死的胸痛性质基本与心绞痛相似,但疼痛的程度更为严重,患者常常难以忍受,持续时间更长,硝酸甘油效果不佳或者不能缓解,常伴有冷汗、呕吐、虚弱、头晕等。

2. 心肌梗死的发作部位、性质及其他特点

(1)心肌梗死的发作部位为胸骨后或心前区。

(2)患者可有压榨感、紧缩感、窒息感,或烧灼感、胸闷,伴放射性(左上臂、下颌部、背部或肩部)疼痛。

(3)时间长于20分钟,可在安静时发作,症状严重、持续时间长、硝酸甘油治疗效果不佳或者不能缓解。

(4)不典型胸痛症状:表现为上臂、下颌、肩背部、颈部疼痛,甚至牙痛、咽部紧缩感、上腹部疼痛、消化不良等症状,而无胸痛或胸痛不明显;女性和老年人尤其注意,老年人多表现为呼吸困难。

不典型胸痛症状

- 牙痛
- 头痛
- 颈痛、肩痛
- 腹痛、恶心、呕吐(急腹症鉴别):约30%的急性心肌梗死患者发作前会出现消化道症状。这是因为迷走神经传入感受器几乎都位于心脏后下壁表面,心肌缺血、缺氧刺激迷走神经是心脏后下壁心肌梗死时产生腹痛的原因,表现为腹胀、腹痛、恶心、呕吐,个别可有反射性肌痉挛而出现上腹肌紧张,极易被误诊为急性胃肠炎或消化不良,从而错过最佳治疗时间

- 无痛心肌梗死：胸闷、憋气（糖尿病患者等）
- 年轻人早发心肌梗死（川崎病、白塞病、大动脉炎、家族性高胆固醇血症、易栓症；另外，心肌梗死更趋于年轻化）

前壁心肌梗死范围大（>40%梗死面积），发生心源性休克且容易出现室性心动过速、心室颤动等恶性心律失常；下壁心肌梗死更容易出现缓慢性心律失常，出现窦性心动过缓和房室传导阻滞等。因为窦房结血供60%由右冠状动脉（窦房结动脉）供应，40%由左回旋支（左房支）供应（窦房结动脉48%~65%起自右冠状动脉近端，35%~42%起自左回旋支，亦有双重发出者）。房室结血供90%由右冠状动脉（房室结支）供应，10%由左回旋支动脉供应。

四、心绞痛与心肌梗死的判断与处理

明天和意外，你永远无法预知哪个先来，让我们掌握好冠心病的基本诊疗思路，让遗憾更少些。

1. 症状不典型时

由于不典型心绞痛的症状容易被误诊，有的人心绞痛发作时胸闷、胸痛症状不明显，反而会表现咽痛、咽部紧缩感（嗓子发紧）、食管烧灼感、牙痛，下颌、上肢、颈肩部、后背、上腹部疼痛，尤其上腹部疼痛也是心肌梗死的常见表现之一。这些“不典型心绞痛”极易延误病情，不建议患者根据症状在家里自行诊断是否是心绞痛，万一“误诊”“漏诊”，后果相当严重。最好还是及时到医院就医，让医生来判断。

2. 心电图不特异时

不能被心电图所迷惑。回旋支病变比较隐匿，动态改变才有临床意义。对于疑似心绞痛患者，如果正处于疼痛期，医生会立即安排患者做心电图，看有无异常改变；如果患者不处于疼痛期，医生一般会安排患者做运动心电图（这时普通心电图已不能反映心脏真实的问题了）。运动心电图的好处是可发现潜在的心脏隐疾，且无创、费用低廉，可连续进行多次。

3. 疑似心绞痛时

如果患者年龄比较大、有关节问题、心动过速，则不适合做运动心电图，这时可选择冠状动脉 CT 血管造影（CTA）检查（心率过快者可口服美托洛尔缓释片将心率控制在 70 次/分以内），这个检查基本无创，可较准确地反映心脏的健康状况。不过由于造影剂需要从静脉注射，心功能、肾功能不全的患者不建议做此项检查，造影剂过敏的患者也不适合做此项检查。最为准确的检查就是冠状动脉造影，这个检查还有一个优点是可以从检查快速转为治疗（放入支架）。这个检查的缺点是有创伤，有一定的风险，需要住院。

4. 病情危急时

胸痛、胸闷时间超过 20 分钟，特别是伴有大汗、嗓子发紧或发生晕厥等现象时，均高度提示有严重冠心病发作的可能。此时患者应立即躺下，测量血压，硝酸甘油一次 1 片舌下含服，不超过 3 片，注意低血压。阿司匹林无禁忌通常安全，300mg 嚼服。急性心肌梗死发生 120 分钟内，尽早溶栓或 PCI 手术开通闭塞冠状动脉，可最大可能减少心肌缺血或坏死，拯救更多心肌，拯救生命，改善预后。牢记急救电话“120”，抓住治疗黄金时间 120 分钟。

参考文献

[1]SAGRIS M, et al. Risk factors profile of young and older patients with Myocardial Infarction[J]. *Cardiovasc Res*, 2021, Epub ahead of print.

[2]左惠娟,杨红霞,南楠,等. 青年初发急性心肌梗死患者心肌梗死类型及危险因素变化趋势分析[J]. 中国循环杂志,2021,36:329–334.

[3]国家卫生计生委合理用药专家委员会,中国药师协会. 急性 ST 段抬高型心肌梗死溶栓治疗的合理用药指南(第 2 版)[J]. 中国医学前沿杂志(电子版),2019,11(1):40–65.

[4]葛均波,陈灏珠. 内科学[M].9 版. 北京:人民卫生出版社,2018.

[5]中国医师协会急诊医师分会,国家卫健委能力建设与继续教育中心急诊学专家委员会,中国

医疗保健国际交流促进会急诊急救分会. 急性冠脉综合征急诊快速诊治指南(2019)[J]. 中国急救医学,2019,39(4):301–308.

[6]急性 ST 段抬高型心肌梗死诊断和治疗指南(2019)[J]. 中华心血管病杂志,2019,47(10):766–783.

胸痛陷阱,小心这个疾病!

临床疾病应从整体综合分析临床资料,避免孤立、静止地看待某些症状和检查结果,这是避免或减少误诊的关键,可培养医生临床综合能力,切记不能“只见树木,不见森林”。

一、病例简介

患者男, 64 岁,主诉剑突下疼痛 1 月余,加重 1 周。患者夜间突然出现剑突下疼痛,性质为钝痛,伴后背疼痛,可耐受。持续时间约 20 分钟后自行缓解。无明显发热,无咳嗽、大汗,近 1 周因疼痛较之前频繁发作入院。患者既往身体健康,母亲患有冠心病。

体格检查:全身皮肤未见黄染,无贫血貌。双肺底呼吸音低,未闻及明显干湿啰音,心音有力,各瓣膜听诊区未闻及杂音。

二、诊疗过程

1. 院内实验室检查

患者入院化验心肌酶:肌酸激酶(CK)、磷酸肌酸同工酶(CK–MB)和心肌损伤标志物肌钙蛋白 I(TNI)均未见异常。肝肾功能、凝血功能、血尿便未发现异常。见表 1.17。

表 1.17　血常规检查

白细胞计数（$\times 10^9$/L）	红细胞计数（$\times 10^{12}$/L）	血红蛋白（g/L）	血小板计数（$\times 10^9$/L）	中性粒细胞百分比（%）	嗜酸性粒细胞百分比（%）
8.97	4.75	147	202	84.4	0.2

2. 其他辅助检查（图 1.4 至图 1.6）

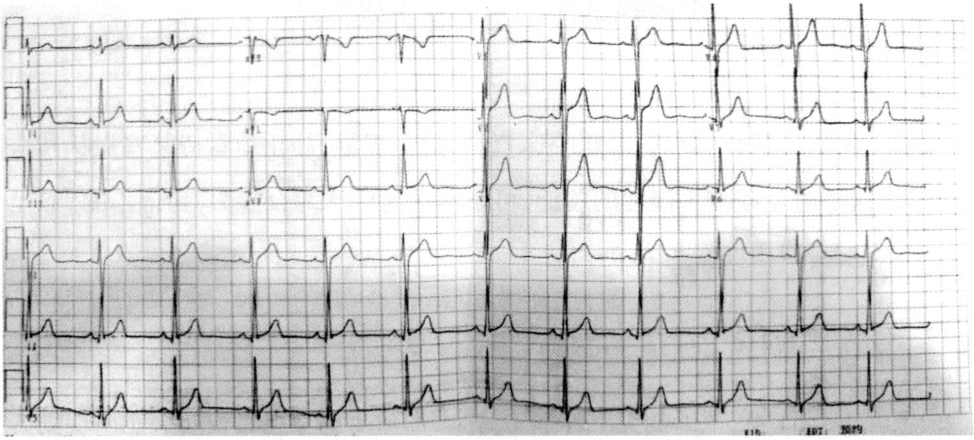

图 1.4　心电图显示：窦性心律，心室率为 71 次/分，早复极化心电图。

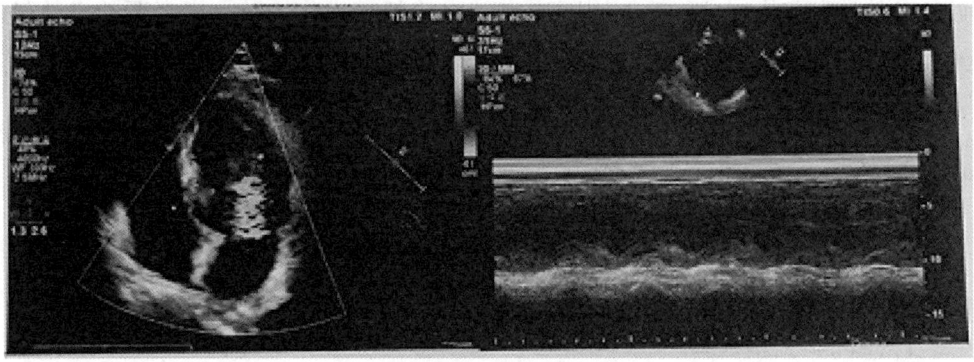

图 1.5　心脏彩超结果：主动脉窦增宽，二尖瓣、三尖瓣反流（轻度），左心室舒张功能改变。

患者如果是在近 2 个月内新发的心绞痛（从无心绞痛或有心绞痛），但在近半年内未发作过心绞痛（初发劳力性心绞痛）即不稳定型心绞痛，可口服阿司匹林、美托洛尔缓释片、单硝酸异山梨酯片、雷贝拉唑、阿托伐他汀口服治疗，建议住院完善冠状动脉造影检查，必要时进行血运重建术治疗。

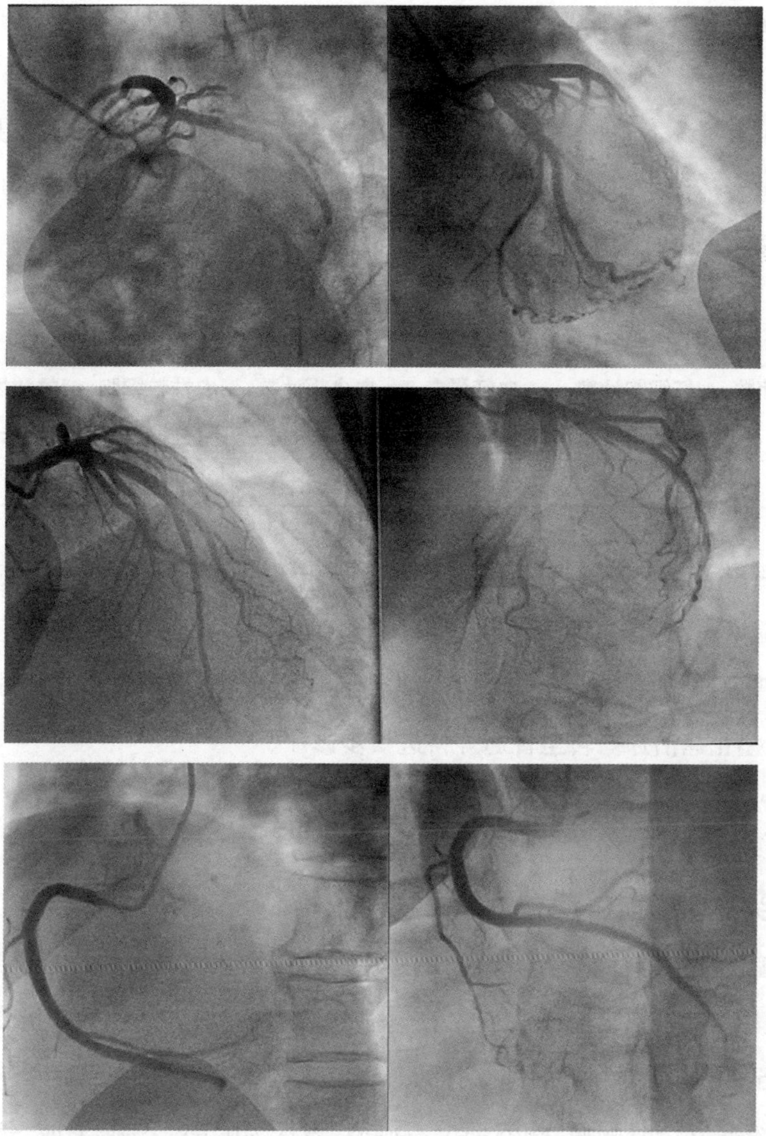

图 1.6 冠状动脉造影结果：左主干未见狭窄，前降支、回旋支未见狭窄，右冠状动脉管壁不规则。

然而，这次事情还真没这么简单。患者住院当天夜间再次主诉剑突下疼痛，心电图无动态改变，肌钙蛋白未见异常，肌酸激酶为 535U/L，肌酸激酶同工酶、脂肪酶、淀粉酶未见异常，复查血常规（表 1.18）。晨起后患者主诉恶心、呕吐，呕吐物为黄绿色液体,50~100mL,呕吐后症状缓解,剑突下疼痛较之前好转,但仍有疼痛,呈钝痛。一个典型体征引起了医生的关注,患者有上腹部及剑突下压痛、墨菲征。正常情况下心脏发病的患者不应该有此项急腹症的体征。莫非是急性胆囊炎?患者体温未出现发热,同时给予曲马多止痛治疗。患者呕吐后疼痛较之前有所缓解。同时给予抑酸、补液等对症治疗。患者完善了冠状动脉造影检查。

表 1.18 复查血常规结果

白细胞计数（$\times10^9$/L）	红细胞计数（$\times10^{12}$/L）	血红蛋白（g/L）	血小板计数（$\times10^9$/L）	中性粒细胞百分比（%）	嗜酸性粒细胞百分比（%）
7.47	4.18	131	257	75.9	1.7

术后患者当天完善腹部超声:腹部胃肠积气明显,胆囊体积增大有张力,胆囊壁毛糙增厚(考虑急性胆囊炎);胆汁淤积;胆囊周边积液(少量)。

请普通外科会诊,目前考虑患者为急性胆囊炎,给予禁食水,抗感染、抑酸、补液、解痉止痛治疗。转至普通外科进一步诊疗。

三、总结

1. 关于心脏症状的鉴别

典型的心绞痛症状为胸骨后(胸骨中上段)疼痛,可波及心前区。有压榨样痛、压迫感、紧缩感、窒息感。可放射至左肩、左臂内侧,到达左手环指和小指;还可放射至颈部、咽部和下颌部。有的人心绞痛发作时胸闷、胸痛症状不明显,有的人心绞痛发作时胸痛、胸闷部位不典型,表现为咽部、下颌、上肢、颈肩部、后背、上腹部疼痛,咽部紧缩感(嗓子发紧)、食管烧灼感、牙痛等。老年人与女性尤其要注意,老年人更多表现为呼吸困难。糖尿病患者甚至没有临床症状或仅表现胸闷不适,即所谓无痛心绞痛甚至无痛心肌梗死,这就是"不典型心绞痛"。与典型心绞痛相比,不典型心绞痛更可怕,常易误诊为牙痛、颈椎病、急性胆囊炎、胰腺炎。据不完全统计,几乎每 10 个患者中就有 3 个不典型心绞痛,不少患者因此延误治疗。

另外，心绞痛的病因不一定就是冠心病，所谓心绞痛一般是指冠状动脉供血不足导致的。临床上主动脉狭窄（心绞痛、心力衰竭、晕厥三联征）、主动脉瓣关闭不全（舒张压过低导致冠脉灌注不足）、肺动脉高压（右心缺血）、肥厚型梗阻性心肌病会出现心绞痛症状。同时，少见的胸腺瘤也会出现类似心绞痛症状，需要谨慎鉴别。

2. 从胸痛中识别胆囊炎

如患者无典型胆系疾病的症状与体征，而出现心绞痛并伴有心电图改变，应详细询问患者是否为高脂饮食后发病，胸痛发作部位是否明确，给予扩张冠状动脉等治疗无效应想到胆心综合征和急性胆囊炎的可能。由此提示，询问病史一定要详细，体格检查应细致，高度重视不典型的症状体征。

急性胆囊炎多具有胆道疾病病史或反复上腹部疼痛病史，且多在夜间发作，于进食后、平躺休息中发作。因为夜间迷走神经兴奋，胆囊收缩以排空胆汁，饱餐后需要胆汁消化食物，胆囊需要收缩，把胆汁排入肠道，而胆汁流出通道如果被结石堵死，胆囊就会拼命收缩，收缩一次，疼痛就加剧，所以呈阵发性疼痛或阵发加剧。而心绞痛、心肌梗死多在寒冷、情绪激动、劳累等状态下发作。冠心病中急性冠脉综合征多伴有肌钙蛋白、心肌酶学及心电图的动态改变，其中心电图的镜像改变有助于诊断心肌梗死。

参考文献

[1]O'REILLY MV, KRAUTHAMER MJ. "Cope's sign" and reflex bradycardia in two patients with cholecystitis[J]. *Br Med J*, 1971,2(5754):146.

[2]PAPAKONSTANTINOU PE, ASIMAKOPOULOU NI, KANOUPAKIS E, et al. Cope's sign and complete heart block in a 78–year–old patient with biliary colic[J]. *Int Emerg Nurs*, 2018,37:3–5.

[3]NISHIZAKI M,FUJII H,HIRAOKA M,et al.ST–T wave changes in a patient complicated with vaso–spastic angina and Brugada syndrome: differential responses to acetylcholine in right and left coronary artery[J].*Heart and vessels: An international journal*,2008,23(3):201–205.

[4]LAU YM, HUI WM, LAU CP. Asystole complicating acalculous cholecystitis, the "Cope's sign" re-visited[J]. *Int J Cardiol*, 2015,182:447–448.

这次典型的心绞痛却并不是真"心绞痛"

一、病例简介

患者女，65 岁,主诉胸痛 1 天。患者夜间突然出现胸骨后和心前区疼痛,性质为压榨感,持续时间约 10 分钟后自行缓解。无明显发热,无咳嗽、大汗。主诉半年前发作一次,之间未再发作。患者既往身体健康,母亲患有冠心病。

体格检查:全身皮肤未见黄染,无贫血貌。双肺底呼吸音低,未闻及明显干湿啰音,心音有力,各瓣膜听诊区未闻及杂音。

二、诊疗过程

1. 院内实验室检查

患者急诊化验心肌酶:CK、CK–MB、TNI 均未见异常。

2. 其他辅助检查

第一份急诊心电图:心电图显示为窦性心律,心室率为 60 次/分,Ⅱ、Ⅲ、aVF 导联 ST 段压低 0.05mV, Ⅰ、aVL 导联 ST 段压低 0.1mV, aVLT 波低平, V4~V6 导联 ST 段压低 0.05~0.2mV。

第二份门诊心电图:心电图显示为窦性心律,心室率为 58 次/分,Ⅱ、Ⅲ、aVF 导联 ST 段压低 0.05mV, Ⅰ、aVL 导联 ST 段压低 0.1mV, aVL T 波低平, V4~V6 导联 ST 段压低 0.15~0.2mV(较之前压低)。

第三份急诊心电图:心电图显示为窦性心律,心室率为 58 次/分,Ⅱ、Ⅲ、aVF 导联 ST 段较之前恢复, Ⅰ、aVL 导联 ST 段较之前恢复, aVL T 波低平, V4~V6 导联 ST 段压低 0.15~0.1mV。

心脏彩超结果：左心房前后径为35mm，左心室舒张末径为50mm，右心房左右径为38mm，右心室左右径为31mm，室间隔厚度为10mm，左心室后壁厚度为10mm，射血分数为0.63，二尖瓣、三尖瓣反流。

患者如果是在近1~2个月新发生的心绞痛（从无心绞痛或有心绞痛）但在近半年内未发作过心绞痛（初发劳力性心绞痛）即不稳定型心绞痛，可口服阿司匹林、美托洛尔缓释片、单硝酸异山梨酯片、雷贝拉唑、阿托伐他汀口服治疗，建议住院完善冠状动脉造影检查，必要时进行血运重建术。

患者晨起后因用凉水送服药物再次出现胸痛，部位为心前区并伴后背疼痛，性质比较剧烈，持续约20分钟后缓解。于当地医院急诊科就诊，再次检查心肌酶未见异常。一个典型体征引起了医生的关注，患者有上腹部及剑突下压痛、墨菲征。正常情况下心脏发病的患者不应有此项急腹症的体征。请心内、外科综合会诊，经过多学科的反复研究，完善腹部超声，发现胆囊结石嵌顿引起急性胆囊炎，也就是胆心综合征，需要进行手术治疗。患者入院进行手术治疗后未再发作胸痛，心电图较之前改善，择期出院。

三、总结

胆心综合征是由胆道疾病引起的冠状动脉供血不足、心功能紊乱等症状的临床综合征，其主要表现是胆道疾病发作时，心前区疼痛和心电图异常，临床常误诊为冠心病或其他心脏病。一般认为，心脏感觉受胸1~5脊神经支配，而胆囊受胸7~10脊神经支配，但感觉有弥散，通过脊髓调节反射。胆道系统的病理刺激可经迷走神经反射性地引起冠状动脉收缩，致使心肌血供受到影响而发生心绞痛。此外，胆道系统疾病对心功能尤其是原有冠心病患者的心功能有一定影响。当胆道压力升高时，可诱发心绞痛。胆道压力下降时，心绞痛症状可缓解。

如果患者无典型胆系疾病的症状与体征，而出现心绞痛并伴有心电图改变，应详细询问患者是否为高脂饮食后发病，胸痛发作部位是否明确，给予扩张冠状动脉等治疗无效应想到胆心综合征的可能。由此提示，询问病史一定要详细；体格检查应细致，高度重视不典型的症状体征。胆心综合征患者多有胆道疾病或反复上腹部疼痛病史，且多于进食后、平躺休息后发作。而心绞痛、心肌梗死多在寒冷、情绪激动、劳累等状态下发作。冠心病中急性冠脉综合征多伴有肌钙蛋白、心肌酶学及心电图的动态改变，其中心电图的镜像改变有助于诊断心肌梗死。

总之，临床疾病应从整体综合分析临床资料，避免孤立、静止地看待某些症状和检查结果，是避免或减少误诊的关键。

参考文献

[1]丛伟,金秀平,孙尧. 胆心综合征 39 例临床分析[J]. 中国综合临床,2003,19(3):236.

[2]朱映秋. 胆心综合征 21 例的临床与心电图分析[J]. 中国误诊学杂志,2009,9(3):692–693.

[3]尹霞,李柏成. 易误诊为心绞痛的老年人胆——心综合征[J]. 临床误诊误治,2005,18(4):262.

[4]邹刚,张悦. 胆石症合并胆心综合征患者保守与手术治疗疗效的对比研究[J]. 罕少疾病杂志,2021,28(1):35–36,62.

[5]NISHIZAKI M,FUJII H,HIRAOKA M,et al. ST–T wave changes in a patient complicated with vasospastic angina and Brugada syndrome: differential responses to acetylcholine in right and left coronary artery.[J].*Heart and vessels: An international journal*,2008,23(3):201–205.

从一个病例认识 Wellens 综合征

Wellens 综合征又称左前降支 T 波综合征，是指胸前导联 T 波特征性改变，伴有冠状动脉左前降支近端严重狭窄的临床综合征。虽然 Wellens 综合征在临床并不少见，但由于部分临床医生对其认识不足，常导致延误诊断。

一、病例简介

1. 现病史

患者男，72 岁，因“胸闷憋气 1 周，加重伴胸痛 3 天”就诊。患者于 1 周前活动后出现胸闷憋气，未引起特殊重视。3 天前无明显诱因出现胸痛，疼痛位置位于心前区，范围为一手掌大小，为压榨性疼痛，持续时间超过 1 小时，伴大汗、恶心（未呕吐）、咽部紧缩感、后背及双上肢放射痛、胸闷、憋气，无咯血、头晕、晕厥、反酸、嗳气。自行服用速效救心丸 10 粒，约 30 分钟后症状无明显好转，后自行含服硝酸甘油 1 粒，约 10 分钟后自觉症状减轻。就诊于某院，查 ECG 显示窦性心律，HR 为 94 次/分，Ⅲ、avF、avL 导联 T 波低平。心肌损伤标志物：CK 为 136U/L，CK-MB 为 11U/L，cTNT 为 0.041ng/mL。予以阿司匹林、欣康、左卡尼汀治疗。之后患者胸痛症状间断发作，遂就诊于本院急诊，查 ECG 显示窦性心律，偶发室性期前收缩，HR 为 109 次/分，Ⅲ、avF、avL 导联 T 波低平，心肌损伤标志物 cTNT 为 2.01ng/mL。患者自本次发病以来，精神尚可，食欲正常，睡眠尚可，大小便如常，体重未见明显下降。

2. 入院心电图（图 1.7）

窦性心律，HR 为 92 次/分，Ⅲ、avF、avL 导联 T 波低平，V2~V4 导联 T 波低平。

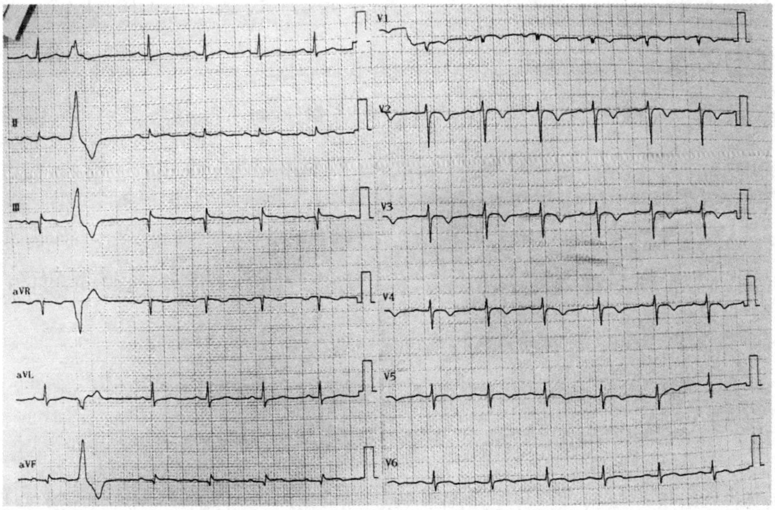

图 1.7　2 小时后复查心电图：窦性心律，HR 为 92 次/分，Ⅲ、avF、avL 导联 T 波低平，V2~V4 导联 T 波低平。

3. 既往史

高血压病史 6 年，血压最高为 160/100mmHg，平素服用氨氯地平、氯沙坦钾降压治疗，主诉血压控制尚可；腰椎间盘突出、腰椎管狭窄病史 3 年余，进行保守治疗；右肋骨骨折病史 1 年；痔疮切除术后 16 年。否认糖尿病、脑梗死、脑出血病史，否认肝炎、结核等传染病史，否认食物、药物过敏史，预防接种史不详。

4. 体格检查

体温 36.4 ℃，脉搏 93 次/分，呼吸 20 次/分，血压 135/65mmHg，神志清醒，体格检查合作，全身皮肤无皮疹及出血点。胸廓正常，双肺呼吸音粗，肺底可闻及干湿啰音，右侧较多。心音可，心律齐，心率 93 次/分。腹软，无腹壁静脉曲张，肝脾未触及，移动性浊音阴性，无压痛，未扪及包块，脊柱四肢无畸形，生理反射存在，病理反射未引出。

5. 辅助检查

超声心动图（UCG）：LA 为 39mm，LV 为 45mm，RA 为 38mm，RV 为 33mm，IVS 为 10mm，LVPW 为 10mm，EF 为 60%，左心房增大，主动脉窦增宽，二尖瓣、三尖瓣狭窄（轻度），左心室壁节段性运动障碍，左心室舒张功能下降。

6. 院内化验

①心肌酶：入院时 CK 为 291U/L，CK-MB 为 37U/L，TNI 为 0.496ng/mL，NT-proBNP 为 283.60ng/mL；②总胆固醇为 4.35mmol/L，甘油三酯为 1.27mmol/L，HDL 为 1.11mmol/L，LDL 为 2.66mmol/L，空腹血糖为 5.80mmol/L；③血常规、尿常规未见异常，便常规潜血化学法（4+），免疫法阳性，肾功能、电解质、血气分析、肝功能、游离甲状腺功能、凝血功能未见异常。肿瘤全项为阴性。

二、诊疗过程

入院后诊断为“急性非 ST 段抬高型心肌梗死”，口服阿司匹林、氯吡格雷双联抗血小板，低分子肝素抗凝，异山梨酯扩张冠状动脉，阿托伐他汀片调脂，泮托拉唑抑酸，以及美托洛尔缓释片、坎地沙坦降压改善心肌重塑。患者入院后胸痛已缓解，Grace 评分为 145 分，但患者便常规潜血阳性，考虑痔疮，患者为老年男性仍不能排除消化道其他出血疾病，复查便常规若阴性，尽早进行冠状动脉造影检查。

患者夜间休息时再次出现心绞痛发作，疼痛位置位于心前区，范围为一手掌大小，为压榨性疼痛，立即进行心电图检查。结果如下：窦性心律，心率 81 次/分，Ⅲ、avF、avL 导联 T 波低平，V2~V4 导联 T 波直立，随后出现 T 波高尖（考虑假性正常化）。见图 1.8。

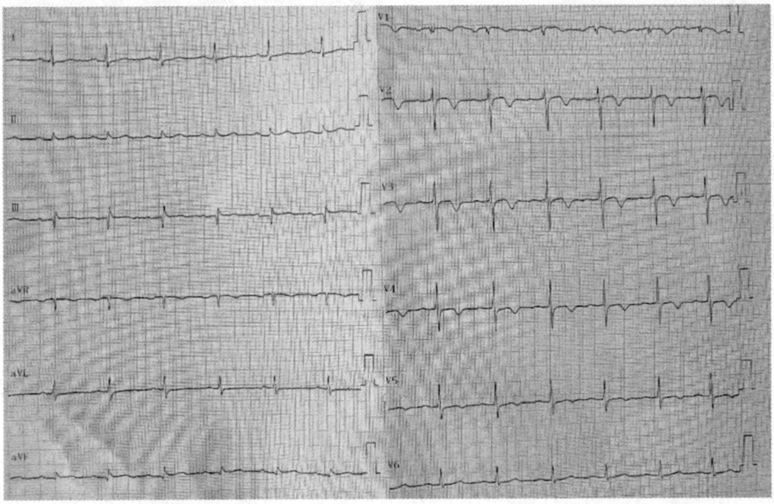

图 1.8 舌下含服硝酸甘油一片，10 分钟，症状缓解，复查心电图。

第二天上午进行冠状动脉造影检查，结果见图 1.9 和图 1.10。

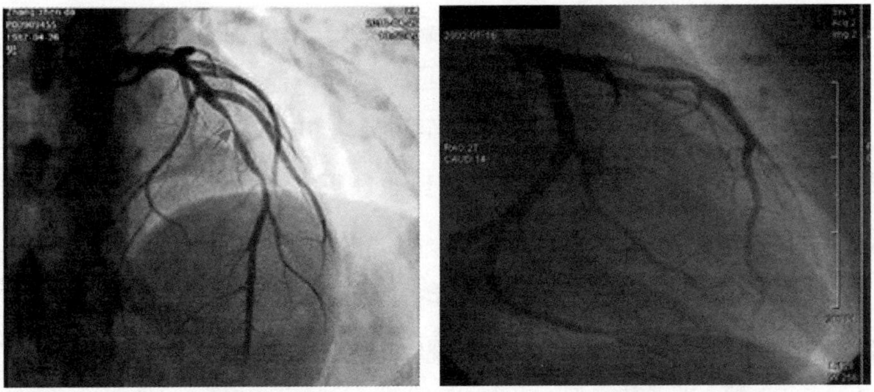

图 1.9 冠状动脉造影结果（肩位+肝位）：LAD 近中段次全闭塞。

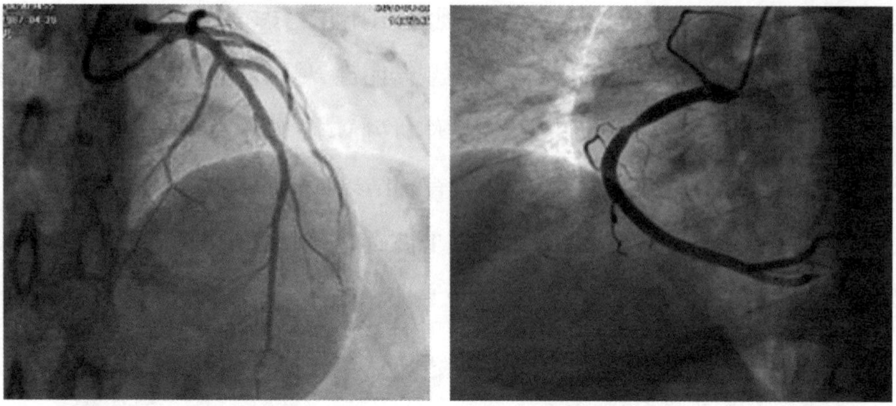

图 1.10 左前降支置入支架术后,右冠状动脉造影(左前斜位):右冠状动脉近端狭窄约 50%。

冠状动脉造影检查显示左前降支(LAD)近中段 90%狭窄,血流慢,右冠状动脉近端狭窄约 50%。于 LAD 近端置入支架 1 枚,复查造影,支架植入处无残余狭窄。后复查便常规潜血阴性,未再发心绞痛,术后继续口服阿司匹林、氯吡格雷片双联抗血小板,低分子肝素抗凝,异山梨酯扩张冠状动脉,阿托伐他汀片调脂,泮托拉唑抑酸,以及美托洛尔缓释片、坎地沙坦降压改善心肌重塑治疗, 5 天后出院,

出院诊断:①急性非 ST 段抬高型心肌梗死、冠状动脉性心脏病、冠状动脉支架植入后状态、心功能 Ⅰ 级(Killip 分级);②高血压病 3 级(极高危);③心律失常,偶发室性期前收缩。

三、病例讨论

回顾本病例,患者有典型心绞痛发作病史,心电图有特征性改变及演变:胸痛发作时心电图正常,甚至 T 波高尖出现假性正常化。无胸痛时,胸前 V2~V5 导联 T 波倒置,考虑 Wellens 综合征。

什么是 Wellens 综合征? 1982 年荷兰学者 Wellens 报道了不稳定型心绞痛患者心绞痛发作后,心电图胸前导联出现特征性 T 波改变及演变,易进展为急性大面积前壁心肌梗死。此后,将此类心电图改变命名为“Wellens 综合征”(左前

降支 T 波综合征），提示左前降支的近端严重狭窄（>50%）。大部分患者的心肌生化标志物正常，部分患者 cTnT(I)轻度升高，诊断为急性非 ST 段抬高型心肌梗死，本例患者属于此种情况。

1. Wellens 综合征的诊断标准

（1）V2 和 V3 导联 T 波双相或深倒置，偶尔出现于 V1、V4、V5 和 V6 导联。

（2）心绞痛病史。

（3）心肌酶谱正常或轻微升高。

（4）胸前导联无病理性 Q 波。

（5）心电图无 ST 段抬高或轻微 ST 段抬高（<1mm）。

（6）心电图无 R 波丢失，R 波递增正常。

2. Wellens 综合征的分型

根据 T 波形态的不同，可将 Wellens 综合征分为两种类型（表 1.19）。

表 1.19 Wellens 综合征的分型

Ⅰ型	Ⅱ型
心电图表现为心前区导联（通常为 V2 和 V3 导联）T 波对称性深倒。此类型较常见，占 3/4	心电图表现为 V2 和 V3 导联 T 波双向（可扩展至 V1~V6），约占 1/4。特异性及严重性较高，致命危险性更大
上述两种 T 波改变可在同一患者不同时间段出现；T 波形态也可随着疼痛程度动态演变，疼痛加重期 T 波逐渐直立并在最痛时 T 波最高，胸痛缓解时 T 波双向，后出现 T 波双支对称倒置	

3. T 波变化机制

（1）胸痛缓解期 T 波倒置机制：冠状动脉存在严重病变→心外膜缺血更严重→出现心肌顿抑及心肌“冬眠”→外膜心肌复极化过程变慢→复极化方向由心内膜指向心外膜→T 波双向或倒置。

（2）胸痛发作时 T 波假性正常化机制：前降支暂时性完全或几乎完全闭塞→

远端心肌严重缺血→心内膜缺血更严重→心内膜复极化过程比心外膜慢→复极化方向恢复为心外膜指向心内膜→倒置的T波变浅或直立。

(3)冠状动脉血流恢复后T波恢复直立机制:顿抑心肌及“冬眠”心肌经数小时、数天或数周功能完全恢复,T波恢复正常。

总之,本例患者有典型心绞痛发作史,胸痛缓解期出现特征性T波倒置,且V3~V5导联倒置最深。此病例诊断明确,心电图演变过程明显,符合Wellens综合征诊断标准。胸痛发作时心电图正常是导致急诊漏诊的主要原因。一经诊断,患者禁忌做运动试验及其他心脏负荷试验,以免加重病情引起急性心肌梗死,甚至猝死。因此,对于胸痛患者要特别重视,尽早识别,警惕Wellens综合征,减少急诊漏诊、误诊。

参考文献

[1]DE ZWAAN C, BAÖR WHM, WELLENS HJJ. Characteristic electrocardiographic pattern indicating a critical stenosis high in the left anterior descending coronary artery in patients admitted because of impending myocardial infarction[J]. *Am Heart J,* 1982,103:730–736.

[2]DE ZWAAN C, BAÖR FW, JANSSEN JH, et al. Angiographic and clinical characteristics of patients with unstable angina showing an ECG pattern indicating critical narrowing of the proximal LAD coronary artery[J]. *Am Heart J,* 1989,117:657–665.

[3]徐萌萌,杨建.Wellens综合征1例及其鉴别诊断[J]. 岭南心血管病杂志,2018,24(1):96–99,112.

[4]马颖艳,韩雅玲,刘亚斌,等.Wellens综合征临床特征研究[J]. 临床军医杂志,2015(7):661–663.

[5]SINGH B, SINGH Y, SINGLA V, et al. Wellens' syndrome: a classical electrocardiographic sign of impending myocardial infarction[J]. *BMJ Case Rep,*2013:bcr292008513.

第三节 冠心病介入治疗

溶栓后 STEMI 介入时机的选择

急性 ST 段抬高型心肌梗死(STEMI)近些年在 PCI 治疗方面已取得重要进展。溶栓后多久及是否需要进行 PCI 呢?

一、病例简介

1. 现病史

患者男,36 岁,主诉心前区疼痛约 3 小时。患者于 3 小时前无明显诱因突发心前区疼痛,伴大汗,无肢体放射痛,无胸闷、心悸,无呼吸困难,无晕厥及意识障碍,无头晕、头痛、发热、恶心、呕吐、腹痛及腹泻。无其他不适伴随症状,持续约半小时,胸痛症状明显减轻,于急诊科就诊。完善心电图检查:窦性心律,Ⅲ导联 QS 波,aVR 导联 QR 型。问诊过程中患者再次胸痛发作,复查心电图显示短阵室性心动过速, V1~V4 导联 ST 段较之前明显抬高,突发意识丧失,呼之不应,立即给予心肺复苏,随后转至抢救室进一步抢救,监护显示心室颤动,紧急给予电除颤等抢救治疗后患者自主呼吸、心率恢复。

2. 既往史

否认高血压、糖尿病、脑梗死及脑出血病史,否认肝炎、结核等传染病史,否认食物、药物过敏史,预防接种史不详。

3. 家族史

患者父亲高血压、脑梗死,母亲身体健康;否认家族性遗传病病史。

4. 体格检查

患者神志清楚,体格检查合作,全身皮肤无皮疹及出血点。胸廓正常,双肺呼吸音粗,肺底可闻及干湿啰音,右侧较多。心界无扩大,心音可、心律齐,未闻及心包摩擦音。全腹软,无压痛,未扪及包块。双下肢无水肿,生理反射存在,病理反射未引出。

二、院内就诊与诊疗过程

1. 入院实验室检查

入院急诊查 CK-MB 为 4.3ng/mL, TNI<0.05ng/mL, BNP<5pg/mL(博适), DD 为 0.104mg/L。血常规:白细胞计数为 12.73×10^9/L,红细胞计数为 4.59×10^{12}/L,血红蛋白为 140g/L,中性粒细胞百分比为 51.3%,血肌酐为 86.2μmol/L。

2. 入院心电图演变过程

入院第一份心电图见图 1.11。其余见图 1.12 至图 1.16。

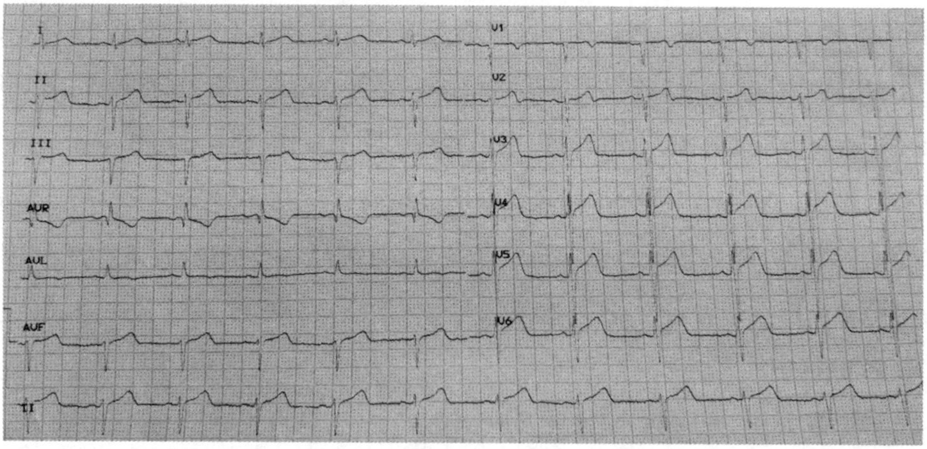

图 1.11 心电图:窦性心律,心室率为 68 次/分,大致正常心电图(时间:7:20)。

问诊过程中患者再次胸痛发作,复查心电图显示短阵室性心动过速, V1~V4 导联 ST 段较之前明显抬高,突发意识丧失,呼之不应答,立即给予心肺复苏。

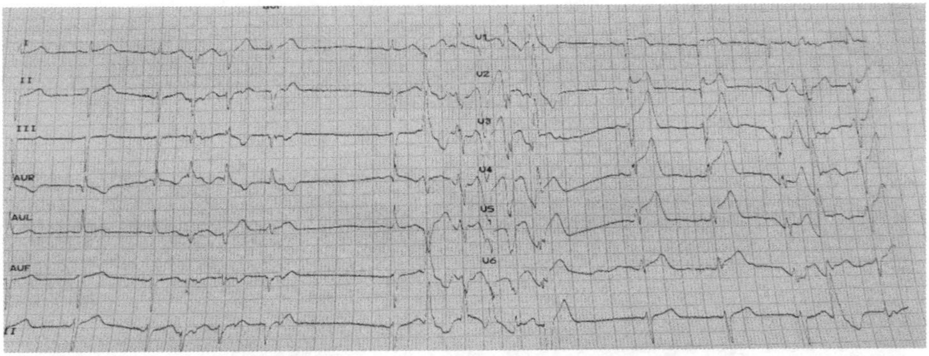

图 1.12 心电图(时间:7:29)。

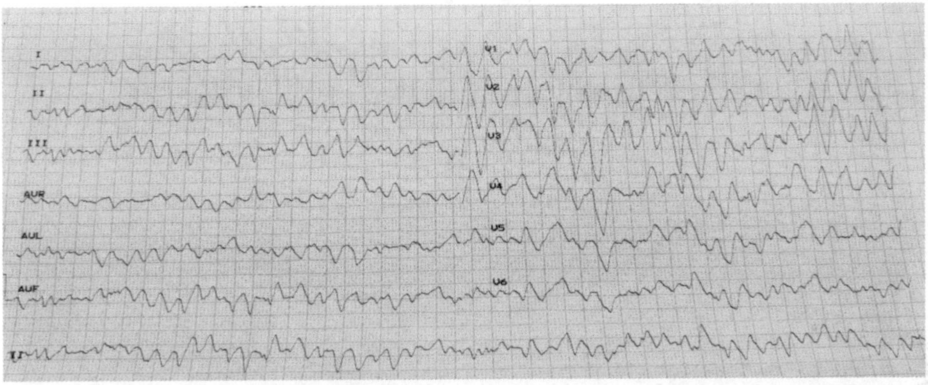

图 1.13 心电图(时间:7:38)。患者突发心室颤动伴意识丧失,立即进行心肺复苏和除颤。

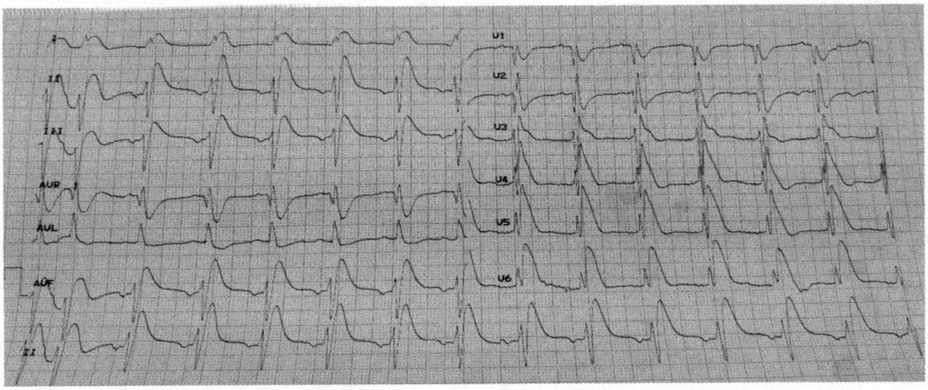

图 1.14 心电图(时间:7:44)。

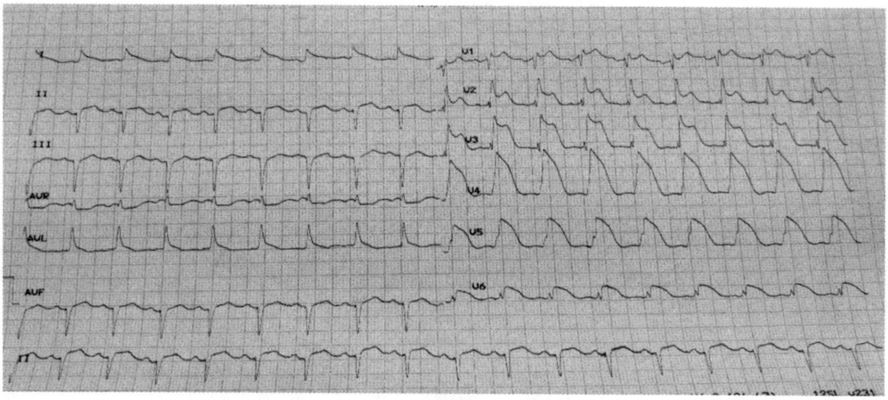

图 1.15 心电图(时间:7:55)。

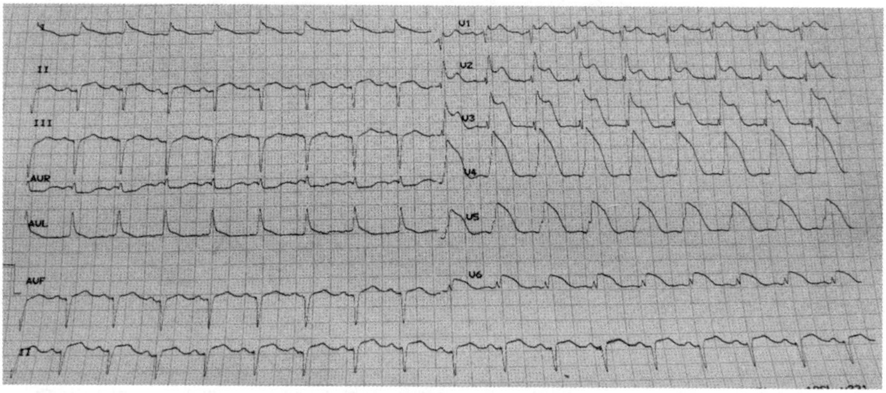

图 1.16 心电图(时间:8:05)。

3. 院内诊疗过程

入院后初步诊断为:冠状动脉性心脏病,急性广泛前壁、高侧壁心肌梗死,心功能Ⅳ级(Killip 分级),心肺复苏术后,心律失常,短阵室性心动过速,室性期前收缩,心室颤动。考虑本院无急诊 PCI 条件,与家属沟通后决定进行急诊溶栓治疗后转至上级医院再次进行造影等检查。立即给予口服阿司匹林 300mg+替格瑞洛 180mg,口服美托洛尔缓释片 47.5mg,确诊 STEMI 后立即静脉注射 5000U 普通肝素。转至重症监护室进行溶栓治疗:全量法 100mg 阿替普酶(rt-PA)15mg 静脉注射,随后 0.75mg/kg 在 30 分钟内静脉滴注完(≤50mg)(100mL/h),

继之 0.5mg/kg 在 60 分钟内静脉滴注完(≤35mg，35mL/h);溶栓结束后用普通肝素 1000U/h 静脉滴注 48 小时,溶栓及溶栓后监测 APTT 和 ACT 至对照值的 1.5~2.0 倍(APTT 为 50~70 秒),中间调整普通肝素用量。

溶栓开始后 60~180 分钟内应密切监测临床症状、心电图 ST 段变化及心律失常。血管再通的间接判断指标包括:① 60~90 分钟内心电图抬高的 ST 段至少回落 50%;② cTn 峰值提前至发病 12 小时内，CK-MB 酶峰提前至 14 小时内;③ 2 小时内胸痛症状明显缓解;④ 2~3 小时内出现再灌注心律失常,如加速性室性自主心律、房室传导阻滞、束支传导阻滞突然改善或消失,或下壁心肌梗死患者出现一过性心动过缓、窦房传导阻滞,伴或不伴低血压。上述 4 项中,心电图变化和心肌损伤标志物峰值前移最重要。见图 1.17 至图 1.20。

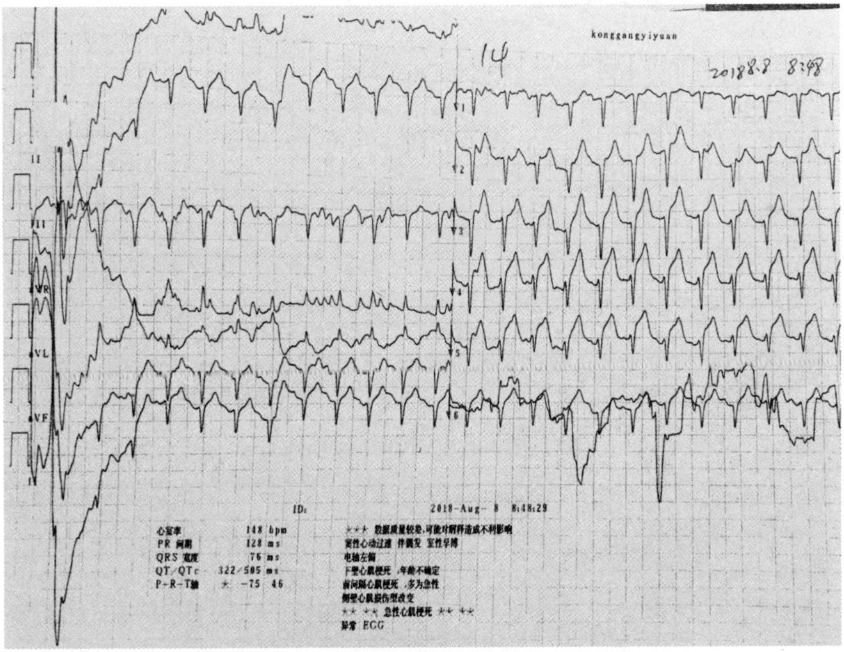

图 1.17 心电图(时间:8:48)。开始溶栓治疗。

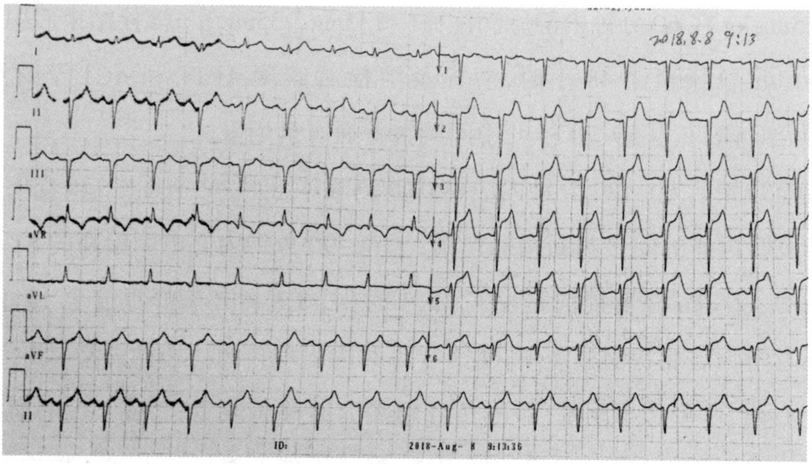

图 1.18 心电图(时间:9:13)。

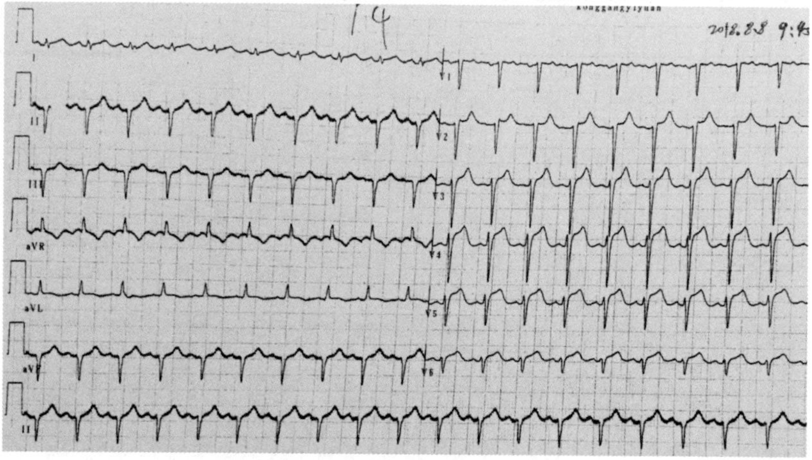

图 1.19 心电图(时间:9:45)。

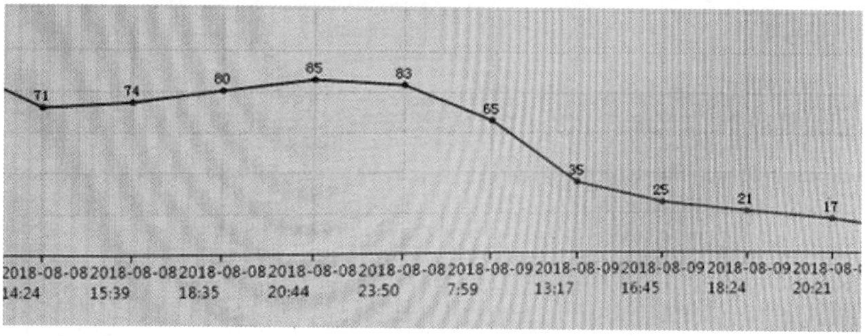

图 1.20 CK-MB 酶峰:13 小时到达峰值。

经过 1 个多小时的溶栓治疗，患者胸痛症状明显缓解，心电图 ST 段回落 >50%。患者顺利转至上级医院进行冠状动脉造影术。见图 1.21 至图 1.23。

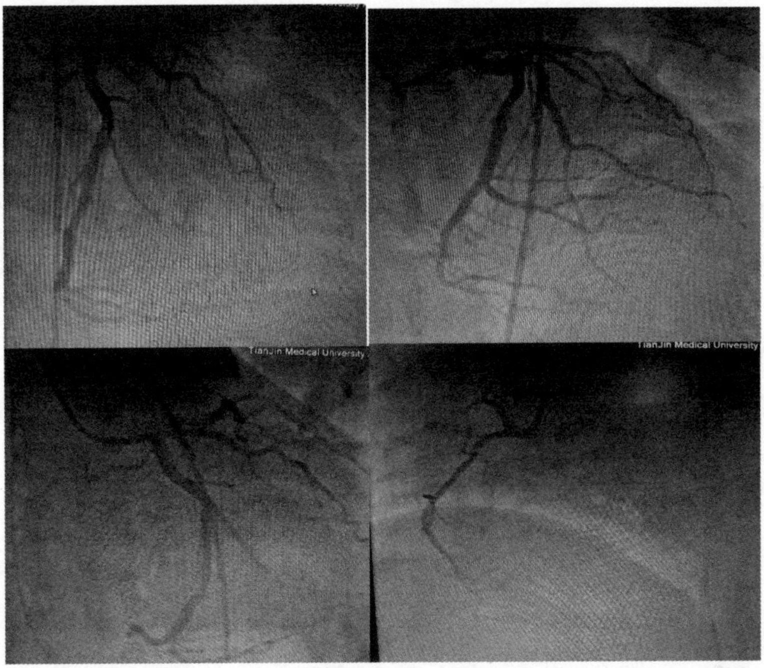

图 1.21 冠状动脉造影结果：左主干正常，前降支近端狭窄约 50%，D2 闭塞可见血栓影，右冠状动脉细小、管壁不规则。

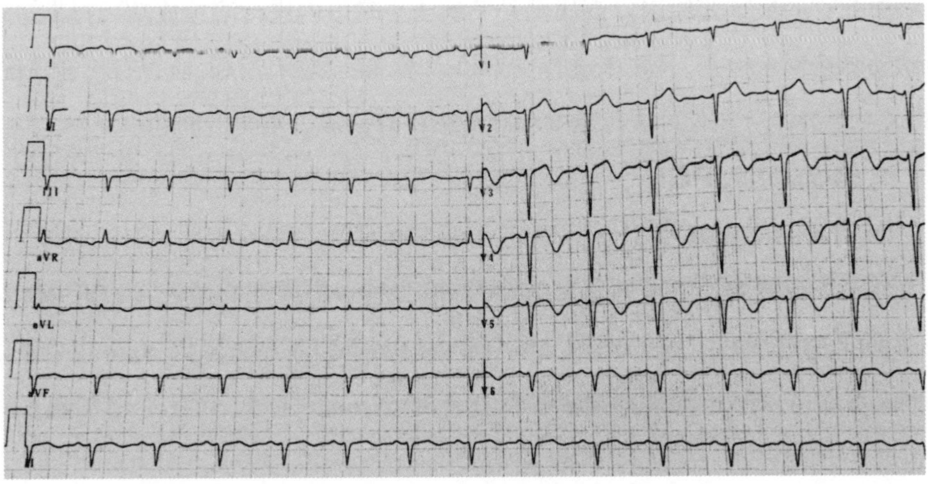

图 1.22 术后第一天心电图：前壁导联 T 波倒置。

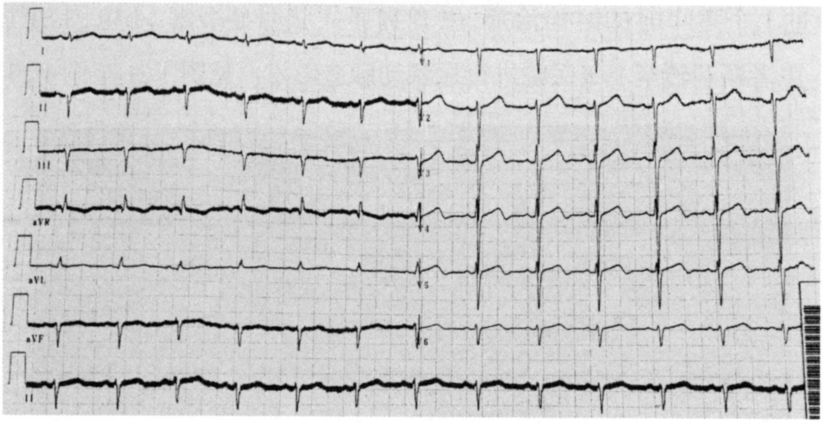

图 1.23 术后第 3 天心电图:T 波恢复。

患者胸痛缓解,给予口服福辛普利、美托洛尔以改善心室重构,以及口服补钾等治疗。术后未再发生心室颤动等心律失常,症状平稳后择期出院。

三、总结

心血管疾病是全球首要致死原因。心血管疾病占我国居民疾病死亡构成的40%以上(农村 44.60%,城市 42.51%),已成为我国居民的首位死亡原因。当前心血管疾病患病率及死亡率仍处于上升阶段。急性心肌梗死(AMI)又是心血管疾病中死亡的最重要原因。该病例是发病 3 小时以内进行溶栓成功后择期进行冠状动脉造影术检查,且并未进行支架植入术,溶栓效果较好,血管有再通情况。那么,关于溶栓后多久可进行冠状动脉造影检查就成为重要的问题。

1. 溶栓成功后 PCI

CARESS-IN-AMI 与 TRANSFER-AMI 临床研究结果均表明,溶栓成功后[胸痛突然消失或缓解; ST 段回落>50%(60~90 分钟);再灌注心律失常; CK-MB 酶峰前移]早期进行 PCI(平均时间 2.3 小时、3.6 小时)能显著降低 30 天主要终点事件(死亡、再梗死、心源性休克、心力衰竭等)的发生率,并且不增加出血的风险。

那么,是不是溶栓成功后越早进行 PCI 获益越大呢?答案并不是。适当延长溶栓成功后到 PCI 的时间（>3 小时）可使溶栓治疗成功补救 PCI 患者出血风险降低，获益更显著。

ACC/AHA（2013）指南建议，已接受溶栓治疗的 STEMI 患者，即使有血流动力学稳定和再灌注成功的临床证据，仍需转到有 PCI 资质的医院进行冠状动脉造影，最好在 24 小时内进行，但不应在溶栓后最初 2~3 小时内进行（Ⅱa；LOE：B）。临床稳定是指缺乏（或不发生）低心排血量、低血压、持续性室性心动过速、心源性休克、室性或有症状的室上性心动过速等不良事件。《2014ESC/EACTS 心肌血运重建指南》（Ⅱa；LOE：A）与 ESC（2012），以及《中国 STEMI 诊断与治疗指南》（Ⅱa；LOE：B）均建议溶栓成功后最佳的冠状动脉造影时间窗为 3~24 小时。

2. 溶栓后未早期进行 PCI 的延迟 PCI 时机

梗死动脉是否通畅及梗死区心肌存活性决定是否进行 PCI 治疗。关于延迟 PCI，《ACC/AHA（2013）指南》建议：心源性休克或急性严重心力衰竭患者（Ⅰ；LOE：B）；出院前无创性心肌缺血评估为中到高危（Ⅰ；LOE：B）住院期间休息状态下或轻微活动后诱发心肌缺血（Ⅰ；LOE：C）（均应进行 PCI 治疗）溶栓治疗后病情平稳且发病>24 小时的 STEMI 患者，对显著狭窄的梗死动脉可进行 PCI 治疗（Ⅱb；LOE：B），可在出院前进行 CAG。对于血流动力学及心电平稳且无严重心肌缺血证据，仅 1~2 根血管病变的无症状 STEMI 患者，不应在发病 24 小时后对完全闭塞的梗死动脉进行择期 PCI（Ⅲ；LOE：B）。对于未在 24 小时以内进行 PCI 的 STEMI 患者（延迟 PCI），PCI 最佳时机《ACC/AHA（2013）指南》并没有具体给出（出院前进行 CAG），目前也尚缺乏临床研究数据的支持。根据个体化原则，对于发病超过 24 小时的患者不宜过早进行 PCI 开通 IRA，关键是等到患者病情相对稳定、IRA 稳定（至少 7 天机化完全，风险更小）及心功能稳定后再进行 PCI 开通 IRA。一般时间在心肌梗死后 1~2 周，高危患者可推迟到 4 周，个别极高危患者可再延迟（1~2 个月），等到病情稳定后再进行 PCI，风险会更小。

3. 溶栓失败后挽救 PCI

《ESC 指南》建议，当溶栓失败（60 分钟时 ST 段回落<50%）的患者，应考虑

溶栓失败，立即实施急诊补救 PCI（Ⅰ；LOE：A）。目前尚无证据支持>12 小时的挽救 PCI 对 STEMI 是否获益，所以在溶栓失败后应早期再次进行血运重建，时间窗应控制在 12 小时以内。

另外，某些 STEMI 患者血钾虽尚未降至 3.5mmol/L 以下，但其血钾下降幅度其实已达 20%~30%（如 STEMI 发生前血钾为 4.5mmol/L，后降至 3.6mmol/L，下降幅度达 20%），即为血钾水平仍高于正常低限水平时的相对低血钾状态，恶化已受损的心肌电生理特性，进一步降低心室颤动阈值，极易引起与低血钾相关的恶性室性心律失常（尖端扭转型室性心动过速、心室颤动、猝死等），因此必须高度重视，及时补钾治疗，将血钾水平保持在 4.5mmol/L 以上，这样才能将心肌梗死后心室颤动的风险降至最低。

参考文献

[1]Impact of time to treatment on mortality after prehospital fibrinolysis or primary angioplasty: data from the CAPTIM randomized clinical trial[J].*Circulation*,2003,108(23):2851–2856.

[2]张文娟,张云盛. 急性 ST 段抬高型心肌梗死的介入时机选择[J]. 天津医药,2017,45(11):1130–1134.

[3]高润霖. 冠心病疾病负担——中国出路[J]. 中国循环杂志,2017(1):1–4.

[4]陈伟伟,高润霖,盛寿,等.《中国心血管病报告 2015》概要[J]. 中国循环杂志,2016(6):521–528.

[5]O'GARA P T, KUSHNER F G, ASCHEIM D D, et al. 2013 ACCF/AHA guideline for the management of ST–elevation myocardial infarction: executive summary: a report of the American College of Cardiology Foundation/American Heart Association Task Force on Practice Guidelines[J]. *J Am Coll Cardiol*,2013,61(4):485–510.

[6]STEPHANWINDECKER, KOLH P, ALFONSO F, et al. 2014 ESC/EACTS guidelines on myocardial revascularization[J]. *Rev Esp Cardiol (Engl Ed)*,2015,68(2):144.

[7]中华医学会心血管病学分会,中华心血管病杂志编辑委员会. 急性 ST 段抬高型心肌梗死诊断和治疗指南 [J]. 中华心血管病杂志,2015,43(5): 380–393.

[8]STEG P G, JAMES S K, ATAR D, et al. ESC Guidelines for the management of acute myocardial infarction in patients presenting with ST–segment elevation.[J]. *Eur Heart J*,2012,33(20):2569–2619.

支架内再狭窄后右冠状动脉侧支循环供应左心室

一、病例简介

1. 现病史

患者因“间断心悸3个月,加重伴后背痛2天”入院。既往心房颤动病史3年;糖尿病病史3年,服用拜糖平治疗,未规律检测血糖;3年前因急性前间壁心肌梗死住院,于前降支植入支架2枚,术后3个月后因支架内再狭窄再发胸痛住院,给予支架内经皮冠状动脉腔内成形术(PTCA)治疗。入院心电图见图1.24。

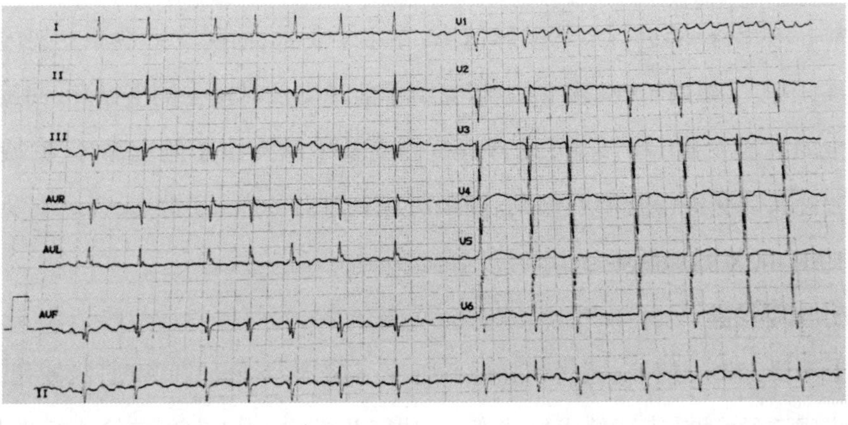

图1.24 入院心电图:心室率为88次/分,心房颤动,Ⅲ、aVF导联Q波,V1~V2导联QS波,T波低平。

2. 其他辅助检查

超声心动图(UCG):LA为35mm,LV为55mm,RA为40mm,RV为30mm,IVS为10mm,LVPW为10mm,EF为49%,左心室增大,二尖瓣反流(轻度)、三尖瓣反流(轻度),左心室壁节段性运动障碍,左心室收缩、舒张功能下降。

十二导联全息动态心电图:房性期前收缩,短阵房性心动过速,间歇一度房室传导阻滞,室性期前收缩,偶见室内差异性传导,心率变异正常(患者检查期间未发生心房颤动)。

头颅 CT、腹部超声及胸部 CT 未见异常。

3. 院内化验

(1)心肌酶:入院时 CK 为 49U/L,CK-MB 为 7U/L,TNI<0.012ng/mL,NT-proBNP 为 975.0ng/mL;总胆固醇为 5.22mmol/L,甘油三酯为 0.82mmol/L,HDL 为 1.20mmol/L,LDL 为 3.33mmol/L,空腹血糖为 6.37mmol/L。

(2)血常规及尿、便常规未见异常,便常规潜血阴性;肾功能、电解质、血气分析、肝功能、游离甲状腺功能、凝血功能未见异常。其他:抗磷脂抗体、ANCA 抗体,肿瘤全项阴性。

4. 治疗经过

入院后给予双联抗血小板、瑞舒伐他汀片调脂、泮托拉唑抑酸、胺碘酮抗心律失常等治疗,择期进行冠状动脉造影:左主干正常,前降支近端原支架内狭窄约 95%、中段支架内 100%狭窄,中间支给予前降支及对角支侧支循环,回旋支近端次全闭塞段发出 OM 支,可见自身桥侧支及中间支给予侧支循环,回旋支闭塞。右冠状动脉中段管壁不规则、局限斑块狭窄约 60%,圆锥支、锐缘支及 PDA 给予 LAD、LCX 侧支循环。

5. 出院诊断

①不稳定型心绞痛:冠状动脉性心脏病,陈旧性下壁、前间壁心肌梗死,缺血性心肌病,冠状动脉支架植入后状态,心功能Ⅱ级(NYHA 分级);②心律失常,房性期前收缩,阵发性房性心动过速,室性期前收缩,间歇一度房室传导阻滞,阵发性心房颤动;③高脂血症;④ 2 型糖尿病。

二、总结

支架内再狭窄是随访期间血管造影直径狭窄率≥50%,多发展在术后 3~6 个月,这与新生内膜增生在 6 个月左右时达到顶峰有关,到 6 个月以后基本终止。再狭窄原因是血管弹性回缩、负性重构、受损部位血栓形成、平滑肌细胞增生迁移、细胞外基质过度增生等原因造成,主要原因是内膜增生。与支架内再狭窄的相关危险因素包括再狭窄病史、高龄(>65岁)、男性、术前有不稳定型心绞痛、术后继续吸烟、糖尿病、高血压等。另外,多支病变、单支或多支血管内的多个病变、严重病变(>90%直径狭窄)、长病变(>20mm)、完全性闭塞、近端病变、分叉处病变、严重钙化病变、冠状动脉内有血栓的病变等情况,PCI术后容易发生支架内再狭窄。目前未见药物治疗有效报道,他汀类药物、皮质激素、ACEI、西罗莫司、抗血小板聚集药物、阿昔单抗、西罗莫司等效果不佳。

本例患者在植入支架后3个月内发生支架内再狭窄,右冠状动脉侧支循环供应左心室及整个心脏,患者存在支架内再狭窄的问题,不应再植入支架,故暂不给予处理,术后药物维持治疗,如症状再次发作频繁,建议进行冠状动脉旁路移植术(CABG)治疗。见图1.25。

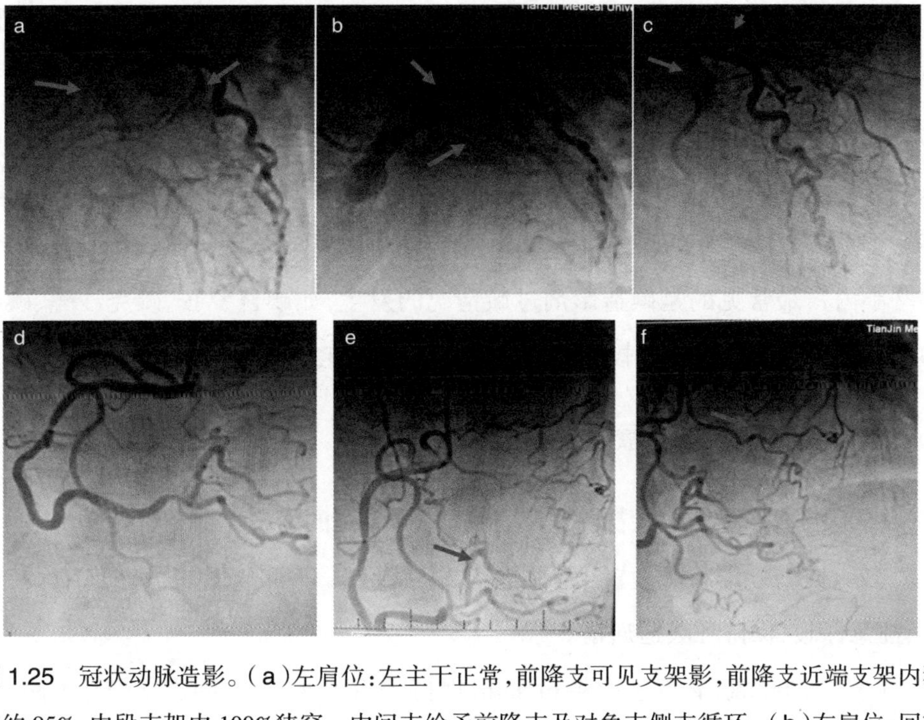

图1.25 冠状动脉造影。(a)左肩位:左主干正常,前降支可见支架影,前降支近端支架内狭窄约95%、中段支架内100%狭窄。中间支给予前降支及对角支侧支循环。(b)右肩位:回旋支闭塞,前降支中段100%狭窄。(c)肝位:回旋支近端次全闭塞段发出钝缘支。(d)右冠状动脉中段管壁不规则,回旋支远端闭塞;前降支中段闭塞,狭窄约60%。(e, f)右冠状动脉圆锥支、锐缘支及PDA给予LAD、LCX侧支循环。

参考文献

[1]LIU M W,MCBRIDE W,BAUTERS C ,et al. Effect of angiographic and hemodynamic results of coronary balloon angioplasty on late angio2 graphic outcome[J]. *Am Heart J*,1994,128:1077–1080.

[2]刘峰. 冠状动脉支架内再狭窄[J]. 中国实用内科杂志,2002,22(8):455–457.

[3]高歌,吕安林,贾国良,等. 冠心病介入治疗后冠脉再狭窄防治进展[J]. 国外医学心血管疾病分册,2000,27:225–227.

过敏性休克抢救

过敏性休克临床上患者常表现在皮肤黏膜的潮红,瘙痒出皮疹,呼吸道梗阻,包括喉头堵塞感、胸闷、气急,此时是过敏表现,严重者会出现血压迅速下降,表现为循环衰竭、意识障碍、抽搐等情况。引起过敏性休克常见的抗原性物质有以下几种。①异种蛋白类:胰岛素、加压素、蛋白酶、抗血清、青霉素酶、花粉浸液、食物异体蛋白等。②药物:抗生素类、局部麻醉、化学试剂等。而在临床上最容易诱发过敏性休克的因素主要是放射性碘造影剂、β–内酰胺类抗生素、蜂蜇等。心内科最常见的是碘造影剂过敏情况的发生,如碘普罗胺、碘克沙醇、碘帕醇等。那么怎么抢救及抢救过程中需注意哪些细节?下面做全面讲解。

一、抢救流程与注意事项

(1)立刻祛除变应原,祛除病因:停止摄入可疑的变应原或致敏药物。

(2)体位:立即将患者置于仰卧位,双下肢抬高,头部放低,松开衣扣,保持安静,注意保暖,保持呼吸道通畅。

(3)立即吸氧,氧流量为 4~6L/min,保持呼吸道通畅,立即建立静脉通路,保证静脉通畅,迅速建立 2 个(大针头或留置针)滴速流畅的静脉通道。

(4)给予肾上腺素(1∶1000 肾上腺素)——过敏性休克的首选特效药物。肾上腺素肌内注射,切记不用稀释,其浓度是 1∶1000,一次性肌内注射量为

0.3~0.5mg，也就是抽取原液 0.3~0.5mL，必要时可重复注射，一般不超过 3 次。肌内注射部位首选大腿中段前外侧，其次为三角肌和臀部。每支肾上腺素制剂为 1mL，含肾上腺素 1mg，每支含量为 1∶1000，即 0.1%，成人浓度。见图 1.26。

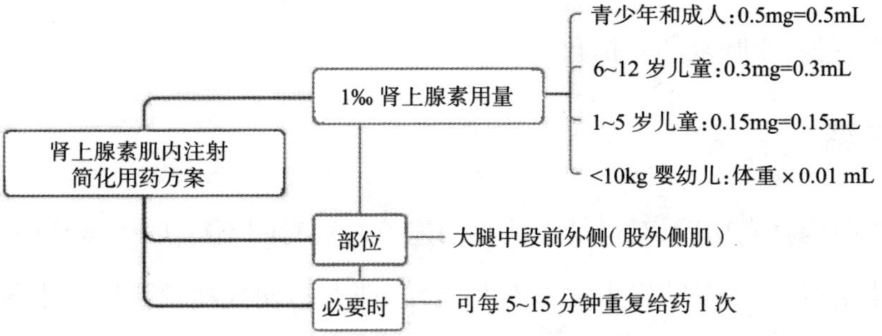

图 1.26 肾上腺素肌内注射简化用药方案。

（5）建立静脉通道，快速补液扩容，补液生理盐水、平衡液、胶体。由于血管通透性增高，血管内容量在 10 分钟丢失 50%，因此应快速补液，一般 0.9%生理盐水 500~1000mL（30 分钟内），当天补液可达 3000mL。迅速扩容的同时应用血管活性药物：补给晶体溶液（30 分钟至 1 小时）750~1500mL，血压不回升，用多巴胺加入静脉输液中静脉滴注，小儿静脉滴液速度不超过 20μg/（kg·min）。

（6）糖皮质激素与抗组胺药物：地塞米松 10mg 或甲强龙 80mg 静脉推注，继之氢化可的松 200~400mg+0.9%生理盐水 100~250mL 静脉滴注或甲强龙 80~120mg+0.9%生理盐水 100~250mL 静脉滴注；抗组胺药（H1 受体阻滞剂，降低血管通透性）：苯海拉明 20mg 肌内注射或者异丙嗪 25mg 肌内注射。血压仍不回升，可给予血管活性药物，如多巴胺静脉滴注 5~20μg/（kg · min）或去甲肾上腺素等。

（7）其他处理方式

- 保持气道通畅是关键。
- 密切观察病情，包括监测呼吸、脉搏、血压、神志、尿量等变化，并做好记录。

- 对上呼吸道梗阻，给予肾上腺素0.3mL+3mL生理盐水雾化喷喉，在早期尤为有效，对加氧面罩给氧及气管插管均失败时，应立即选择甲膜穿刺，气管切开。
- 支气管痉挛时给予氨茶碱稀释缓慢静脉推注或者静脉滴注茶碱类。
- 心搏骤停：心肺复苏术抢救。

二、总结

（1）初期抢救成功后，对过敏性休克的连续观察时间不得少于24小时，肾上腺素泵维持。大约25%的患者存在双相发作，即在初期成功救治后8小时内可再发危及生命的过敏症状。

（2）需要注意的是，这里强调的是严重的过敏反应，一般患者要出现严重过敏反应的相关指征，如低血压、低氧血症、喘鸣或严重的气喘，那么建议给予肾上腺素肌内注射。如果患者并不是非常严重的过敏反应，给予抗组胺药物或糖皮质激素就可以缓解。糖皮质激素用于抗过敏的显效作用时间是4~6小时，糖皮质激素对过敏的双相发作有明显的控制作用。

（3）关于肾上腺素与糖皮质激素的临床应用。

- 肾上腺素：盐酸肾上腺素的规格为1mg/1mL。

关于过敏性休克肾上腺素的作用机制：一方面，肾上腺素可迅速逆转低血压，因为肾上腺素α1、β1–受体激活后可迅速收缩血管，降低毛细血管通透性，提高心率及心肌收缩力，改善休克状态迅速；另一方面，肾上腺素可迅速减少黏液水肿，松弛支气管平滑肌，改善气道情况，缓解严重过敏导致的呼吸困难，这也和肾上腺素的α–受体激活作用有关；肾上腺素的β2–受体的激活作用可缓解支气管痉挛及炎性介质的释放，抑制过敏反应，进而改善气道和过敏导致的休克情况。

肾上腺素应用分有灌注心律和无灌注心律情况，两者用法和用量迥然不同。对于过敏性反应和过敏性休克的患者，肾上腺素用法、用量（成人）及给药途径必须根据患者病情而定。如果患者因严重过敏导致呼吸、心跳骤停，则按照心肺复苏流程予以静脉给药即可。如果没有呼吸、心跳骤停，那么严重的过敏反应给药时，均建议肌内注射给药。如果肾上腺素肌内注射后反应比较差，则可在 5~10 分钟后重复给药，甚至改为肾上腺素静脉给药。

见表 1.20。

表 1.20　过敏性休克给药

过敏性休克时，对一般患者（收缩压 >40mmHg）	均建议肌内注射给药。切记不用稀释，其浓度是 1：1000，一次性剂量为 0.3~0.5mg，也就是抽取原液 0.3~0.5mL，必要时（间隔 15~20 分钟）可重复注射，一般不超过 3 次。肌内注射部位首选大腿中段前外侧，其次为三角肌和臀部
过敏性休克时（收缩压 <40mmHg，或有严重喉头水肿症等）	成人肾上腺素初始剂量为 1mg 静脉注射（10mL，1：10 000 溶液）即标准剂量 1mg，把 1mg 肾上腺素稀释在 10mL 生理盐水，5~10 分钟缓慢静脉注射，再推注后继续推注生理盐水 20mL，必要时（间隔 15~20 分钟）可重复注射，一般不超过 3 次

再次提醒：①静脉注射肾上腺素仅限于有经验的医生使用（如麻醉医生、急诊医生、ICU 医生），静脉注射肾上腺素时，剂量不当或误诊导致副作用的风险很高；②对于有自主循环的患者，静脉注射肾上腺素可导致危及生命的高血压、心动过速、心律失常、心肌缺血等；③如果静脉途径不可用或不能快速实现，应使用肌内注射的方式；④静脉注射肾上腺素的患者，必须至少连续监测心电图和脉搏血氧饱和度，并且频繁测量无创血压；⑤需要重复肌内注射肾上腺素的患者，可能受益于静脉注射方式。

提醒:肾上腺素是过敏性休克的首选药物,但不能应用心肺复苏的剂量(如1mg静脉注射)对过敏性休克进行抢救,因为心肺复苏是骤停心律,而过敏反应是有灌注心律。两者剂量不同,切不可混淆。

• 糖皮质激素

临床上糖皮质激素除了应用在过敏性休克、感染性休克外,还经常用于以下疾病,见表1.21。

表1.21 糖皮质激素应用疾病范围

疾病	说明
自身免疫性溶血性贫血(温抗体型AIHA)	Coombs试验阳性,首选糖皮质激素。另有遗传性球形/椭圆形红细胞增多症首选脾切除,不用激素
肾病综合征	脂性、系膜增生性首选激素,无效可加用细胞毒性药物(环磷酰胺最常用,盐酸氮芥是最早使用的药物);局灶硬化用激素,无效试用环孢素;膜性肾病很顽固,首选激素+细胞毒药物;膜增生性激素、细胞毒性药物效果差。新型药物(吗替麦考酚酯,MMF,骁悉):在肾移植后排斥反应的应用,如部分难治性肾病
急进性肾小球肾炎	• 血浆置换适用于Ⅰ型、Ⅲ型,是Ⅰ型RPGN的首选治疗方法,对于goodpasture综合征和原发性小血管炎导致的急进性肾炎(Ⅲ型)伴有肺出血作用迅速、肯定,就诊时已发生急性肾衰竭需透析治疗的Ⅲ型急进性肾炎也适用 • Ⅱ、Ⅲ型急进性肾炎用甲泼尼龙冲击联合环磷酰胺激素冲击疗法

(待续)

表 1.21(续)

疾病	说明
支气管哮喘	ICS 常与 LABA(不能单独应用)联合使用 • 福莫特罗+布地奈德(信必可,都保):在吸入后 1~3 分钟起效,单剂量可维持 12 小时 • 沙美特罗+氟替卡松(舒利迭):30 分钟起效,单剂量可维持 12 小时 重度至危重度:持续吸入 SABA,静滴糖皮质激素,无效则机械通气
特发性血小板减少性紫癜(ITP)	首选糖皮质激素,无效用免疫抑制剂长春新碱(环孢素,难治性 ITP)
再生障碍性贫血(AA)	环孢素适于全部 AA;CD3 单克隆抗体、吗替麦考酚酯(骁悉)、环磷酰胺、甲泼尼龙适于重型 AA
克罗恩病	5-ASA 疗效不佳的轻中度;急性或重度患者首选激素治疗,激素不佳或对激素依赖的慢性持续型用免疫抑制剂(依木兰,即硫唑嘌呤或巯嘌呤)
溃疡性结肠炎	5-ASA 疗效不佳的轻中度;急性或重度患者首选激素治疗,激素不佳或对激素依赖的慢性持续型用免疫抑制剂(依木兰,即硫唑嘌呤或巯嘌呤)
急性淋巴细胞性白血病	首选 DVLP(柔红霉素、长春新碱、门冬酰胺酶+泼尼松)
霍奇金淋巴瘤	首选 ABVD,其次为 MOPP(氮芥、长春新碱、丙卡巴肼+泼尼松)
非霍奇金淋巴瘤	首选 CHOP(环磷酰胺、阿霉素、长春新碱、泼尼松)
Graves 眼病(GO)激素冲击疗法	活动性 GO 使用糖皮质激素(泼尼松),持续 3~12 个月。注意该药的肝脏毒性,已有报道,泼尼松治疗严重中毒性肝损害病
甲状腺功能亢进危象	糖皮质激素用氢化可的松,非地塞米松(后者需转化前者)

(待续)

表 1.21（续）

疾病	说明
腺垂体功能减退	先补充糖皮质激素，再补充甲状腺激素，以防止肾上腺危象。一般不必补充盐皮质激素。除儿童垂体性侏儒症外，一般也不需要补充生长激素。（注：先补充左甲状腺素钠，甲状腺激素可加速糖皮质激素的代谢，而加重糖皮质激素的不足，可能诱发垂体危象）
Addison 病与肾上腺危象	Addison 病首选氢化可的松，肾上腺危象补液，补充葡萄糖、糖皮质激素、抗感染药等
风湿性疾病 系统性红斑狼疮（SLE） 加用免疫抑制剂：①活动严重者；②单独使用糖皮质激素无效者；③长期使用糖皮质激素不能耐受者；④狼疮肾炎；⑤狼疮危象	• 类风湿关节炎：糖皮质激素可改善症状，不能控制病情。NSAID 无效，多关节肿痛、有系统症状的重症患者改用糖皮质激素，不作为首选。首选 NSAID+DMARDS（首选甲氨蝶呤） • 系统性红斑狼疮：糖皮质激素为首选药物，一般选用泼尼松或甲泼尼龙，适用于不太严重的病例，但应注意长期使用激素的副作用；激素冲击疗法；免疫抑制剂，糖皮质激素+免疫抑制剂联合，首选环磷酰胺或吗替麦考酚酯（骁悉） • 强直性脊柱炎：不宜全身使用，外周型强直性脊柱炎可选柳氮磺吡啶，中轴型强直性脊柱炎无效 • 骨关节炎：不宜全身使用，对于急性发作的剧烈疼痛、夜间痛、关节积液的严重病例，激素关节内注射，如透明质酸、氨基葡萄糖、硫酸软骨素、双醋瑞因等
激素冲击疗法适用于：急进性肾炎（Ⅱ、Ⅲ型急进型，对Ⅰ型疗效差），甲泼尼龙冲击联合环磷酰胺；系统性红斑狼疮；Graves 眼病	

参考文献

[1]李艳兵,张建军.《2019 美国心脏协会心肺复苏与心血管急救指南:高级心血管生命支持重点更新》解读[J]. 中国临床医生杂志,2021,49(1):21–24.

[2]陈灏珠,林果为,王吉耀. 实用内科学[M].14 版. 北京:人民卫生出版社,2013.

[3]严重过敏患者可选肾上腺素治疗[J]. 健康博览,2020(12):12.

[4]滕遂川. 过敏性休克因何而起,如何急救? [J]. 健康必读,2021(11):173.
[5]邓川,胡洲. 对重症过敏性休克患者进行综合临床急诊救治的效果研究[J]. 保健文汇,2021,22(6):271–272.
[6]李全生,魏庆宇. 欧洲变态反应与临床免疫学会《严重过敏反应指南》解读[J]. 中国实用内科杂志,2015,35(8):686–690.
[7]李晓桐,翟所迪,王强,等.《严重过敏反应急救指南》推荐意见[J]. 药物不良反应杂志,2019,21(2):85–91.
[8]高琦,殷菊,徐保平,等. 世界过敏组织严重过敏反应指导意见 2020 解读[J]. 中华实用儿科临床杂志,2021,36(6):431–437.

主动脉内球囊反搏(IABP)泵的临床使用

一、IABP 介绍(图 1.27)

IABP 是一种对于心脏科介入手术中常用到的机械性循环支持方法,其工作原理基于 1962 年 Moulopoulous 提出的收缩期去负荷与舒张期增压的概念。1980 年 Bregman 与 Casarella 对这些概念进行了修订,发明了经皮使用方法,使操作更趋于简便、省时。

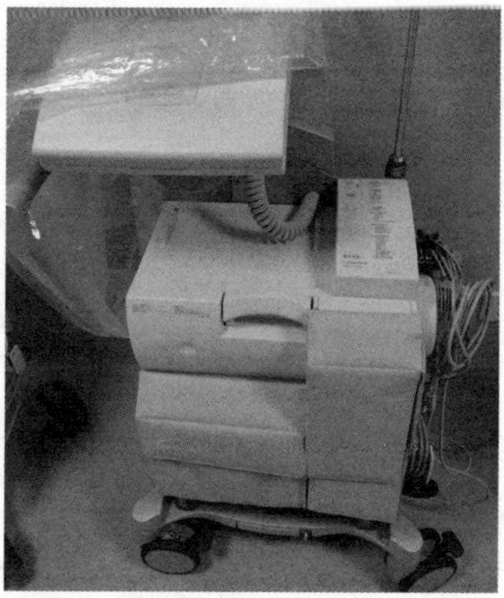

图 1.27 IABP 主机及显示屏。(见彩图)

IABP是一种血管内、类似导管的装置，具有一容量为30~50mL的球囊，定植于胸主动脉内（位于左锁骨下动脉以远与肾动脉以近之间的动脉内）。可经皮插入或直接经动脉插管由股动脉插入。当经皮插入时，可经鞘管或直接（无鞘管）植入球囊。

置于LSA与肾动脉之间AO内的球囊，在体外触发信号与驱动装置的控制下，于舒张期充气，突然阻滞AO内血流，使AO内DBP升高，凭此增加冠状动脉血流与心肌供氧；收缩期球囊放气突然塌陷，AO压力骤然降低减轻了心室收缩期间心脏的后负荷，从而使心肌氧耗降低。IABP增加心脏供氧，同时减少心肌耗氧。有可能使CI升高、CA及周围循环血流灌注和尿量增加。由于CO可能增加、球囊充气时的舒张期增压使脑、肾灌注增加，可增加尿量，减轻酸中毒，改善机体内环境，有利于危重及休克患者的功能恢复。

二、IABP泵的适应证与禁忌证（表1.22）

表1.22 IABP泵的适应证与禁忌证

适应证	禁忌证
1. 心源性休克：心脏切开术后、AMI、AMI机械并发症（MR、VSD）	绝对禁忌证
2.CABG：术前，严重的LV功能不全、顽固的缺血性心律失常；术后，心脏切开后心源性休克	1. 主动脉瓣关闭不全
3. 非外科性血管重建	2. 主动脉夹层动脉瘤
血流动力学不稳定的梗死患者	相对禁忌证
高危PCI：严重LV功能不全患者、复杂冠状动脉疾病	1. 髂动脉或髂股动脉疾病
4. 心室辅助泵插入前稳定心脏移植受体患者	2. 腹主动脉或胸降主动脉动脉瘤
5. 梗死后心绞痛	3. 新近腹股沟部手术
6. 与缺血有关的室性心律失常	4. 过度肥胖

三、IABP的置入

通常经皮股动脉置入。腹股沟韧带下方穿刺股动脉，避免穿入腹腔及穿刺股浅动脉。置入股动脉扩张器，将扩张器及鞘管送入降主动脉胸段，撤出扩张器，将IAB插入导引鞘管，IAB顶端marker置于左锁骨下动脉开口远端（第2、3肋间或隆突水平）。排尽气囊内气体，连接至床旁控制器，启动。使IAB与患者动脉压力曲线保持1∶2同步，设定充气、排气时间，调整增益为1∶1。对于未进行手术治疗的患者建议使用肝素。频发期前收缩者使用动脉压力触发可能更有效。

（1）立即拔出球囊的绝对指征：连接球囊的气体管线内出现血液（提示球囊破裂）、球囊无法调节或进行性肢体缺血，以及即将发生的肢体坏死。

（2）IABP也可在直视下置入股动脉。暴露股动脉后，将一段长5cm直径为8~10mm的人工血管以45°角吻合在股总动脉上。将IAB经人工血管置入股动脉，定位后结扎人工血管固定IAB。

（3）当患者有腹主动脉瘤或其他严重外周血管病变时，可在开胸手术时直接将IAB插入胸主动脉。

四、IABP泵的撤离（图1.28）

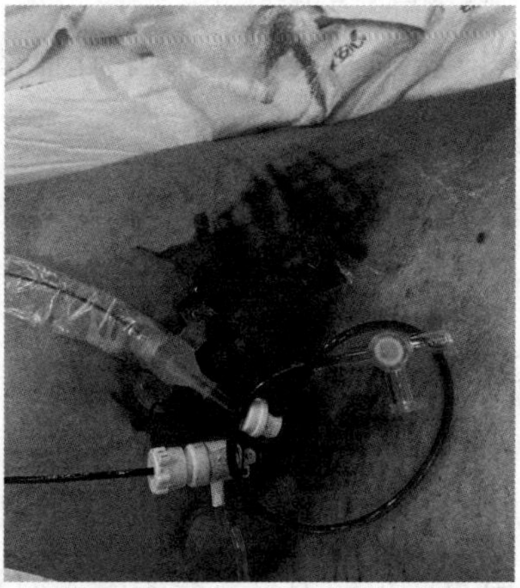

图1.28 IABP鞘管示意图。（见彩图）

1. IABP 撤离的指征

（1）血流动力学状态稳定：心指数>2.5L/（min・m^2），动脉收缩压>100mmHg，平均动脉压>80mmHg，PAWP<20mmHg。

（2）神志清楚，末梢循环良好，尿量>1mL/（kg·h）。

（3）心电图无心律失常及心肌缺血表现。

（4）循环已改善，对药物的依赖性极小，多巴胺用量<5μg/（kg·min）。

2. IABP 的撤离步骤

（1）逐步减少反搏的辅助比例，从 1∶1 减少到 1∶2 最终到 1∶3。脱离的过程要小于 60 分钟。如果时间延长，可在每小时之内采用 1∶1 比例辅助 5 分钟。如果在 1∶3 比例辅助下患者的血流动力学稳定则拔出 IABP 导管。

（2）逐渐减少抗凝剂的应用，在拔出 IABP 导管前 4 小时停止用肝素，确认凝血活动时间（ACT）<180 秒或部分凝血激酶活动时间（APTT）<40 秒，这样可将出血的危险降至最低。

（3）可给予少量镇静药物。

（4）剪断固定缝线。

（5）关机。

（6）用注射器回抽球囊，使其完全排气。

（7）将 IABP 导管与外包的血管鞘一起拔出，让血液从穿刺口冲出几秒或几个心动周期，以使血块排出，手法压迫>30 分钟。

（8）确认足背动脉搏动情况。

（9）嘱咐患者平卧 12 小时，以免动脉血管并发症的发生。

五、IABP 泵的临床评价

尽管 IABP 对心肌供求比率有较大影响，但对 CO 只有轻度作用，因而对心室肌的整体收缩性的作用与保护能力自然有限。人们常误以为 IABP 插入应使体 AP 立即升高。虽然这种情况可作为前述作用的净效应而发生，但 AP 并非决定 IABP 效力的可靠参数。

据估计，AMI 药疗无效的心力衰竭患者，IABP 使 3/4 的患者情况改善。此时使用 IABP 的目标是稳定患者以便血管重建（PCI 或 CABG）或插入一个更为耐用的心室辅助泵（VAD）。而那些术中使用 IABP 以辅助撤离体外循环者，IABP 用于对抗一过性、可逆性的心肌功能不全。

参考文献

[1]沈彬,刘燕,王轩,等. 床旁主动脉球囊反搏泵应用于泵衰竭患者的临床研究[J]. 中西医结合心脑血管病杂志,2009,7(11):1362-1364.

[2]尚健,王雪,李洋. 急性心肌梗死并发泵衰竭患者应用主动脉球囊反搏泵(IABP)的护理体会[J]. 吉林医学,2009,30(8):704-705.

第二章

高血压与心力衰竭

第一节 高血压的诊断与药物治疗

中国人正常血压值与高血压患者血压控制目标

成年人收缩压为90~140mmHg、舒张压为60~90mmHg均为正常，见表2.1。

表2.1 中国人平均正常血压参考值

年龄（岁）	收缩压（男，mmHg）	舒张压（男，mmHg）	收缩压（女，mmHg）	舒张压（女，mmHg）
16~20	115	73	110	70
21~25	115	73	110	71
26~30	115	75	112	73
31~35	117	76	114	74
36~40	120	80	116	77
41~45	124	81	122	78
46~50	128	82	128	79
51~55	134	84	134	80
56~60	137	84	139	82
61~65	148	86	145	83

如果发现血压高于正常值，则需要一个反复测量和监测的过程，如果确定患有高血压，那么就需要进行一次全面的体检，确定病因并施以治疗

高血压患者不同情况下血压控制范围，见表2.2。

表 2.2 高血压患者不同情况下血压控制范围

一般目标值	<140/90mmHg
糖尿病、慢性肾脏病、心力衰竭或病情稳定的冠心病合并高血压	<130/80mmHg(慢性肾衰竭,一般控制在 120~130/75~80mmHg)
慢性肾性高血压	• 如果蛋白尿>1g/d,血压控制在 125/75mmHg。如果蛋白尿<1g/d,血压控制在 130/80mmHg。尿蛋白争取降至 1g/d 以下 •(新指南)血压<130/80mmHg,尿蛋白争取降至 1g/d 以下
围术期高血压患者	<160/100mmHg,不做特殊准备
麻醉前准备	<180/100mmHg,术前当天停用洋地黄、降压药
老年患者	老年人收缩期高血压: 降至 150/90mmHg,如果能耐受则降至 140/90mmHg 以下。对于 80 岁以上的高龄老年人降压的目标值为<150/90mmHg
妊娠期高血压	• 降压治疗可预防子痫、心脑血管意外、胎盘早剥等严重母胎并发症 • 降压指征:血压≥160/110mmHg 必须降压治疗;血压≥140/90mmHg 可降压治疗。妊娠前已用降压药者继续降压治疗 • 降压目标 孕妇无并发脏器功能损害者:血压降至 130~155/80~105mmHg 孕妇有并发脏器功能损害者:血压降至 130~139/80~89mmHg 为保证子宫胎盘的血流灌注:血压不可<130/80mmHg

口服降压药物很有讲究

全球心血管疾病(CVD)患病人数从 1990 年的 2.71 亿增加到 2019 年的 5.23 亿。目前,虽然临床上习惯建议患者清晨服用降压药,但各国高血压指南并未明确推荐服用降压药的时间。那么具体服用降压药物到底是什么时候？我们首先需要了解血压曲线的规律，只有了解了血压的规律，才能真正用对药物。

一、血压生理曲线

日出而作，日入而息，千百年来，不违此规。生物钟是生物体内的一种无形的“时钟”，实际上反映了生物体内的一种周而复始的节律。受机体生物钟的控制，人体的许多生命活动在一天内呈现周期性变化，我们把这个特性称作昼夜节律性。在昼夜节律性的影响下，人的血压 24 小时是波动的。

人体在安静稳定状态下，血压会随着昼夜时间的变化而变化，即昼夜 24 小时的血压曲线图形不同，一般分为杓型、深杓型、非杓型、反杓型血压曲线 4 种。

正常人血压呈明显的昼夜节律，表现为双峰一谷，在 6：00~10：00 及 16：00~20：00 点各有一高峰，而夜间血压明显降低。目前认为动态血压的正常参考范围为：24 小时平均血压<130/80mmHg，白天血压均值<135/85mmHg，夜间血压均值<120/70mmHg。

1. 杓型血压曲线

杓型血压曲线的特点是有一个比较长的、高的“柄”及一个比较低的“杓”。“长柄”指 8：00~17：00 血压处于相对高水平，略有波动，可以为“一峰一谷”型，也可以为“两峰一谷”型。“杓”型指 18：00 起血压逐渐下降，至凌晨 2：00~3：00 达到最低谷；清晨血压开始升高，清醒后急剧升高。即曲线呈缓慢斜坡样下降支和陡峭样上升支，趋势明显不同。夜间血压应为白昼血压的 85%（80%~90%）。心率的波动与血压波动大致为平行关系。大多数正常人及高血压患者的血压为杓型血压，这就是为何多数高血压患者需要晨起即刻服药的理论根据。见图 2.1。

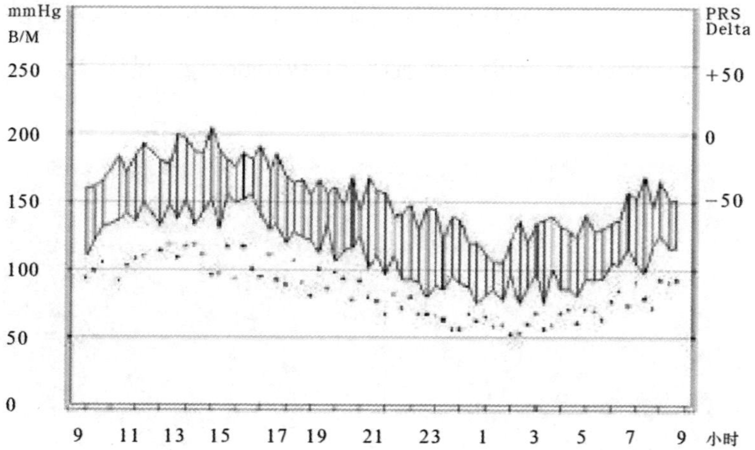

图 2.1　24 小时血压曲线呈杓型。

2. 非杓型血压曲线

非杓型血压曲线的特点是夜间血压与白昼血压之比>0.9，即夜间血压下降比白昼血压<10%。非杓型血压曲线常见于：①伴心、脑、肾功能不全的高血压；②内分泌性高血压；③重度失眠的非器质性疾病；④阻塞性睡眠呼吸暂停综合征（OSAS）。见图 2.2。

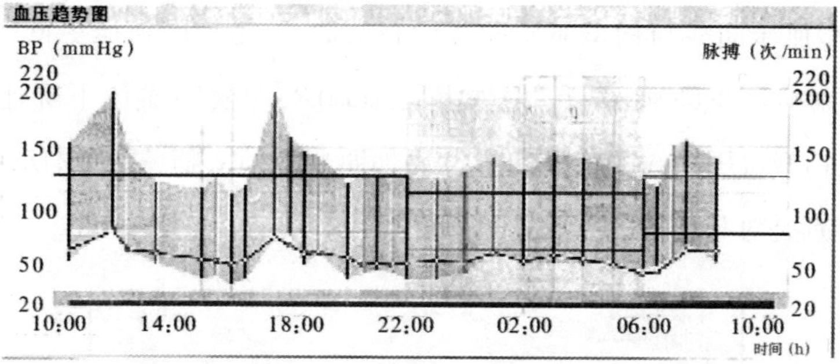

图 2.2　呈非杓型分布的 24 小时血压曲线。

3. 反杓型血压曲线

反杓型血压曲线实际就是夜间血压升高型。患者夜间血压持续升高，甚至高于白昼。夜间血压升高分为单纯夜间高血压和昼夜持续型高血压：单纯夜间高血压指白昼血压<135/85mmHg，但夜间血压≥120/70mmHg；昼夜持续型高血压指白昼血压≥135/85mmHg同时夜间血压≥120/70mmHg。见图2.3。

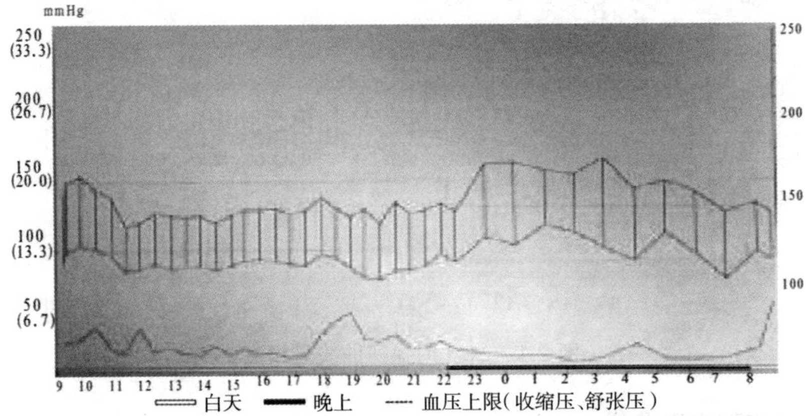

图2.3 24小时血压曲线呈反杓型分布。

反杓型血压曲线常见于：①高龄老人伴有明显的动脉粥样硬化症；②严重的自主神经功能障碍，如失眠；③夜间OSAS；④慢性肾脏疾病；⑤肾素–血管紧张素–醛固酮系统活性异常；⑥褪黑素分泌不足。

4. 深杓型血压曲线

深杓型血压曲线与杓型血压曲线形态类似，只是夜间血压更低或高血压晨峰现象更明显。夜间血压与白昼血压之比<0.8，即夜间血压下降比白昼血压>20%。深杓型血压曲线的血压变异性更加明显，对心、脑、肾的损伤较杓型血压更严重，特别是对脑组织的损伤。见图2.4。

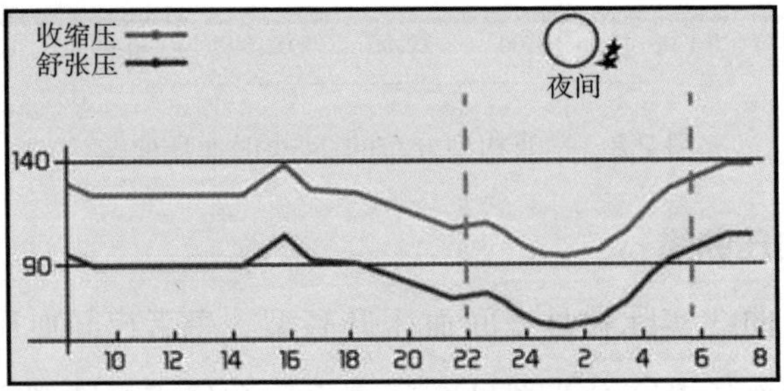

图2.4 24小时血压曲线呈深杓型分布。

5. 哪些人群需要特别关注动态血压?

动态血压监测可以评估一个人日常生活状态下的血压,排除白大衣效应,可以测量全天的血压水平,包括清晨、睡眠过程中的血压,发现隐匿性高血压。见表 2.3。

表 2.3 特殊人群动态血压特征

人群	动态血压特征
难治性高血压	常见白大衣高血压
阻塞性睡眠呼吸暂停低通气综合征	非杓型血压、夜间高血压、血压晨峰升高、血压变异性增加
糖尿病、肥胖和代谢综合征	非杓型血压、夜间高血压,常见隐匿性高血压
慢性肾脏病	非杓型血压、夜间高血压及清晨高血压,血压变异性增加,常见隐蔽性高血压或隐蔽性未控制高血压
帕金森病	常见反杓型血压、直立性低血压、卧位高血压
肾血管性高血压、内分泌性高血压(原发性醛固酮增多症、库欣综合征、嗜铬细胞瘤等)	非杓型血压、夜间高血压,血压变异性增加
老年人	白大衣高血压,血压昼夜节律消失,血压变异性增加,常见直立性低血压和餐后低血压、血压晨峰增大
儿童	肥胖、慢性肾脏病或主动脉缩窄修复术后的患儿常见隐蔽性高血压
妊娠女性	常见白大衣高血压

二、3 种血压类型用药时间原则

1. 杓型高血压

如果血压昼夜节律存在,主要是白天血压过高,可在血压高峰前 1~2 小时,即一起床时服降压药，或者在下午血压高峰到来前1~2小时，即16：00点再服一次药，就能使血压保持平稳。一天一次、一天2次和一天3次可以简单总结为7：00、13:00、16:00。

（1）血压晨峰增高：人体由睡眠状态转为清醒状态并开始活动，血压从相对较低水平迅速上升至较高水平，这种现象称为“血压晨峰”，是正常的生理现象。但如果此时血压过高，则可导致不良预后。《中国高血压防治指南2018》把血压晨峰增高定义为：起床后2小时内的收缩压平均值减去夜间睡眠时收缩压最低值（夜间血压最低值前后共3次收缩压的平均值）≥35mmHg。我国老年人血压晨峰增高的发生率为21.6%，高血压患者较正常人更多见。血压晨峰增高的老年人，心脑血管事件和全因死亡率均显著增加。见图2.5。

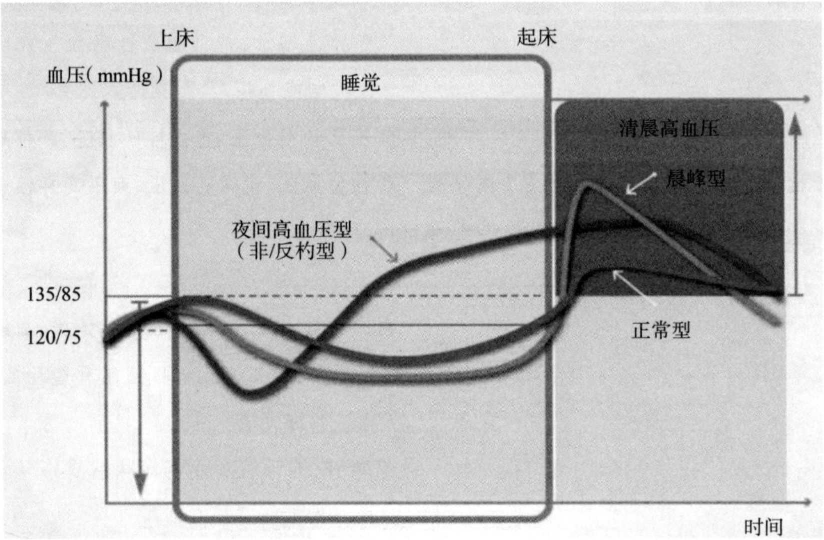

图2.5 血压在24小时内是不断变化的，通常来说清晨时段血压是24小时内最高的。

（2）清晨高血压的定义

- 清晨醒后1小时内家庭血压≥135/85mmHg。
- 起床后2小时的动态血压记录≥135/85mmHg。
- 早晨8:00~10:00诊室血压≥140/90mmHg。

（3）清晨高血压的分型

• 晨峰型：凌晨血压突然升高（高于夜间平均血压的 30%）。

• 反杓型/非杓型：在夜间和清晨血压都持续升高。

见图 2.6。

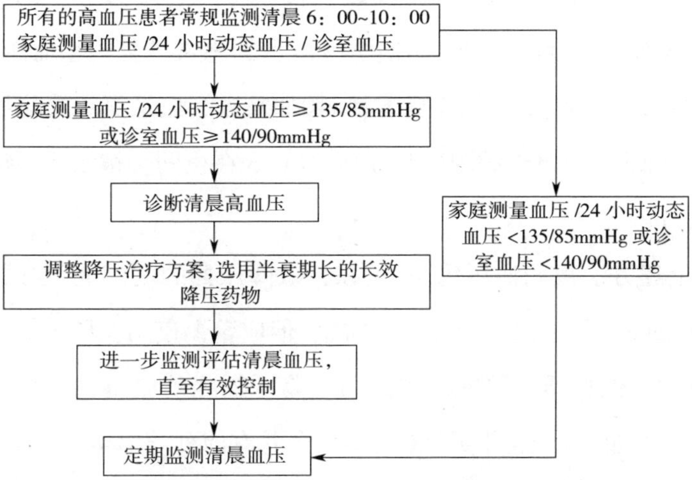

图 2.6 《清晨血压临床管理的中国专家指导建议》提出的清晨血压管理流程。

• 生活方式干预：包括戒烟限酒，低盐膳食，避免情绪波动，保持夜间良好睡眠，晨起后继续卧床片刻、起床动作放缓，起床后避免马上进行较为剧烈的活动。

• 杓型清晨高血压患者，推荐降压药晨起即刻服用或清晨锻炼前 30~60 分钟服用。越早越好，降压药选用长效或控释剂型，使降压药物峰效应与血压高峰清晨相对应。超杓型者，可尝试在长效降压药物的基础上，清晨加用短效降压药抑制血压晨峰。

• 反杓型和非杓型的清晨高血压患者在睡前给药；如果服用多种药物，最好分为清晨和夜间 2 次。

• 老年患者清晨运动容易出现心脑血管事件，最佳运动时间为 16：00~18：00。

2. 非杓型高血压、反杓型血压

（1）傍晚（17：00~19：00）进行适当的有氧运动（30 分钟左右），有助于纠正血压节律异常。

（2）药物治疗首选 24 小时平稳降压的长效降压药物，单药或联合用药。若夜间血压控制仍不理想，可将一种或数种长效降压药改为下午（16：00）、晚间（20：00）或睡前（22：00）服用。能使 70%以上的患者恢复杓型血压节律。钙通道阻滞剂、ACEI、ARB、长效单片复方制剂（如复方利血平氨苯蝶啶片）。尽可能不全放在睡前服用，而对于顽固性高血压，RAAS 在夜间会被激活，顽固性高血压患者睡前服药有益。

（3）若上述方法夜间血压仍高，可在长效降压药的基础上，尝试睡前加用中短效降压药，如 α1-肾上腺素能受体拮抗剂，但应警惕夜间血压过低，以及夜间起床时发生直立性低血压的可能。更大力度降低夜间的血压，从而使昼夜血压曲线恢复正常。例如，对于老年男性（很多人合并有前列腺增生）来说，非杓型高血压可在夜间加 α-受体阻滞剂特拉唑嗪和哌唑嗪，以达到恢复昼夜节律的目的，同时还能改善前列腺的功能。

（4）血压晨峰：夜间高血压是血压晨峰类型之一，见杓型血压部分。

3. 深杓型血压

需要降低白昼血压。

（1）应在非药物治疗（如体育锻炼）的基础上晨起即刻服用长效降压药（如氨氯地平、非洛地平缓释片、硝苯地平控释片等），越早越好。在降低白昼血压的同时一般不会过度降低夜间血压。

（2）若白昼血压控制仍不理想，可结合血压波动的规律和药效动力学特点，选择长效+中短效药物的组合，进一步控制白昼血压，但应注意中短效降压药可能增加直立性低血压的风险。

（3）应避免夜间服用降压药，尽可能上午服用，否则会使超杓型血压现象更为严重。

参考文献

[1]《中国心血管健康与疾病报告》编写组.《中国心血管健康与疾病报告 2019》要点解读[J]. 中国心血管杂志,2020,25(5):401–410.

[2]HERMIDA RC, CRESPO JJ, DOMÍNGUEZ–SARDIÑA M, et al. Bedtime hypertension treatment improves cardiovascular risk reduction: the Hygia Chronotherapy Trial[J]. *Eur Heart* J,2020,41(48):4565–4576.

[3]HERMIDA RC, et al. Does Timing of Antihypertensive Medication Dosing Matter?[J]. *Curr Cardiol Rep*,2020,22(10):118.

[4]薛松维. 关注清晨高血压及"削峰"策略[J]. 中国乡村医药,2015(3):3–4.

[5]裴志勇,姚依群. 血压晨峰现象的研究现状[J]. 中华老年心脑血管病杂志,2012,14(7):767–769.

[6]黄义波,陈源源. 清晨血压研究进展[J]. 中华老年心脑血管病杂志,2019,21(6):650–653.

[7]中华医学会心血管病学分会高血压学组. 清晨血压临床管理的中国专家指导建议[J]. 中华心血管病杂志,2014,42(9):721–725.

[8]中国高血压联盟《动态血压监测指南》委员会.2020 中国动态血压监测指南[J]. 中国循环杂志,2021,36(4):313–328.

[9]中国高血压防治指南修订委员会,高血压联盟(中国,中华医学会心血管病学分会中国医师协会高血压专业委员会,中国医疗保健国际交流促进会高血压分会,中国老年医学学会高血压分会. 中国高血压防治指南(2018 年修订版)[J]. 中国心血管杂志,2019,24(1):24–56.

第二节　继发性高血压

血压突然飙升至 200/100mmHg

一、病例简介

患者男，29 岁。主诉血压升高伴头晕、头痛 1 年，加重 3 个月。

1. 现病史

患者 1 年前出现头晕、头胀及头部搏动样疼痛，自觉困倦，伴恶心，无胸闷、气短，于诊所测血压升高，未规律诊疗。入院前 3 个月患者出现左侧头部剧烈疼痛，持续约 1 小时，自行服用止痛药缓解后于他院查头 CT 显示颅内少量出血，血压为 200/100mmHg。保守治疗出院后坚持服用硝苯地平控释片 30mg，每日 1 次，血压控制于 140/90mmHg 左右，此次为进一步诊疗入院。自发病以来，患者精神及食欲正常，睡眠打鼾严重，二便正常。

2. 既往史

否认高血压、冠心病、糖尿病及传染病史，否认手术外伤史，否认过敏史。

3. 个人史

否认吸烟史，长期饮酒史 1 年，目前戒酒 3 个月， 24 岁结婚，有 1 女，配偶及女儿身体健康。

4. 家族史

父亲患有高血压，否认家族遗传病史。

5. 体格检查

体温 36.4℃，脉搏 93 次/分，呼吸 20 次/分，血压 135/65mmHg，神志清楚，体格检查合作，全身皮肤无皮疹及出血点。胸廓正常，双肺呼吸音粗，肺底可闻及干湿啰音，右侧较多。心音可、心律齐，心率 93 次/分。腹软，无腹壁静脉曲张，肝脾未触及，移动性浊音阴性，全腹软，无压痛，未扪及包块，脊柱、四肢无畸形，生理反射存在，病理反射未引出。

6. 辅助检查

超声心动图（UCG）：LA 为 38mm，LV 为 55mm，RA 为 39mm，RV 为 33mm，IVS 为 12mm，LVPW 为 12mm，EF 为 64%，左心房增大，左心室对称性增厚，二尖瓣、三尖瓣反流（轻度）。见图 2.7 至图 2.9。

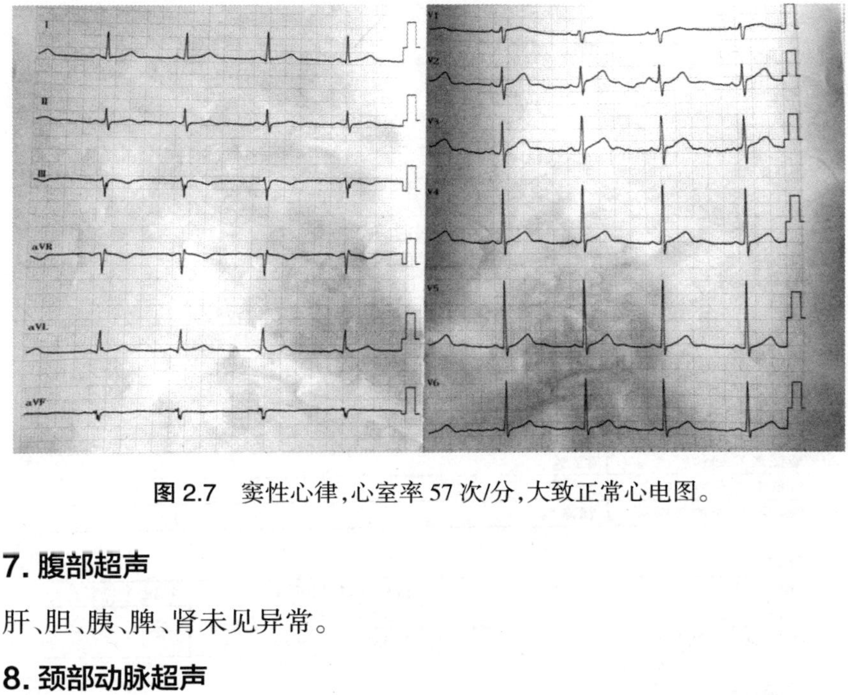

图 2.7　窦性心律，心室率 57 次/分，大致正常心电图。

7. 腹部超声

肝、胆、胰、脾、肾未见异常。

8. 颈部动脉超声

双侧颈总动脉、颈内动脉、椎动脉中段、颈外动脉、锁骨下动脉起始段内中膜略增厚（符合动脉粥样硬化改变，血流通畅）。

9. 院内化验

血常规：白细胞计数为 5.62×10^9/L，红细胞计数为 5.11×10^{12}/L，血红蛋白为 155g/L，血小板计数为 278×10^9/L，中性粒细胞百分比为 49.7%；电解质血钾为 2.8mmol/L（↓）；其余未见异常。

综合摘要

	平均值	标准差		最小值	最大值	触诊
收缩压:	129	12.94	mmHg	98 (02:41 星期六)	152 (20:11 星期五)	9.1%
舒张压:	81	12.15	mmHg	57 (10:31 星期五)	104 (21:51 星期五)	12.0%
平均压:	94	11.47	mmHg	72	114	12.3%
脉压:	48	7.63	mmHg	26	65	
心率:	64	7.90	次/分	51	86	

	记录	时间
收缩压超过限值百分比:	42.6%	44.4%
舒张压超过限值百分比:	59.3%	59.5%

清醒期间(s) 06:00 - 22:00

	平均值	标准差		最小值	最大值
收缩压:	132	11.72	mmHg	104 (16:31 星期五)	152 (20:11 星期五)
舒张压:	84	12.42	mmHg	57 (10:31 星期五)	104 (21:51 星期五)
平均压:	98	11.21	mmHg	72	114
脉压:	48	7.53	mmHg	28	65
心率:	66	7.64	次/分	51	86

	记录	时间
收缩压记录百分比> 135mmHg:	36.8%	39.2%
舒张压读数百分比> 85mmHg:	57.9%	62.6%

清醒期间读数: 38

睡眠期间(s) 22:00 - 06:00

	平均值	标准差		最小值	最大值
收缩压:	120	11.64	mmHg	98 (02:41 星期六)	133 (04:43 星期六)
舒张压:	74	7.63	mmHg	59 (02:41 星期六)	87 (05:11 星期六)
平均压:	86	7.52	mmHg	72	97
脉压:	46	7.92	mmHg	26	58
心率:	59	5.56	次/分	52	69

	记录	时间
收缩压记录百分比> 120mmHg:	56.3%	52.9%
舒张压读数百分比> 70mmHg:	62.5%	59.6%

睡眠期间读数: 16

图 2.8 动态血压监测。

血氧总结

	WK	REM	NREM	总计
平均血氧 (%)	96	93	93	93
氧减指数 (#/小时)	2.1	58.9	43.7	45.9
氧减事件时间/小时	2.8	24.9	19.3	20.3
最大氧减(%)	5	14	13	14
最长血氧减时间(秒)	80.0	77.5	71.0	80.0
最低血氧饱和度	82 %			
最低血氧持续的时间	11 秒			
SpO2<90%的时间%	11.5 %			

腿动

LM（次数）	9	LM（次数/小时）	1.3
PLM（次数）		PLM（次数/小时）	
PLM/觉醒（次数）		PLM/觉醒（次数/小时）	

检测结果

1、睡眠呼吸暂停低通气综合征： ☑ 符合 ☐ 不符合

☐ 阻塞 ☐ 中枢 ☐ 混合 ☑ 低通气 为主

☐ 轻度 ☐ 中度 ☑ 重度

2、夜间睡眠低氧： ☐ 轻度 ☑ 中度 ☐ 重度 ☐ 无

3、睡眠结构： ☐ 正常 ☐ 尚可 ☑ 紊乱

4、患者整夜未吸氧。

图 2.9 睡眠呼吸监测。

二、诊疗过程

该患者为高血压、低血钾明显特征，完善了一些化验，未见特殊异常。首先需要考虑原发性醛固酮增多症的可能。入院后诊断：①高血压原因待查，原发性高血压还是原发性醛固酮增多症（表 2.4 和图 2.10）；②陈旧性脑出血；③低钾血症。那么，高血压伴低血钾的常见原因有哪些，应该怎么查？

表 2.4 高血压伴低血钾的鉴别诊断

原发性高血压
原发性醛固酮增多症
库欣综合征伴低血钾
假性醛固酮增多症（Liddle 综合征）
先天性肾上腺皮质增生症（CAH）
继发性醛固酮增多症：肾素瘤、肾动脉狭窄、肾脏疾病、恶性高血压
甲状腺功能亢进
表象性盐皮质激素过多综合征（AME）

为进一步明确原因，完善相关检查、血 RAAS。卧位：醛固酮为 19.9ng/dL，肾素<0.5μIU/mL；立位：醛固酮为 21.4ng/dL，肾素为 1.3μIU/mL，比值为 16.46；血 ACTH 为 39.50pg/mL，皮质醇 26.20μg/dL（↑），尿皮质醇为 54.60μg/24h，尿钾为 42.8mmol/24h，尿 VMA 为 21.6151、13.4124μmol/24h。

原发性醛固酮初筛试验阳性，方向指向原发性醛固酮增多症。立即完善卡托普利试验（表 2.5）。

表 2.5 卡托普利负荷试验

服药前醛固酮为 20.0ng/dL	肾素为 2.7μIU/mL，比值为 7.4
服药后醛固酮为 18.9ng/dL	肾素 2.7 为 μIU/mL，比值为 7.0

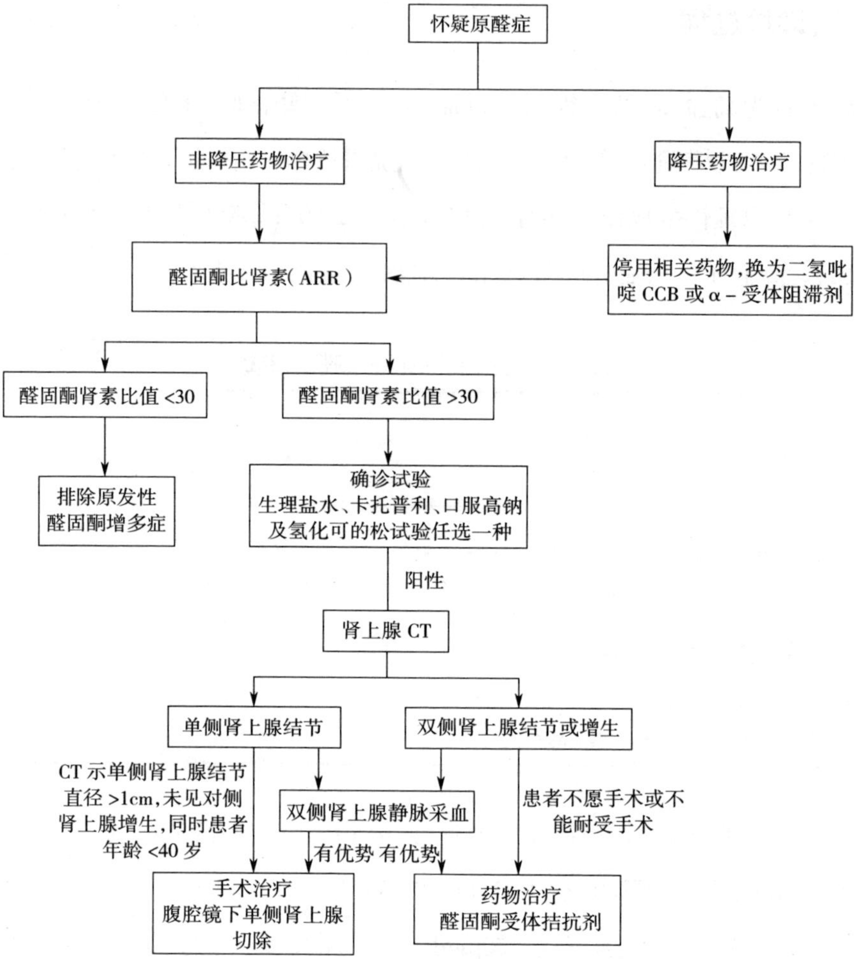

图 2.10 原发性醛固酮增多症的检查流程。

该患者卡托普利试验阳性,原发性醛固酮增多症确诊。进一步完善肾动脉 CTA 和肾上腺 CT 检查(图 2.11 和图 2.12,表 2.6)。

检查方法：

肾动脉 CTA

检查所见：

肾动脉 CTA 示：左侧可见双支肾动脉经腹主动脉发出入肾。所示腹主动脉及双肾动脉主干走行自然，形态正常，管腔未见确切狭窄及扩张。双肾灌注良好。

印象：

左侧双支肾动脉，考虑发育所致

图 2.11 肾动脉 CTA 未见肾动脉狭窄。

检查方法：

肾上腺 CT 增强

检查所见：

左侧肾上腺外侧肢可见类圆形结节，大小约 9.4mm × 9.1mm，强化各期 CT 值约 13.9HU、38.9HU、36.8HU、26.6HU、22.1HU。右侧肾上腺大小形态正常，密度均匀，各肢厚度均未超过 10mm，未见确切异常结节和肿块。所示肝、脾、胰腺及双肾未见异常强化。腹腔及腹膜后未见增大淋巴结。

印象：

左侧肾上腺外侧肢结节，考虑肾上腺皮质腺瘤，请结合临床及实验室检查

图 2.12 肾上腺增强 CT：可见左侧肾上腺 9.4mm × 9.1mm 类圆形结节。

表 2.6 肾上腺静脉采血（AVS）

采血位置	A	F	A/F
肾下下腔静脉	14.0	20.1	0.70
右肾上腺静脉	10.3	29.4	0.35
左肾上腺静脉	35.9	38.2	0.94
肾上下腔静脉	16.2	19.3	0.84

注：A，血醛固酮；F，血皮质醇；A/F，血皮质醇校正的醛固酮。

最终治疗方案:硝苯地平控释片 30mg(每日 1 次)、螺内酯片 20mg(每日 2 次),于泌尿外科进行手术治疗。术前血压为 140/80mmHg,血钾为 3.8mmol/L,术后血压为 130/70mmHg。见图 2.13。

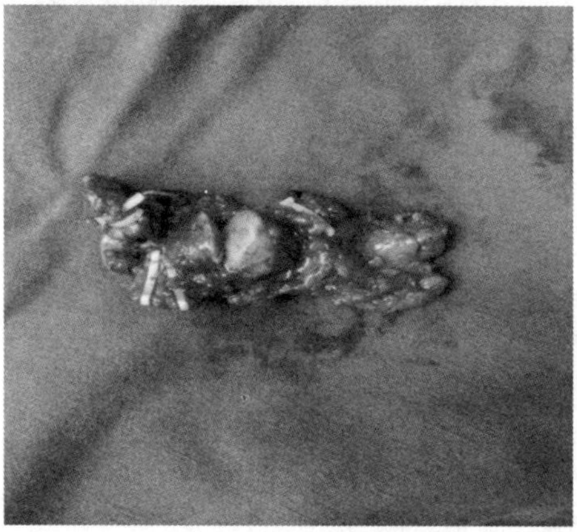

图 2.13 术后病检:左侧肾上腺腺瘤。(见彩图)

最后诊断:①继发性高血压,原发性醛固酮增多症,肾上腺腺瘤(左侧);②睡眠呼吸暂停低通气综合征;③陈旧性脑出血。

三、病例讨论

原发性醛固酮增多症是一组因醛固酮分泌过多、肾素-血管紧张素系统受抑制且不受钠负荷调节的疾病,1955 年由 Jerome W. Conn 首次报道。原发性醛固酮增多症占所有高血压的 0.05%~20%(10%),发病高峰在 30~50 岁,女性稍多。特征:高血压、伴或不伴低血钾、醛固酮升高、肾素降低,目前报道显示占所有高血压的 5%~10%,在难治性高血压中甚至可达 20%。

1. 哪些人需要进行原发性醛固酮筛查?

见表 2.7。

表 2.7 需要筛查原发性醛固酮的高血压患者

高血压 2 级以上(收缩压>160mmHg 或舒张压>100mmHg);联用含利尿剂在内的 3 种降压药,血压仍未控制(收缩压>140mmHg 或舒张压>90mmHg);联合使用 4 种及以上降压药
自发性低血钾或使用利尿剂后出现低血钾的高血压患者
发现肾上腺意外瘤的高血压患者
早发性高血压(<30 岁)或早发(<40 岁)脑血管病变家族史
原发性醛固酮增多症患者患有高血压的一级亲属
高血压合并睡眠呼吸暂停综合征
在有经验的高血压中心应对所有初诊高血压的患者进行原发性醛固酮常规筛查(国外原发性醛固酮指南建议)

2. 为什么要应用 ARR?

肾上腺 CT 敏感性差:<1cm 腺瘤易忽视特异性差,无功能瘤的误判。低肾素特异性低:肾素随年龄增加而降低。低血钾敏感性低:仅 9%~37%的原发性醛固酮症患者存在低血钾。高醛固酮敏感性低:27%原发性醛固酮症患者血清醛固酮低于 15ng/dL(正常中值)。立位 ARR 首选指标:立位血清醛固酮与血浆肾素比值,敏感性与特异性是最佳选择。

筛查前应尽量纠正低钾血症,并维持正常钠盐饮食。原因是低钾会抑制醛固酮水平、低钠饮食会升高肾素水平。停用影响 RAAS 的药物至少 2 周,如 ACEI、ARB、β-受体阻滞剂、二氢吡啶类 CCB 和利尿剂;停用螺内酯、依普利酮、甘草类药物等至少 4 周。可换用非二氢吡啶类降压药(如地尔硫䓬或特拉唑嗪)。见表 2.8。

表 2.8 ARR 的影响因素

因素	对醛固酮的影响	对肾素的影响	对 ARR 的影响
药物因素			
β-受体阻滞剂	↓	↓↓	↑(假阳性)

(待续)

表 2.8(续)

因素	对醛固酮的影响	对肾素的影响	对 ARR 的影响
中枢 α2-受体阻滞剂	↓	↓↓	↑(假阳性)
非甾体抗炎药	↓	↓↓	↑(假阳性)
排钾利尿剂	→↑	↑↑	↓(假阴性)
潴钾利尿剂	↑	↑↑	↓(假阴性)
ACEI	↓	↑↑	↓(假阴性)
ARB	↓	↑↑	↓(假阴性)
二氢吡啶 CCB	→↓	↑	↓(假阴性)
血钾状态			
低血钾	↓	→↑	↓(假阴性)
高血钾	↑	→↓	↑(假阳性)
钠盐摄入			
低钠饮食	↑	↑↑	↓(假阴性)
高钠饮食	↓	↓↓	↑(假阳性)
年龄增长	↓	↓↓	↑(假阳性)
其他因素			
肾功能不全	→	↓	↑(假阳性)
假性醛固酮减少	→	↓	↑(假阳性)
妊娠	↑	↑↑	↓(假阴性)
肾血管性高血压	↑	↑↑	↓(假阴性)
恶性高血压	↑	↑↑	↓(假阴性)

注:ARR,血浆醛固酮与肾素活性比值;ACEI,血管紧张素转换酶抑制剂;ARB,血管紧张素受体拮抗剂;CCB,钙离子拮抗剂。

3. 原发性醛固酮增多症病因分类及构成比（原发性醛固酮增多症诊断治疗的专家共识2020版）

见表2.9。

表2.9 原发性醛固酮增多症病因分类及构成比

病因	构成比
醛固酮瘤	35%
特发性醛固酮增多症	60%
原发性肾上腺皮质增生	2%
家族性醛固酮增多症	
糖皮质激素可抑制性醛固酮增多症	<1%
家族性醛固酮增多症Ⅱ型（CLCN2）	<6%
家族性醛固酮增多症Ⅲ型（KCNJ5）	<1%
家族性醛固酮增多症Ⅳ型（CACNA1H）	<1%
分泌醛固酮的肾上腺皮质癌	<1%
异位醛固酮分泌瘤	<0.1%

4. 原发性醛固酮增多症：确诊试验

所有ARR阳性患者须选择口服高钠饮食、生理盐水试验、氟氢可的松试验或卡托普利试验中任何一项确诊或排除原发性醛固酮增多症。这4种试验各有其优缺点，临床医生可根据患者基本情况进行选择。

需要注意的是，原发性醛固酮增多症的诊断不依赖高醛固酮血症，原醛的诊断不依赖CT等影像学结果，原发性醛固酮增多症的诊断不依赖于是否合并低钾血症，醛固酮/肾素（ARR）仅是初筛试验，不是确诊，但要尽可能完成确诊试验。见图2.14。

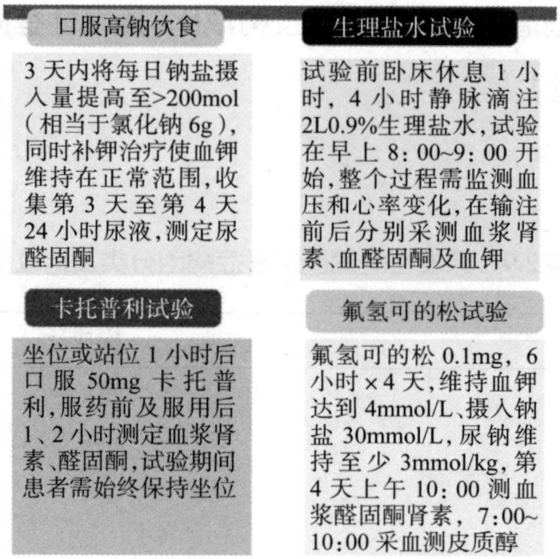

图 2.14 原发性醛固酮增多症的 4 种确诊试验(《原发性醛固酮增多症诊断治疗的专家共识》2020 版)。

5. 肾上腺静脉取血(AVS)

原发性醛固酮增多症(PA)的病因主要是双侧肾上腺增生形成的特发性醛固酮增多症(IHA，约占 60%)和单侧自主分泌形成的醛固酮腺瘤(APA，约占 30%)。前者使用盐皮质激素受体阻滞剂进行终身治疗，后者采用单侧肾上腺切除术治疗。由于两者治疗手段不同，如何区分 IHA 和 APA 尤为重要，因此肾上腺静脉取血术(AVS)应运而生。见图 2.15。

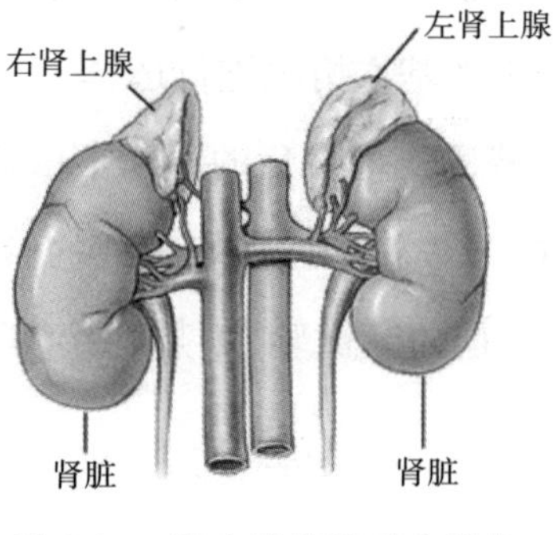

图 2.15 肾上腺静脉采血部位。

肾上腺静脉 F 浓度较外周应大于 2，左右肾上腺静脉 F 比应小于 1.5，左右肾上腺静脉 F 比大于 2,则应分析原因。LAldo/LF 与 RAldo/RF 比大于 2,为优势分泌;小于 1.5,为非优势分泌;小于 1,为被抑制(与下腔静脉比较)。

6. 原发性醛固酮增多症的治疗

原发性醛固酮增多症的治疗主要有手术治疗和药物治疗。

(1)手术治疗:确诊醛固酮瘤或单侧肾上腺增生患者推荐进行腹腔镜下单侧肾上腺切除术。

(2)药物治疗:原发性醛固酮增多症首选药物治疗,螺内酯作为一线用药,依普利酮为二线药物。在中重度肾功能不全时,即 CKD3 期及以上的患者,谨慎使用 ACEI 类药物。GRA 选用小剂量糖皮质激素作为首选治疗方案。对于不愿意手术或不适宜手术治疗的患者,也推荐药物治疗。对于不适合手术的患者,建议使用小剂量螺内酯联合其他降压药物进行血压、血钾控制。

参考文献

[1]索宁,周华,张栩,等. 肾上腺静脉取血在原发性醛固酮增多症诊疗中的应用[J]. 临床内科杂志,2023,40(4):224-227.

[2]中华医学会内分泌学分会. 原发性醛固酮增多症诊断治疗的专家共识(2020 版)[J]. 中华内分泌代谢杂志,2020,36(9):727-736.

[3]中国医药教育协会心血管内科专业委员会,中国医师协会高血压专业委员会,中华医学会心血管病学分会高血压学组. 中国继发性高血压临床筛查多学科专家共识(2023)[J]. 心脑血管病防治,2023,23(1):1-24.

[4]郑芬萍,李红. 原发性醛固酮增多症的规范化诊治[J]. 浙江医学,2021,43(21):2279-2283.

血压升高,这次病因并不简单

主动脉缩窄是指自无名动脉至第一对肋间动脉之间的主动脉管腔狭窄。病理解剖改变为降主动脉上段邻近动脉导管处出现狭窄。

1760 年，Morgagni 尸检时首次发现主动脉缩窄，其占先天性心脏病的 5%~8%。患者通常在婴儿期亦出现心力衰竭，25%患者于 20 岁时死亡，90%的患者在 50 岁之前死于继发性高血压所致的冠心病、脑卒中、主动脉夹层、心力衰竭等严重并发症。

一、病例简介

1. 现病史

患者男，25 岁，因“血压升高 3 个月”入院。患者 3 个月前体检发现血压升高，血压最高为 180/100mmHg，主诉外院检查未见异常，后口服氨氯地平、阿罗洛尔。之后患者间断服用中药、硝苯地平控释片、贝那普利、阿罗洛尔，血压波动在 130~140/80~90mmHg，今晨测量血压为 180/100mmHg。于我院门诊就诊，现为进一步诊疗收入我科。患者病程中无胸痛、胸闷、心悸，无咯血、呼吸困难，无咳嗽、咳痰，无腹痛、腹泻，无恶心、呕吐，无意识障碍、肢体活动障碍。患者自发病以来，精神良好，饮食、睡眠良好，二便正常，体重无明显改变。

2. 既往史

患者否认脑梗死、脑出血病史，否认青光眼、哮喘病史，否认肝炎、结核病史，否认药物、海鲜等过敏史，预防接种史不详。

3. 家族史

否认家族中有类似患者，否认其他遗传性家族疾病史。

4. 体格检查

体温 36.3 ℃，脉搏 71 次/分，呼吸 18 次/分，血压 170/108mmHg。神志清楚，端坐呼吸，体格检查合作。全身皮肤未见黄染，无贫血貌。双肺底呼吸音低，未闻及明显干湿啰音。腹软，未触及包块，无压痛，无反跳痛，无腹肌紧张，麦氏点压痛阴性，墨菲征阴性，肝脾未触及，肾区叩击痛无，移动性浊音阴性，双下肢无水肿。

二、院内就诊与诊疗过程

1. 院内实验室检查

入院血常规：WBC 为 4.79×10^9/L，RBC 为 5.60×10^{12}/L，Hb 为 173g/L，PLT 为 224×10^9/L，N 为 82.3%。心肌酶：CK–MB 为 176U/L，TNI 为 0.012ng/mL，NT–proBNP 为 30.7pg/mL。肝功能：ALB 为 81g/L，GLO 为 30.9g/L，ALT 为 25.4U/L，AST 为 23.9U/L。凝血功能：D–二聚体为 110ng/mL、PT 为 12.1 秒，PT–INR 为 1.12，APTT 为 37.8 秒。游离甲状腺功能：FT_3 为 6.68pmol/L，FT_4 为 13.49pmol/L，TSH 为 1.441μIU/mL。电解质：钙为 2.37mmol/L，钾为 3.41mmol/L，钠为 144.7mmol/L。肾功能：Cr 为 94.2μmol/L，尿素为 3.56mmol/L，尿酸为 399.8μmol/L。便潜血：化学法阴性、免疫法阴性，乙型肝炎表面抗体阳性，梅毒、HIV 均阴性。

2. 其他辅助检查

心电图：窦性心律，心室率 80 次/分，大致正常心电图。

超声心动图（UCG）：LA 为 32mm，LV 为 45mm，RA 为 33mm，RV 为 28mm，IVS 为 12mm，LVPW 为 12mm，EF 为 68%。左心室壁对称性增厚，二尖瓣脱垂、反流（轻度），三尖瓣反流（轻度）。

入院初步诊断：高血压原因待查；低钾血症。

3. 院内诊疗过程

患者外院口服硝苯地平控释片、阿罗洛尔和贝那普利降压。入院后继续给予降压，对症补钾。

高血压伴低血钾（图 2.16）常见于原发性高血压、原发性醛固酮增多症（图 2.10）、库欣综合征伴低血钾、表象性盐皮质激素过多综合征（AME）、假性醛固酮增多症（Liddle 综合征）、先天性肾上腺皮质增生症（CAH）、继发性醛固酮增多症（包括肾素瘤、肾动脉狭窄、肾脏疾病、恶性高血压）、甲状腺功能亢进等疾病。

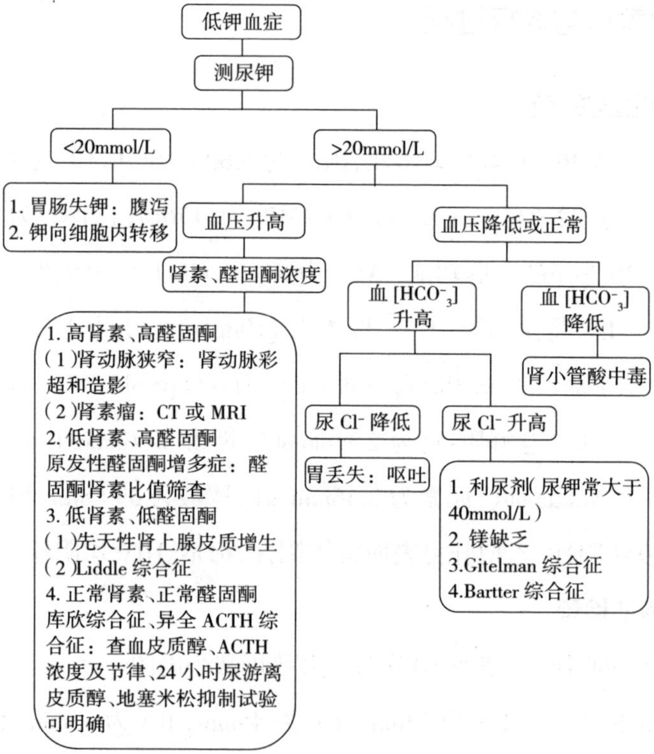

图 2.16 高血压伴低血钾的诊疗流程。

为进一步明确原因，完善相关检查，血 RAAS——卧位：ALD 醛固酮为 7.0ng/dL，DRC 肾素为 151.2μIU/mL；立位：ALD 醛固酮为 6.9ng/dL，DRC 肾素为 254.4μIU/mL，比值为 0.03；血 ACTH 为 21.70pg/mL，Cor 皮质醇为 19.30μg/dL；尿 Cor 皮质醇为 59.76μg/24h；尿钾为 27mmol/24h，尿 VMA 为 21.6151、13.4124μmol/24h。

肾上腺 CT 平扫未见明显异常。从结果回报患者原发性醛固酮增多症不能支持。继续完成辅助检查发现端倪。

颈动脉+椎动脉超声：未见异常。腹部超声：左肾囊肿。腹主动脉超声：未见明显异常。头颅 CT 平扫：未见异常。

胸部 CT 平扫：

影像描述：两肺间质纹理增多。左肺尖磨玻璃密度微结节，直径约 4mm。气管至段支气管管腔通畅。两肺门大。纵隔内(气管前间隙、主肺动脉窗及隆突下间隙)可见多发小淋巴结影。心影不大,心包不宽。双侧胸膜无增厚。主动脉弓降结合部形态欠规则,局部管腔缩窄,降主动脉起始段管腔稍增宽。后纵隔椎体两侧、前纵隔及胸膜下间隙多发迂曲走行管状影。所示左肾可见低密度影。

影像诊断:①主动脉弓降结合部形态欠规则,局部管腔缩窄,降主动脉起始段管腔稍增宽,纵隔椎体两侧、前纵隔及胸膜下间隙多发迂曲血管影,以上建议进一步检查;②左肺尖磨玻璃密度微结节,结合临床复查;③两肺间质纹理增多;④腹部情况请结合相关检查。

胸腹部动脉CTA(图2.17):

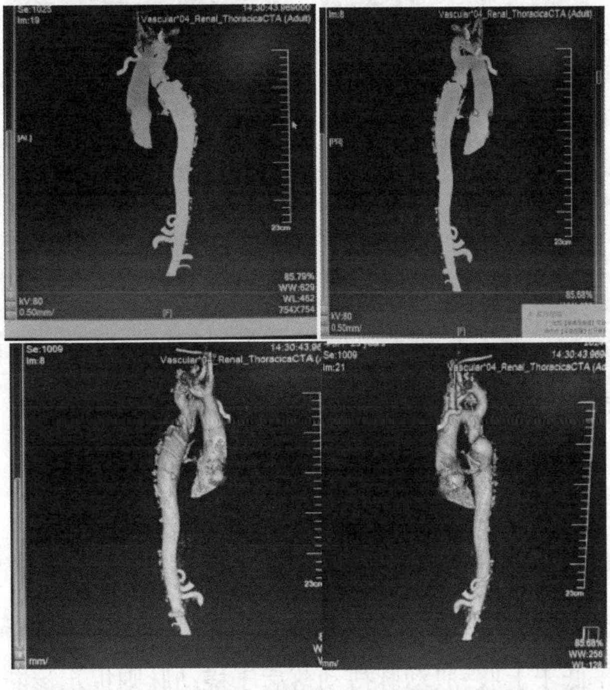

图2.17 根据上述结果继续完成胸腹部动脉CTA检查。

影像描述:降主动脉起始处管腔局部明显狭窄,最窄处约3mm,升主动脉及主动脉弓未见明显增粗,狭窄处以下降主动脉稍增粗,最宽处约31mm,以远降主动脉直径小于20mm。所示纵隔内、脊柱旁、胸膜外间隙、膈下、胸腹壁皮下、肌内及肌间隙可见多发迂曲血管影，部分与降主动脉相连。

影像诊断：考虑降主动脉起始部缩窄，伴多发侧支循环形成。

测量患者血压见图 2.18。

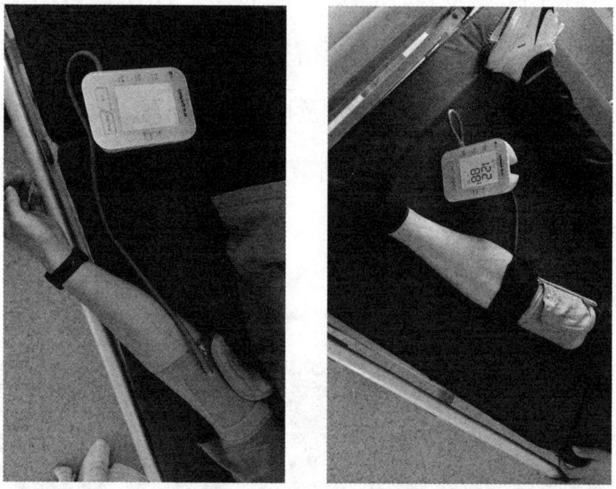

图 2.18　测量患者上下肢血压（上下肢压差>20mmHg）：下肢血压 122/84mmHg，上肢血压 163/103mmHg。（见彩图）

4. 转归

对症补钾治疗后复查血钾为 3.84mmol/L，考虑高血压 3 级、继发性高血压、主动脉缩窄，转心血管外科进一步诊疗。

三、总结

（1）主动脉缩窄（CoA）是降主动脉的狭窄，通常位于动脉导管与主动脉的连接处，恰好为左锁骨下动脉发出部位的远端。该缺陷往往导致左心室压力超负荷。下肢收缩压低于上肢、股动脉搏动落后于桡动脉则提示诊断为主动脉缩窄。本病的基本病理生理改变，一是为了克服狭窄所致的阻力，经一系列的神经内分泌改变，心脏收缩力增强；二是狭窄所致血流再分布和肾组织缺血引发的水钠潴留和 RAS 激活，结果引起左心室肥厚、心力衰竭、脑出血及其他重要脏器损害。

由于主动脉狭窄远端血压明显下降和血液供应减少，可导致肾动脉灌注不足。因此，这类高血压的发生虽然主要是机械阻力增加所致，但与肾脏缺血后释放肾素增多也有关。

（2）该患者入院前应用了干扰 RAAS 系统（肾素–血管紧张素–醛固酮系统）的药物。

那么为什么要应用 ARR（醛固酮/肾素）？

立位 ARR 是首选指标，立位血清醛固酮与血浆肾素比值，敏感性与特异性是最佳选择。其他检查对该病的诊断敏感性和特异性均较低（表 2.10）。

表 2.10 不同检查对原发性醛固酮增多症的意义

肾上腺 CT	敏感性差：<1cm 腺瘤易忽视特异性差，无功能瘤的误判
低肾素	特异性低：肾素随年龄增加而降低
低血钾	敏感性低：仅 9%~37%的原发性醛固酮增多症患者存在低血钾
高醛固酮	敏感性低：27%原发性醛固酮增多症患者血清醛固酮低于 15ng/dL（正常中值）
立位 ARR	首选指标：立位血清醛固酮与血浆肾素比值，敏感性与特异性是最佳选择

同时筛查前应尽量纠正低钾血症，并维持正常钠盐饮食。原因是低钾会抑制醛固酮水平、低钠饮食会升高肾素水平。停用影响 RAAS 的药物至少 2 周，如 ACEI、ARB、β–受体阻滞剂、二氢吡啶类 CCB 和利尿剂；停用螺内酯、依普利酮、甘草类药物等至少 4 周。可换用非二氢吡啶类降压药（如地尔硫䓬或特拉唑嗪）。ARR 的影响因素见表 2.8。

（3）手术治疗：主要根据缩窄的程度和长短、动脉导管是否开放、缩窄与动脉导管的关系、缩窄远端侧支循环是否完全、是否合并其他先天性心脏畸形等，大致分为 4 种手术方式。

- 缩窄部切除，主动脉对端吻合：适用于缩窄段短和（或）偏心性缩窄且缩窄上下主动脉壁韧性良好的患者。

- 左锁骨下动脉与缩窄后主动脉吻合：年龄较小，主动脉组织韧性良好。
- 缩窄部切开补片加宽手术：适用于非环形的缩窄且缩窄段较长或主动脉组织韧性差，不能耐受吻合张力时。
- 人工血管转流术或人工血管置换术：缩窄范围广泛、缩窄部位不易显露、切除有困难者或严重狭窄的高龄患者，包括主动脉弓–降主动脉、升主动脉–腹主动脉、升主动脉–双侧髂动脉或股动脉搭桥。

参考文献

[1]索宁,周华,张栩,等. 肾上腺静脉取血在原发性醛固酮增多症诊疗中的应用[J]. 临床内科杂志,2023,40(4):224–227.

[2]中华医学会内分泌学分会. 原发性醛固酮增多症诊断治疗的专家共识(2020 版)[J]. 中华内分泌代谢杂志,2020,36(9):727–736.

[3]蔡军. 阜外高血压手册[M]. 北京:人民卫生出版社,2016:124–132.

[4]王苗. 主动脉缩窄的治疗研究进展[J]. 国际儿科学杂志,2017,44(4):245–248.

[5]穆宏伟,祝忠群. 主动脉缩窄术后远期高血压的研究进展[J]. 国际心血管病杂志,2019,46(1):4–7.

第三节 心力衰竭

喘憋、BNP 升高就是心力衰竭吗?

众所周知，BNP 主要由心室肌细胞分泌、心力衰竭(简称“心衰”)等原因导致左心室壁受牵拉后可刺激心室肌细胞释放 BNP 前体入血。那么 BNP 升高或正常就是诊断或排除心衰的金指标吗？显然不是。

一、病例简介

1. 现病史

患者女,65 岁。主诉乏力、咳嗽、咳痰,伴喘憋 5 天。患者于入院前 5 天感冒后出现乏力、咳嗽、咳痰,痰为黄白色,伴喘憋,夜间可平卧位休息,坐位或侧卧后喘憋较之前好转,主诉双下肢水肿多年,尿量无明显减少,夜尿每晚 4~5 次,伴间断头痛,无明显恶心、呕吐、腹痛、腹泻等,就诊于当地诊所,给予抗生素 3 天(具体不详),症状有所好转。后就诊于我院急诊,查 BNP 为 3020ng/mL,心肌酶、心肌损伤标志物未见明显异常。心电图显示心房颤动。考虑为心力衰竭收入我科。患者自发病以来,精神欠佳,饮食、睡眠尚可,大便如常,体重无明显变化。

2. 既往史

心房颤动病史 6 年,平时心室率 60 次/分;否认高血压、糖尿病、脑血管病、哮喘、青光眼等病史;否认肝炎、结核病史,否认食物、药物过敏史,吸烟 50 余年,每天 5~15 支,偶尔饮酒。

3. 家族史

否认家族中有类似患者,否认其他遗传性家族疾病史。

4. 体格检查

神志清楚，体格检查合作，全身皮肤无皮疹及出血点。胸廓正常，双肺呼吸音粗，双肺可闻及哮鸣音、啰音，右侧较多。心界叩诊扩大，心音可、心律齐，主动脉瓣第一听诊区可闻及2/6级舒张期叹气样杂音，未可闻及心包摩擦音。腹软，无腹壁静脉曲张，肝脾未触及，移动性浊音阴性，全腹软，无压痛，未扪及包块，脊柱、四肢无畸形，双下肢轻度水肿，生理反射存在，病理反射未引出。

二、就诊与诊疗过程

1. 院内实验室检查

见表2.11。

表2.11 血常规检查

	白细胞计数（10^9/L）	红细胞计数（10^{12}/L）	血红蛋白（g/L）	血小板计数（10^9/L）	中性粒细胞百分比（%）	EOS（%）
入院	7.64	4.42	136	294	56.6	0.07

心肌酶：入院时CK为43U/L，CK-MB为18U/L，TNI<0.012ng/mL，NT-proBNP为3020ng/mL（↑）。

肝功能：ALB为71g/L，GLO为35g/L，ALT为18U/L，AST为14U/L。

总胆固醇为6.30mmol/L，甘油三酯为1.44mmol/L，HDL为1.88mmol/L，LDL为3.82mmol/L，空腹血糖为4.6mmol/L。

凝血功能：D-二聚体为501ng/mL，FIB为3.31g/L，PT为10.5秒，PT-INR为0.96，APTT为33.4秒，TT为21.8秒。

电解质、游离甲状腺功能未见异常；CRP为2.01mg/dL。

2. 其他辅助检查

见图2.19至图2.21。

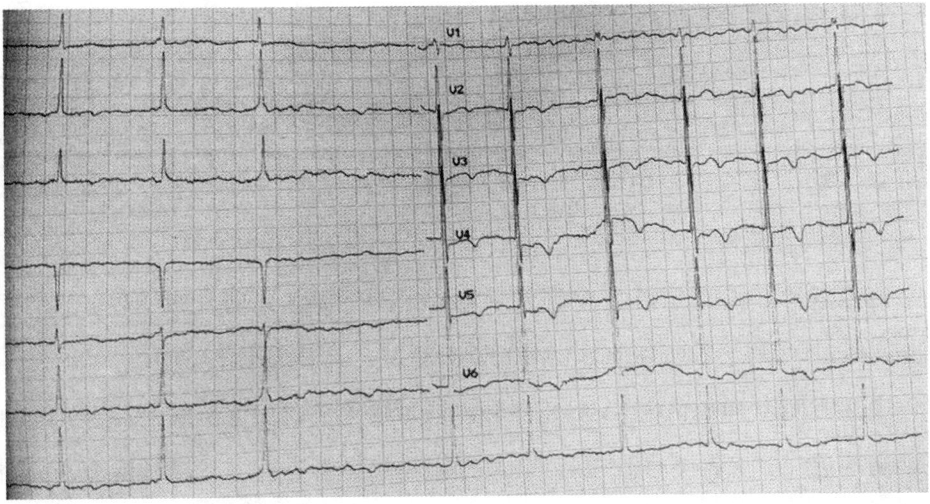

图 2.19 心电图示:心房颤动,心室率为 61 次/分, V1~V6 导联 ST 段压低 0.05~0.2mV, T 波倒置。

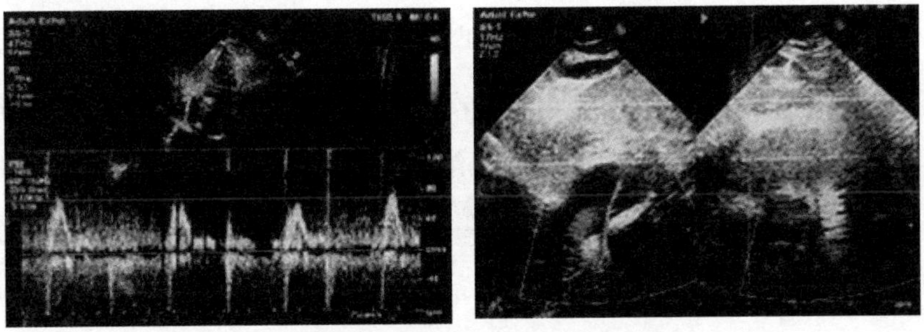

图 2.20 超声心动图。

影像诊断:

1. 考虑支气管炎,并支气管黏液栓,请结合临床复查
2. 两肺散在斑片及索条状影,考虑感染性病变,建议治疗后复查
3. 两肺透过度不均,呈马赛克衰减,考虑肺血灌注不均或马赛克衰减
4. 两肺间质纹理增多、间质病变
5. 心影增大,请结合临床注意心功能
6. 双侧胸膜增厚
7. 腹部情况请结合相关检查

图 2.21 胸部 CT:考虑支气管炎,两肺通气血流分布不均匀,影像可见增大的左心房。

3. 诊疗过程

入院后给予静脉抗生素、小量利尿剂改善心功能，雾化，静脉平喘、化痰等治疗，患者第二天症状明显改善，肺部哮鸣音较之前减少。择期进行肺功能检查显示一秒率为67%，考虑慢性阻塞性肺疾病，经10天抗感染、平喘等治疗，症状明显好转，肺部哮鸣音消失。

该患者第3天双下肢完全消肿后撤除利尿剂。6天后复查NT-proBNP为385ng/mL，呼吸科会诊加用ICS/LABA吸入剂。

房颤方面经CHA2DS2-VASC评分评估后给予法比加群抗凝治疗，另给予口服调脂等治疗。患者不排除冠心病的可能，建议患者进行冠状动脉检查，患者拒绝，症状好转后择期出院。

三、总结

心肌细胞受到压力/牵拉刺激后，即心室容积扩张、压力负荷增加时，首先形成一个含134个氨基酸的B型利钠肽原前体（pre-proBNP），随后蛋白酶切掉N端26个氨基酸的信号肽变成含有108个氨基酸的B型利钠肽原（proBNP）。BNP的清除有3种途径，通过与NPR-C结合被清除、通过中性内肽酶分解清除、被肾脏等高血流量器官排泄。NT-proBNP缺乏主动清除机制，主要通过肾脏、肌肉、肝脏等高血流量器官被动清除。BNP的半衰期约为20分钟，NT-proBNP的半衰期为60~120分钟。

BNP受年龄、性别、体重及肾功能影响。肾功能不全时，BNP/NT-proBNP血浆水平会升高，建议eGFR<60mL/（min·1.73m^2）时，调整NT-proBNP诊断急性心衰的界值为>1200pg/mL。

诊断急性心衰的界值：BNP>500ng/L，阳性预测值为90%；建议NT-proBNP根据年龄分层设定诊断界值，阳性预测值为88%。见表2.12。

排除急性心衰诊断采用的界值：BNP<100ng/L，阴性预测值为90%；NT-proBNP <300ng/L，阴性预测值为98%~99%。存在肾功能不全时，采用

NT-proBNP <1200ng/L，阴性预测值为 94%。

表 2.12 根据年龄和肾功能水平进行分层

分层	NT-proBNP 数值(诊断切点)
<50 岁	>450ng/L
50~75 岁	>900ng/L
>75 岁	>1800ng/L
肾功能不全(GFR<60mL/min)	>1200ng/L

此外，引起心房扩张、血容量增加、血钠离子浓度增高、血管紧张素增多的疾病也会刺激心脏释放 BNP/NT-proBNP，如冠心病、左心室肥厚、孤立性房颤、COPD、肺栓塞、肺动脉高压等缺氧状态、败血症、急性呼吸窘迫综合征、脑卒中、肾功能不全、肝硬化、感染、败血症、高热等。见表 2.13。

表 2.13 引起 BNP/NT-proBNP 升高的原因

类型	疾病
心血管疾病	心肌病变：心肌肥厚、心肌纤维化或瘢痕、心肌浸润性病变等心脏瓣膜病
	冠状动脉疾病
	心律失常：房颤或心房扑动
	心包疾病：心包积液或压塞、缩窄性心包炎
	先天性心脏病：心腔内异常通道、狭窄性病变等
	肺血管疾病：肺栓塞、肺动脉高压
非心血管疾病	急性呼吸窘迫综合征、睡眠呼吸暂停综合征、慢性肺疾病、贫血、甲状腺功能亢进、败血症、烧伤、脑卒中、肝功能异常、肾功能异常、休克

该患者是否存在心衰，是支气管哮喘还是心源性哮喘，刚入院时的确有些一筹莫展，因此，入院后从两个方面同时治疗。治疗 2 天后，结合患者的症状与体征，其实更倾向于支气管哮喘。

那么,患者入院时 NT-proBNP 为什么会升高?我们考虑是 COPD 因感染后急性加重,以及合并持续性房颤。慢性房颤患者心房组织会出现严重肥厚、纤维化、炎症反应等病理变化,可导致心室肌产生 BNP 增加。该患者因为肺部血流改变导致心室容量负荷增加,心肌受到牵张或室壁压力增大导致 BNP 升高。

这个病例给我们带来一些宝贵的经验:经研究, BNP 未见异常, 95%能排除心衰;但大量心包积液、射血分数保留的心衰大多不见 BNP 升高,却存在心衰,要引起足够重视。反之,BNP 升高也未必就一定存在心衰。

总之,有些疾病在诊断上存在客观证据不足的情形,明确诊断相对困难。此时应考虑边治疗边诊断:其一,可缓解患者的不适;其二,这种近似试验性治疗可进一步为明确诊断提供依据。这种“诊断”与“治疗”兼顾,不仅有利于患者的康复,也可以完成对病因的探索。

参考文献

[1]白梅, 杨杰孚. 血浆脑钠肽与心房颤动[J]. 中华心律失常学杂志, 2006, 10(2):157–159.

[2]WIECZOREK SJ, WU AH, CHRISTENSON R, et al. A rapid B–type natriuretic peptide assay accurately diagnoses left ventricular dysfunction and heart failure: a multicenter evaluation[J]. *Am Heart J*,2002, 144(5):834–839.

[3]JOURDAIN P, JONDEAU G, FUNCK F, et al. Plasma brain natriuretic peptide–guided therapy to improve outcome in heart failure: the STARS–BNP Multicenter Study[J]. *J Am Coll Cardiol*, 2007, 49(16):1733–1739.

[4]BECK–DA–SILVA L, DE BOLD A, FRASER M, et al. Brain natriuretic peptide predicts successful cardioversion in patients with atrial fibrillation and maintenance of sinus rhythm[J]. *Can J Cardiol*, 2004, 20:1245–1248.

管–球反馈机制之谜

最近有大量报道钠–葡萄糖协同转运蛋白 2(SGLT2)抑制剂,如达格列净、恩格列净、卡格列净等这些药物堪称“神药”级别，有降低 ASCVD 事件发生率、改善心衰患者预后、治疗慢性肾病等多种作用，这些已得到临床证据的支持。对于肾脏方面，大量研究支持 SGLT2 抑制剂可作用于近端肾小管，通过抑制 SGLT2 激活（TGF），使入球小动脉收缩，降低肾小球高灌注、高压力、高滤过，肾小球得到保护，肾功能得以恢复，成为 SGLT2 护肾的主要机制。TGF 的作用很重要，那什么是 TGF?

TGF 即肾小管–肾小球反馈（简称“管–球反馈”），肾血流量增大，肾小球有效滤过率（GFR）增大可导致 TGF 异常激活，使入球小动脉收缩，GFR 持续降低。致密斑细胞为渗透压感受器，感受流经远端肾小管滤过液中的 NaCl 浓度，通过调节肾素的释放来调节入球小动脉血管张力，以此来控制 GFR。那么具体是怎么调控的？不同教材和文献也是各执一词。作者通过阅读各类教材后认为 TGF 有两个谜。远曲小管钠离子量增多还是减少引起致密斑感受器兴奋，最终引起肾素分泌增多，是第一个谜；ANG Ⅱ 对入球小动脉和出球小动脉哪个收缩为主，是第二个谜。

作者具体总结如下：

一、《病理生理学（2 版）》（肖献忠版）：两个章节中自相矛盾的问题

1. 心衰章节

《病理生理学（2 版）》（肖献忠版）、《病理生理学（7/8 版）》和 8 年制《病理生理学》未提及钠离子负荷减少激活肾素分泌知识点：交感紧张性增高引起出球小动脉收缩程度超过入球小动脉，提高肾小球滤过分数，使近曲小管重吸收增强，导致流经远曲小管致密斑的钠离子负荷减少，激活肾素分泌。

2. 急性肾衰竭章节

《病理生理学（2 版）》（肖献忠版）、《病理生理学（8 版）》中只是讲述到增加致密斑的 NaCl 浓度可使单个肾单位 GFR 下降 50%：有效循环血量减少引起肾缺血，可使肾素–血管紧张素系统激活；另一方面，肾缺血、中毒使近端小管和远

端小管直部受损，对钠离子和氯离子的重吸收较少，原尿中钠离子和氯离子的含量增多，刺激致密斑，通过信号转导，使肾小球旁细胞分泌肾素，引起血管紧张素Ⅱ增多，导致肾血管收缩（TGF）。

二、生理学与病理生理学矛盾

1.《病理生理学（7/8 版）》和 8 年制《病理生理学》

远曲小管钠离子量减少引起致密斑感受器兴奋，最终引起肾素分泌增多。

2.《病理生理学》（各个版本）

急性肾衰竭章节《病理生理学》2 版、7 版，以及 8 年制《病理生理学》一致认为：远曲小管钠离子量增多引起致密斑感受器兴奋，最终引起肾素分泌增多。

（1）8 年制《病理生理学》只是写道：采用微穿刺灌注方法的研究证实，增加致密斑的 NaCl 浓度可使单个肾单位 GFR 下降 50%。采用微穿刺灌注方法的研究证实，增加致密斑的 NaCl 浓度可使单个肾单位 GFR 下降 50%。在 ATN 时，近曲小管对钠离子和氯离子的重吸收减少，使远曲小管内液中的氯化钠浓度持续升高，可导致 TGF 异常激活，使入球小动脉收缩，GFR 持续降低。

（2）8 年制《病理生理学》：急性肾衰竭发病机制，在肾缺血和肾中毒时，因近曲小管和髓袢升支粗段受损，对钠离子和氯离子重吸收减少，到达远曲小管致密斑的 NaCl 增多，可通过 TGF 作用刺激肾素分泌。

三、矛盾对比总结

《病理生理学（2 版）》（肖献忠版）的心衰章节和各版本《生理学》认为远曲小管钠离子量减少引起致密斑激活肾素分泌。ANGⅡ在《生理学》（8 版、7 版、8 年制本硕连读）分低浓度和高浓度。低浓度（生理浓度）主要引起出球小动脉收缩→肾小球毛细血管压（CBP）上升，GFR 变化不大；肾血流量下降；浓度较高时，入球小动脉强烈收缩→ CBP 下降，GFR 下降；肾血流量下降。

《生理学（8 版）》：当肾血流量和肾小球滤过率下降时，小管液在髓袢的流速变慢,使 NaCl 在髓袢的升支的重吸收增加,结果导致流经致密斑处的钠离子的量(作者认为有问题,其实量和浓度和流量都有关系)降低,可引起两个效应:①降低入球小动脉阻力,升高肾小球毛细血管压;②通过致密斑,肾素分泌增加,使肾脏局部 RAAS 激活, ANGⅡ生成增加。ANGⅡ选择性收缩出球小动脉,升高肾小球毛细血管压。低浓度(生理浓度)ANGⅡ主要引起出球小动脉收缩→ CBP 上升,使 GFR 变化不大;肾血流量下降。

《病理生理学》2 版、7 版,以及 8 年制《病理生理学》的急性肾衰竭章节认为远曲小管钠离子量增多引起致密斑激活肾素分泌。ANGⅡ在《病理生理学》中都是以收缩入球小动脉为主,入球小动脉强烈收缩→ CBP 下降, GFR 下降;肾血流量下降。(类似肌源性学说,效应一样)

四、关于 TGF 机制解释分歧

关于 TGF 机制解释分歧,作者总结 6 种解释见表 2.14。

表 2.14 关于 TGF 机制的解释

第一种	1.《病理生理学(2 版)》(肖献忠版)的心力衰竭和各个版本生理学认为远曲小管钠离子量减少引起致密斑激活肾素分泌 问题:GFR 升高,但肾血流量会减少?怎么保持肾血流量增加? 个人观点:肾素分泌增加,引起醛固酮分泌增多,通过保水保钠排钾维持血容量来增加肾血流量

(待续)

表 2.14(续)

第一种	2. 当血流量和肾小球滤过率增加时,到达远曲小管致密斑的小管液的流量增加,钠离子、钾离子、氯离子的转运速率也增加,致密斑将信息反馈给肾小球,使入球小动脉收缩,结果使肾血流量和肾小球滤过率相应减少而恢复正常。与肾脏局部 RAAS 系统、NO、腺苷、前列腺素有关。腺苷可抑制近球细胞释放肾素和入球小动脉平滑肌收缩(与《病理生理学(8版)》矛盾:腺苷还可刺激肾小球球旁器的肾素分泌并促进 ANGⅡ的产生,加重入球小动脉收缩)。最近,又有人提出 ATP 也可能对 TGF 产生作用的一种介质 总结:没有用相反的理论去推导(相反理论的话应该是:当肾血流量和肾小球滤过率升高时,流经致密斑处的钠离子的量升高,可引起两个效应,即增加入球小动脉阻力,降低肾小球毛细血管压;通过致密斑,肾素分泌减少,使肾脏局部 RAAS 抑制,ANGⅡ生成减少) 个人观点:因为 RAAS 并不是唯一作用机制,可以用腺苷去解释。腺苷也可能作为 TGF 作用的介导因子,腺苷作用于 A1 受体使入球小动脉收缩,而作用于 A2 受体则扩张出球小动脉,该发现促使人们研究其在 ATN 发病中的作用。肾小管细胞受损时,释放大量的腺苷,从而收缩入球小动脉和扩张出球小动脉,因此明显降低 GFR。腺苷还可刺激肾小球球旁器的肾素分泌并促进 ANGⅡ的产生,加重入球小动脉收缩,但其收缩出球小动脉的效应可因腺苷通过 A2 受体介导的作用被拮抗,因此加重了 GFR 下降。仔细对比可以看出《病理生理学(8版)》是8年制《生理学》、《病理生理学(8版)》和8年制《病理学生理学》的部分知识点摘抄,所以前后说法不一致
第二种	2版、7版《病理生理学》和8年制《病理生理学》的急性肾衰竭认为远曲小管钠离子量增多引起致密斑激活肾素分泌。ANGⅡ在病理生理学中都是以收缩入球小动脉为主,入球小动脉强烈收缩→CBP 下降, GFR 下降;肾血流量下降(类似肌源性学说,效应一样)

(待续)

表 2.14(续)

第三种	《病理生理学(8版)》:不再强调ANGⅡ在TGF中的主要作用,其他机制,如腺苷、NO、PG、ATP等。采用微穿刺灌注方法的研究证实,增加致密斑的NaCl浓度可使单个肾单位GFR下降50%。在ATN(急性肾小管坏死)时,近曲小管对钠离子和氯离子的重吸收减少,使远曲小管内液中的氯化钠浓度持续升高,可导致TGF异常激活,使入球小动脉收缩, GFR持续降低。此外,有学者提出,腺苷也可能作为TGF作用的介导因子,腺苷作用于A1受体使入球小动脉收缩,而作用于A2受体则扩张出球小动脉,该发现促使人们研究其在ATN发病中的作用。肾小管细胞受损时,释放大量的腺苷,从而收缩入球小动脉和扩张出球小动脉,因此明显降低GFR。腺苷还可刺激肾小球球旁器的肾素分泌并促进ANGⅡ的产生,加重入球小动脉收缩,但其收缩出球小动脉的效应可因腺苷通过A2受体介导的作用被拮抗,因此加重了GFR下降
第四种	TFG的生理意义在于当一个肾单位的小管液流量过高或所含的氯化钠量过多时,此信息可被反馈到该肾单位的肾小球部分,使入球小动脉收缩,阻力增大,肾小球滤过率降低,从而使小管液的流量和氯化钠含量趋向恢复。TGF的机制复杂,可能有多种因素参与。有人认为,肾脏局部的肾素-血管紧张素系统可能参与TGF的过程。当一个肾单位的小管液流量增加时,其致密斑部分钠离子和氯离子等离子的转运速率发生改变,使局部的肾素-血管紧张素系统活动加强,生成的ANGⅡ增多,ANGⅡ可以使该肾单位的血浆流量和滤过系数(Kf)都变小,因此肾小球滤过率降低(8年制《生理学》)
第五种	1960年,有人还提出小管液氯化钠增加,肾素释放,ANGⅡ生成减少。这与其他的解释都是相反的
第六种	早期认为,钠离子是激发TGF的主要离子,后来研究发现,氯离子才是激起反馈作用的关键。有研究证实,凡是可阻挡氯离子转运的利尿剂,都可抑制TGF

五、关于致密斑感受器感受的到底是什么？

（1）《生理学》认为是流经远曲小管的钠离子的量影响致密斑。

（2）《病理生理学》认为流经远曲小管的钠离子的量（浓度和流量）影响致密斑。但描述时写到过氯化钠浓度的错误说法。

（3）具体浓度、容量说法并不一致。个人认为以生理学为准，认为是容量（容量与浓度和流量都有关系，容量和流量成正比）。

六、SGLT2 对 TGF 的机制（图 2.22）

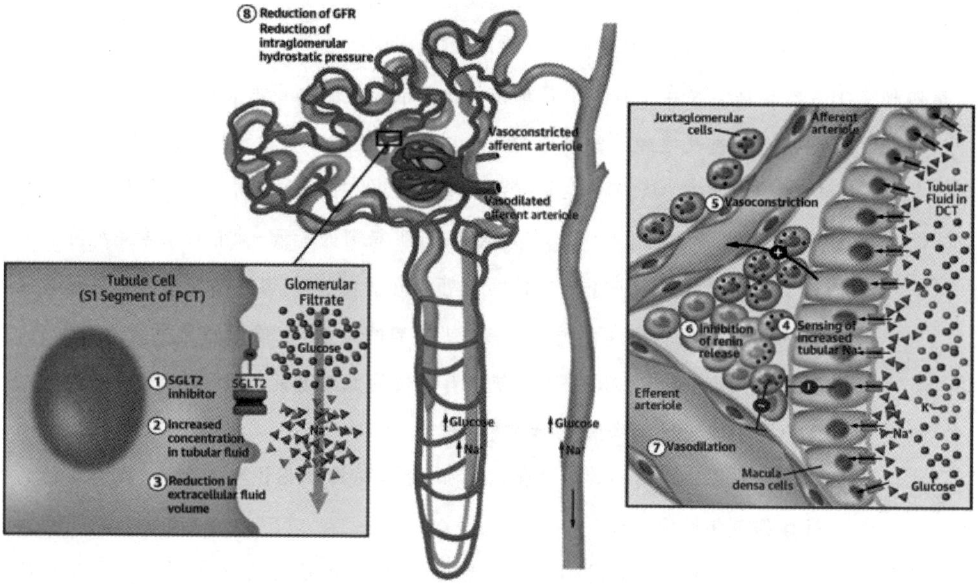

图 2.22 致密斑部感受的钠离子量增加，激活 TGF 机制。

糖尿病患者 SGLT2 活性增强，近曲小管对钠离子和葡萄糖的重吸收增加，流到远端肾小管致密斑处肾小管液的钠离子和葡萄糖减少，低钠离子浓度抑制 TGF（第二种解释），入球小动脉扩张，肾血流量及 GFR 升高，导致肾小球高灌注、高压力、高滤过状态。持续的高灌注、高压力、高滤过状态，将导致肾小球内皮损伤，基底膜增厚，逐渐导致肾小球硬化、肾衰竭。SGLT2 抑制剂作用于近端肾小管，抑制 SGLT2，从而抑制了钠离子和葡萄糖的重吸收，使转运至致密斑处的钠离子和葡萄糖增多，高钠离子激活 TGF（第二种解释），使入球小动脉收缩，降低肾小球高灌注、高压力、高滤过，肾小球得到保护，肾功能得以恢复。其他：尿液中葡萄糖和钠排泄增加，由于失去体内盐，细胞外液体积收缩；腺苷介导的信号级联反应引起导致入球小动脉收缩；球外系膜细胞分泌肾素被抑制；出球小动脉扩张。还有学者认为，SGLT2 引起 TGF 反应的是氯离子浓度而非钠离子含量（第六种解释）。

TGF 是肾血流量增大，GFR 增大可导致 TGF 异常激活，使入球小动脉收缩，GFR 持续降低。这仅仅是结果与现象。透过现象看本质，然而机制解释却不尽相同，我想其真正的谜底还需进一步研究与探讨。

参考文献

[1]朱大年. 生理学[M].7 版. 北京:人民卫生出版社，2008.

[2]朱大年. 生理学[M].8 版. 北京:人民卫生出版社，2013.

[3]肖献忠. 病理生理学[M].2 版. 北京:高等教育出版社，2008.

[4]李桂源.8 年制病理生理学[M].2 版. 北京:人民卫生出版社，2010.

[5]8 年制生理学[M]2 版. 北京:人民卫生出版社，2010.

[6]WEIR MR, KLINE I, XIE J, et al. Effect of canagliflozin on serum electrolytes in patients with type 2 diabetes in relation to estimated glomerular filtration rate (eGFR)[J]. *Curr Med Res Opin*,2014,30(9):1759–1768.

[7]DE JONG MA, PETRYKIV SI, LAVERMAN GD, et al. Effects of Dapagliflozin on Circulating Markers of Phosphate Homeostasis[J]. *Clin J Am Soc Nephrol*,2019,14(1):66–73.

[8]CIANCIOLO G, DE PASCALIS A, GASPERONI L, et al. The Off–Target Effects, Electrolyte and Mineral Disorders of SGLT2i[J]. *Molecules*,2020,25(12):2757.

地高辛中毒？真相没这么简单

地高辛是一种强心药，治疗量与中毒量接近，临床上有 5%~51%的住院患者在服用地高辛后发生地高辛中毒。尽管地高辛的总使用量已有所下降，但因地高辛中毒而入院的患者数量并未随之下降。本文中的患者表面上看是地高辛中毒，但真相却没这么简单。

一、病例简介

1. 现病史

患者男，73岁，主诉间断胸痛8年，喘憋伴恶心、呕吐2天。患者入院前8年间断出现胸痛，伴喘憋、胸闷心悸，多在情绪激动或疲劳后出现，伴大汗，发作后多次就诊于当地医院，进行冠状动脉造影检查，以及心脏彩超、Holter检查后考虑"心力衰竭、扩张型心肌病、心房颤动、三度房室传导阻滞"。出院后口服阿司匹林、欣康、地高辛等治疗。2天前无明显诱因出现夜间喘憋，不能平卧，伴恶心、呕吐，食欲减低。患者自发病以来，精神、睡眠尚可，食欲差，二便如常，体重下降。

2. 既往史

高血压病史11年，平素口服安博诺、氨氯地平降压。糖尿病病史10年，平素未规律检测血糖，血糖控制不佳。脑梗死及脑出血病史，否认肝炎、结核等传染病史，否认食物、药物过敏史，预防接种史不详。

3. 家族史

否认家族中有类似患者，否认其他遗传性家族疾病史。

4. 体格检查

患者神志清楚，双肺呼吸音粗，左肺底呼吸音低，未闻及干湿啰音。心界叩诊扩大，心音有力、心律齐，二尖瓣听诊区可闻及收缩期吹风样杂音，未闻及心包摩擦音。腹软，无腹壁静脉曲张，肝脾未触及，移动性浊音阴性，全腹软，无压痛，双下肢无水肿，生理反射存在，病理反射未引出。

二、诊疗过程

1. 实验室检查

血常规：白细胞计数为 $4.63 \times 10^9/L$，红细胞计数为 $4.30 \times 10^{12}/L$，血红蛋白为

138g/L，血小板计数为 156 × 10^9/L，中性粒细胞百分比为 84%；心肌酶与心肌损伤标志物：CK 为 67U/L，CK-MB 为 11U/L，TNI 为 0.193ng/mL，NT-proBNP>3150pg/mL，D-二聚体为 331ng/mL；尿常规：酮体 1+，尿白蛋白-；便常规（-）；肾功能：尿素为 11.77mmol/L，肌酐 105.3μmol/L；电解质、肝功能、游离甲状腺功能未见异常。

2. 其他辅助检查（图 2.23 至图 2.25）

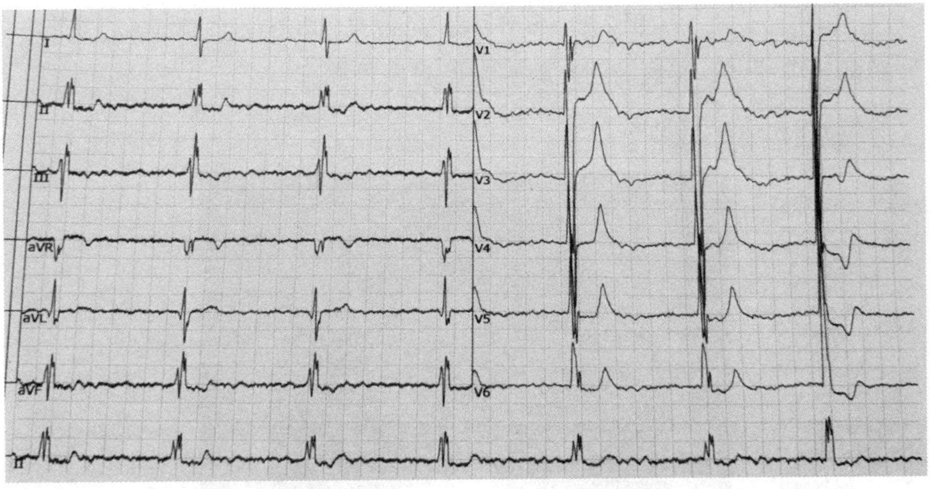

图 2.23 入院心电图：心室率 41 次/分，心律齐。心房颤动伴三度房室传导阻滞。

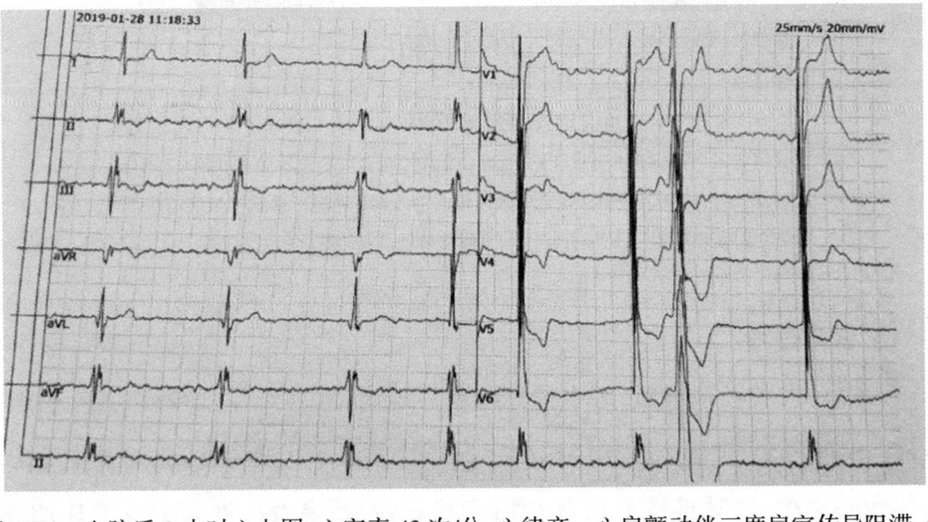

图 2.24 入院后 3 小时心电图：心室率 43 次/分，心律齐。心房颤动伴三度房室传导阻滞、频发室性期前收缩、ST-T 改变。

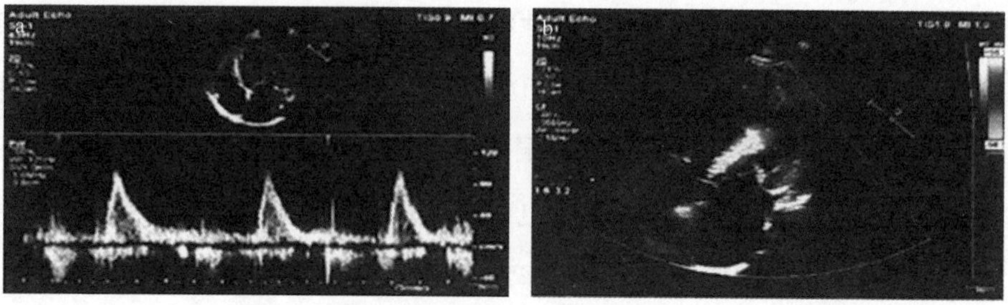

图 2.25 心脏彩超。(b 图见彩图)

腹部超声:肝脏、胆囊、胰腺、脾脏未见明显异常。

胸部 CT 检查结果见图 2.26。

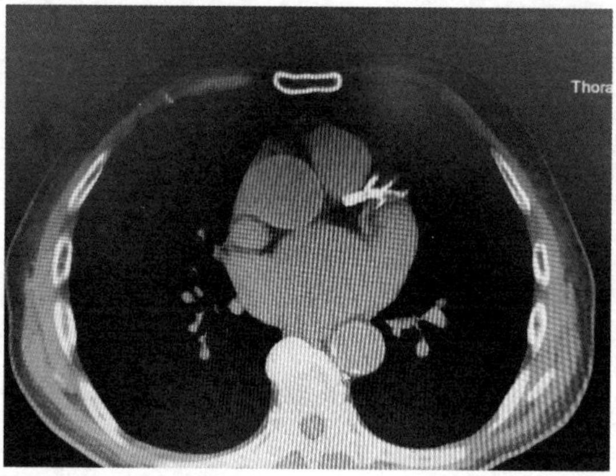

检查部位:胸部平扫

影像描述:

本次检查与本院 2018-04-16 胸部平扫比较显示:心影增大,两肺门区支气管血管束增粗均较前基本吸收,以上考虑心功能不全合并心源性肺水肿较之前明显改善,请结合临床。两侧支气管壁增厚较之前改善。两肺间质病变较之前改善。余较之前变化不明显,请结合临床。腹部及骨质情况请结合相关检查。

图 2.26 胸部 CT 结果。

3. 诊疗过程

入院后患者心率偏慢,医生首先判断为地高辛中毒。立即嘱患者停用地高辛片。追问病史,患者入院前 1 周因突发心悸就诊于我院急诊,急诊医生考虑房颤伴快心室率,静脉推注毛花苷 C 后症状好转,嘱患者将地高辛从半片加到 1 片。患者回家后继续服用地高辛。2 天前无明显诱因出现夜间喘憋,不能平卧,伴恶心、呕吐，食欲减低。立即进行地高辛浓度测定。

从患者症状和体征来看，患者无感染诱因，无心衰急性加重过程，而是恶心、呕吐，近2天无食欲。尿酮体阳性，随机血糖8.8mmol/L，立即进行动脉血气分析（表2.15），结果无酸碱平衡紊乱（pH=7.446），考虑患者心功能较差，试着补充糖盐治疗，并注意监测出入量，口服阿司匹林、氢氯吡格，皮下注射低分子肝素4000IU，每日1次（患者CCr=35.32），口服托拉塞米20mg、螺内酯20mg。静脉应用PPI，尿毒清颗粒，皮下注射胰岛素，口服补钾等治疗。

表2.15　入院动脉血气分析

No	项目	结果	单位	参考值	No	项目	结果	单位	参考值
1	酸碱度	7.446		7.35~7.45	14	氯离子	116 ↑	mmol/L	98~106
2	二氧化碳分压	29.9 ↓	mmHg	35~45	15	实际pH值离子钙	1.18	mmol/L	1.15~1.29
3	氧分压	68.4 ↓	mmHg	83~108	16	乳酸	1.3	mmol/L	0.5~1.6
4	血氧饱和度	93.4	%		17	葡萄糖浓度	13.9 ↑	mmol/L	3.89~5.83
5	血氧总量	15.2	mmol/L		18	红细胞压积	36.3 ↓	%	37~49
6	氧和血红蛋白分数	91.9 ↓	%	93~98	19	阴离子间隙	10.8	mmol/L	
7	碳氧血红蛋白分数	0.9	%	＜2	20	pH值7.4离子钙	1.21	mmol/L	
8	还原血红蛋白分数	6.5	%	2~7	21	血红蛋白含量	11.8	g/dL	
9	高铁血红蛋白分数	0.7	%	＜1.5	22	细胞外液剩余碱	−3.2	mmol/L	
10	血二氧化碳总量	40.9	mmol/L		23	血液剩余碱	−2.5	mmol/L	
11	血浆二氧化碳总浓度	47.4 ↑	mmol/L	24.0~32.0	24	标准碳酸氢盐	22.3	mmol/L	
12	钾离子	4.0	mmol/L	3.40~4.50	25	实际碳酸氢盐	20.3 ↓	mmol/L	22~26
13	钠离子	143	mmol/L	136~146					

第二天复查肾功能：尿素为15.05mmol/L，肌酐为121.1μmol/L。并且尿量偏少，为400~500mL/d。血压100/60mmHg水平让我大吃一惊！突然意识到，恶心、呕吐后患者出现容量不足。立即应用利尿合剂，不补液，但患者反应欠佳，白天仍然无尿，夜间1000mL尿液。

患者肾功能第三天复查：尿素为 17.66mmol/L，肌酐为 133.4μmol/L，尿酸为 526.2μmol/L。地高辛浓度汇报考虑地高辛中毒，而且报危急值。

患者瘦小，体重只有 45kg，身体并无水潴留。莫非是心肾综合征？带着这个疑问，我们停用了呋塞米，继续应用多巴胺小剂量扩张肾血管改善供血，临时追加利尿剂，继续补充盐水、糖盐扩容。到第 4 天尿素为 14.41mmol/L，肌酐为 115.1μmol/L，尿酸为 551.1μmol/L。患者食欲有所改善，能进食并饮水。到第 5 天患者复查肾功能尿素为 11.93mmol/L，肌酐为 95.2μmol/L，尿酸为 512.5μmol/L。复查 NT-proBNP 为 753pg/mL，尿酮体阴性，并维持血钾水平在 4mmol/L 以上。复查心电图：心室率 56 次/分，房颤伴缓慢心室率，偶发室性期前收缩，ST-T 改变。

三、总结

自 1785 年 William Withering 介绍使用了洋地黄属植物紫花地高辛治疗心衰以来，地高辛类药物治疗心衰及心律失常已有 200 余年的历史，是治疗心衰和心律失常的主要有效药物之一。

地高辛中毒的临床表现主要有胃肠道反应，如恶心、呕吐、腹泻、厌食等；心脏毒性，如各种新发的心律失常，不能用原发病解释，其中快速房性心律失常+传导阻滞是最具特征性的心电图表现，室早二联律最多见；神经系统表现，如头痛、定向力障碍、谵妄、头昏等；视觉改变，如黄视、绿视、视物模糊等。一旦出现地高辛中毒，一般采取的首要措施是停药或减量使用，大剂量服用时应立即洗胃、催吐。

心肾综合征（CRS）包括一系列涉及心脏和肾脏的疾病，其中一个器官的急性或慢性功能障碍可能导致另一个器官的急性或慢性功能障碍（表 2.16）。

表 2.16 基于急性透析质量倡议共识会议的 CRS 分类

分型	命名	描述	临床实例
1 型 CRS	急性 CRS	心衰导致 CKD	ACS 导致心源性休克和急性肾损伤,急性心衰导致急性肾损伤
2 型 CRS	慢性 CRS	慢性心衰导致 CKD	慢性心衰
3 型 CRS	急性 CRS	AKI 导致急性心衰	容量超负荷导致急性肾损伤引起心衰、炎症反应、尿毒症的代谢紊乱
4 型 CRS	慢性 CRS	CKD 导致慢性心衰	CKD 相关性心肌病所致的左心室肥厚和心衰
5 型 CRS	继发性 CRS	非心肾因素导致心衰和肾衰竭	淀粉样变性、脓毒症、肝硬化

注:ACS,急性冠脉综合征;CKD,慢性肾脏病;CRS,心肾综合征。

该患者既往有慢性心衰病史, 8 年前进行冠状动脉造影检查未发现血管闭塞,考虑扩张型心肌病, 8 年中新发了下壁、下基底部心肌梗死的情况,但此证据并不能解释心脏扩大。

该病例是地高辛中毒案例,伴有慢性肾功能不全急性加重,也就是地高辛中毒遇到心肾综合征(2 型)。患者的肾脏长期处于缺血状态,地高辛中毒使得血容量下降,肾脏因急性缺血而出现急性肾损伤,为肾前性肾衰竭。该患者真是既“伤心”又“伤肾”!

本案例告诉我们,对于肌酐在 100μmol/L 左右且尿素偏高的患者来说,肾功能偏差,一旦出现“风吹草动”或用药稍不注意,尤其是利尿剂,往往会惹来一身麻烦。因此,这些患者的用药一定要慎之又慎!

参考文献

[1]RANGASWAMI J, BHALLA V, BLAIR JEA, et al. Cardiorenal Syndrome: Classification, Pathophysiology, Diagnosis, and Treatment Strategies: A Scientific Statement From the American Heart Association[J]. *Circulation*,2019,139(16):e840–e878.

[2]成守龙,苗苗,刘俊. 地高辛中毒影响因素分析[J]. 临床合理用药杂志, 2018, 11(19): 123–125.

这例心力衰竭病因不一般：病在先天

心衰（HF）是指各种心脏结构或功能性疾病导致心室充盈和（或）射血能力受损，心排血量不能满足机体组织代谢需要，以肺循环和（或）体循环淤血，器官、组织血液灌注不足为临床表现的一组综合征，主要表现为呼吸困难、体力活动受限和体液潴留。心功能不全或心功能障碍理论上是一个更广泛的概念，伴有临床症状的心功能不全。临床上心衰基本病因包括原发性心肌损害和心脏负荷过重。本病例是1例错过手术时机的先天瓣膜畸形引起的中晚期心衰，下面做详细介绍。

一、病例简介

1. 现病史

患者男，64岁，因“胸痛3年，双下肢水肿伴喘憋2年，加重4天”入院。3年前无明显诱因出现胸痛，无发热，无头晕、头痛，无恶心、呕吐，无胸闷、胸痛、心慌，无腹胀、血便，无肢体发麻及活动障碍等不适，就诊于当地医院，给予口服药物治疗，考虑肾功能不全，症状好转后出院。入院2年前间断出现双下肢水肿伴喘憋，就诊于外院，心脏彩超结果：EF为0.48，主动脉瓣二尖瓣畸形并主动脉瓣（前瓣）脱垂；主动脉硬化，升主动脉增宽；左心房增大，左心室增大，并左心室后壁轻度增厚；左心室各壁运动幅度相对轻度减轻；左心室舒张功能降低；二尖瓣闭锁（中度）、三尖瓣闭锁（轻度）、肺动脉闭锁（轻微）；肺动脉高压轻度增高（估测肺动脉收缩压49.55mmHg）。给予静脉利尿、扩血管等治疗，症状好转后出院。患者入院前4天活动或者上楼后出现乏力伴憋气，伴有气促，双下肢水肿，夜间能平卧，不伴有咳痰，无发热，无胸闷、胸痛、心慌等不适，现要求进一步诊疗就诊于我院。以“慢性心力衰竭急性加重”收治入院，患者近期精神、食欲、睡眠欠佳，小便如常，体力下降，体重无明显变化。

收入院初步诊断：①慢性心力衰竭急性加重，心脏瓣膜病，二尖瓣关闭不全（轻-中度），主动脉瓣畸形（二尖瓣），主动脉瓣反流，冠状动脉性心脏病，陈旧性心肌梗死，不稳定型心绞痛，心功能Ⅱ级（NYHA 分级）；②高血压病 3 级（很高危）；③慢性肾功能不全，糖尿病肾病，肾病综合征，肾性贫血；④双侧胸腔积液。

2. 既往史

糖尿病病史 8 年，高血压病史 8 年，慢性肾功能不全病史 4 年。否认脑卒中、青光眼、哮喘等病史，否认肝炎、结核病史，否认药物、食物过敏史。否认家族中有类似患者，否认其他遗传性家族疾病史。

3. 体格检查

体温 36.5℃，脉搏 67 次/分，呼吸 18 次/分，血压 156/80mmHg，神志清楚，慢性病容。体格检查合作，全身皮肤未见黄染，贫血貌。双肺底呼吸粗，双肺底可闻及湿啰音，右肺底呼吸音低。心率 67 次/分，心音可，心律齐，主动脉瓣听诊区可闻及 3~4 级舒张期叹气样杂音。腹软，未触及包块，无压痛，无反跳痛，无腹肌紧张，麦氏点压痛阴性，墨菲征阴性，肝脾未触及，肾区叩击痛无，移动性浊音阴性。

二、院内就诊与诊疗过程

1. 院内实验室检查

入院血常规：白细胞计数为 4.50×10^9/L，红细胞计数为 3.01×10^{12}/L，血红蛋白为 91g/L，血小板计数为 188×10^9/L，中性粒细胞百分比为 71.8%。心肌酶：CK-MB 为 5U/L，TNI 为 0.031ng/mL，NT-proBNP 为 27 500ng/L（↑）；肝功能：ALB 为 31.1g/L，GLO 为 29.8g/L，ALT 为 11.9U/L，AST 为 14.9U/L，ALP 为 81.3U/L，GGT 为 19.8U/L，LDH 为 202.8U/L，TBIL 为 7.0μmol/L，DBIL 为 1.5μmol/L；凝血功能：D-二聚体为 1459ng/mL，PT 为 33.4 秒，PT-INR 为 1.07，APTT 为 33.4 秒。游离甲状腺功能：FT_3 为 3.82pmol/L。肾功能：Cr 为 279.2μmol/L，尿素为 13.09mmol/L，尿酸为 283.4μmol/L。电解质：血钾为 6.12mmol/L。尿常规：尿白蛋白 2+；便潜

血：化学法（+）、免疫法（-）。糖化血红蛋白为 8.40%。尿白蛋白定量为 3.35g/24h，微量白蛋白为 1590.9mg/24h。

2. 其他辅助检查

见图 2.27 和图 2.28。

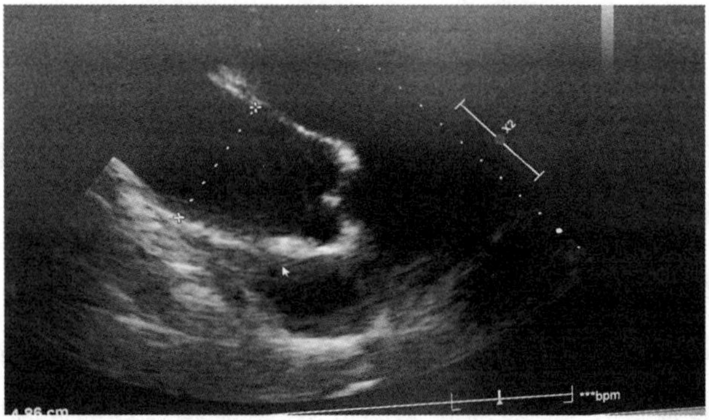

图 2.27 超声心动图（UCG）：LA 为 37mm，LV 为 61mm，RA 为 40mm，RV 为 30mm，IVS 为 13mm，LVPW 为 13mm，EF 为 0.41。升主动脉增宽，主动脉窦增宽。左心室增大，左心室壁对称性增厚，考虑二叶式主动脉瓣合并钙化、狭窄（轻度）、反流（中度）；二尖瓣反流（轻度）、三尖瓣反流（轻度）；左心室壁运动普遍减弱，左心室收缩、舒张功能下降，肺动脉高压（收缩压约 41mmHg）。

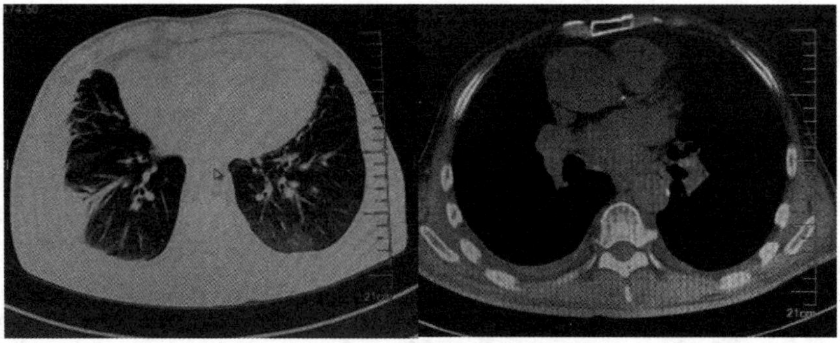

图 2.28 胸部 CT 平扫：心影增大同前，双侧胸腔积液较之前减少，邻近肺组织压迫性肺不张较之前缓解，仍考虑心功能不全；双肺可见多发斑片状磨玻璃度影，较之前减少，不除外合并感染，请结合临床治疗后复查。左肺底可见多发条索并牵拉性支气管扩张，扩张支气管未见明显管壁增厚。升主动脉增粗同前，直径约 52mm，建议必要时进一步检查。左肺上叶肺气肿、肺大疱较之前无明显变化。两肺间质纹理增多，间质病变同前。两肺门变化不大。纵隔内（气管前间隙、主肺窗及隆突下）多发小淋巴结影。

3. 院内诊疗过程

患者入监护室，监测生命体征、出入量等动态变化，给予哌拉西林舒巴坦抗感染、低分子肝素抗凝、化痰、平喘。口服降压药物同时利尿、硝酸酯类扩冠等降低心脏前后负荷，改善毛细血管楔压（PCWP）。静脉葡萄糖+胰岛素降低血钾治疗。择期肾脏内科会诊：尿白蛋白定量为 3.35g/24h，微量白蛋白为 1590.9mg/24h。考虑糖尿病肾病、肾功能不全、糖尿病肾病趋势；急性心肾综合征（Ⅰ型）：心力衰竭问题有加重肾功能进展。给予皮下注射 3000IU，2~3 次/周，尿毒清为 5g，每日 1 次，低蛋白优质饮食，复合氨基酸 2 粒，每日 3 次，调整血糖，监测肾功能、电解质、血常规、血磷、血钙、甲状旁腺激素。

4. 出院诊断

①慢性心衰急性加重，心脏瓣膜病，二尖瓣关闭不全（轻-中度），主动脉瓣畸形（二尖瓣），主动脉瓣反流，冠状动脉性心脏病，陈旧性心肌梗死，不稳定型心绞痛，心功能Ⅱ级（NYHA 分级）；②高血压病 3 级（很高危）；③慢性肾功能不全，急性心肾综合征（Ⅰ型），糖尿病肾病，肾病综合征，肾性贫血；④肾囊肿；⑤肺气肿，肺大疱，纵隔多发淋巴结影。

出院最终调整用药方案：呋塞米 20mg，每日 2 次；硫酸氯吡格雷片 75mg，每日 1 次；氨氯地平片 5mg，每日 1 次；单硝酸异山梨酯片 60mg，每日 1 次；阿托伐他汀片 20mg，每晚 1 次；复方氨基酸胶囊 0.7g，每日 1 次；雷贝拉唑 10mg，每日 1 次；尿毒清颗粒 5g，每日 4 次；（华）重组人促红素注射液（CHO 细胞）3000IU，每周 3 次。

出院后监测电解质指标等，监测血压、心率、观察大便情况，呼吸内科、肾脏内科、心血管内科随诊，定期门诊随诊和调整药物。

三、总结

主动脉瓣二叶畸形（BAV）是指主动脉瓣的瓣叶部分融合，导致主动脉瓣由两个瓣叶构成而非正常的 3 个瓣叶构成的瓣膜病。患者主动脉瓣仅有两个瓣叶，开放的瓣口面积减小，左心室流入主动脉的血流受阻，血流速度增高，左心室肥厚等。主动脉瓣二叶瓣化畸形是成人先天性心脏病最常见的类型之一，30%~50%BAV 的伴并发症，单纯或早期 BAV 病变可无特殊症状，当合并有血流动力学改变时，症状则可展现。从血流动力学角度分析：早期 BAV 开放的瓣口面积减小，形成相应的压差，作用于瓣叶和窦、升部区域，长期以来，则造成瓣叶和主动脉病变（瓣叶受损钙化、主动脉扩张等），故临床上主动脉瓣狭窄、关闭不全最为常见，也可发生主动脉瘤样扩张，甚至发生夹层。

经胸超声心动图诊断 BAV 准确率高达 95.3%，超声可作为诊断首选，同时经胸超声心动图还能提供心脏形态学改变，评估是否有瓣膜置换、修复及主动脉病变手术的指征，对选择相应的治疗方案，确定手术时机、判断预后有重要价值。对于 BAV 狭窄较为明显，且年龄较大、身体状况不能耐受外科手术者可选择经皮主动脉瓣置换术（TAVR），对于血流动力学明显异常且钙化不明显者适合选择外科手术治疗，除了瓣膜并发症外，BAV 合并主动脉瘤、夹层等也是手术适应证和影响预后的重要因素。回顾本案例考虑二叶式主动脉瓣合并钙化、狭窄（轻度）、反流（中度），且患者合并心肌梗死、高血压、肾功能不全等并发症，心衰已经到了终末期阶段，错过了手术时机，预后很差，主要以改善心衰症状为主。

参考文献

[1]呼宇,刘利,彭勤宝,等. 二叶式主动脉瓣畸形的循证研究[J]. 岭南心血管病杂志,2020,26(2):248-252.

[2]刘晓丽,周颖. 超声心动图对主动脉瓣二叶畸形的诊断价值分析[J]. 影像研究与医学应用,2020,4(17):118-120.

[3]汪咏莳,刘宏宇,孔德红,等. 先天二叶式主动脉瓣畸形临床及超声心动图特征分析[J]. 中国临床医学,2021,28(1):60-64.

[4]邵伟,陶玲燕,陈晓梅,等. 二叶式主动脉瓣畸形的超声心动图诊断价值探讨[J]. 宁夏医学杂志,2019,41(11):990-993.

大量心包积液，背后原因是什么？

人体可能会罹患多种疾病，而一种现象可能是多种原因引起的。作为一个内科医生，不应单单想到单学科的某一种疾病。临床疾病应从整体综合分析临床资料，避免孤立、静止地看待某些症状和检查结果，是避免或减少误诊的关键，培养临床综合能力，切记不能“只见树木，不见森林”。

一、病例简介

1. 现病史

患者女，52岁，因“呼吸困难伴双下肢水肿20年，加重20天”入院。入院20天前再次出现胸、下肢水肿伴呼吸困难，就诊当地医院，考虑心衰、肺炎疾病，给予抗感染等治疗，为求进一步救治，以“慢性充血性心衰急性加重”收入院。患者自发病以来，精神差，食欲差，尿少，大便无异常。

2. 既往史

患者为中老年女性，既往患有风湿性心脏病20余年。否认高血压、糖尿病病史，否认脑梗死、脑出血病史，否认青光眼、哮喘病史，否认肝炎、结核病史，否认药物、海鲜等过敏史，预防接种史不详。

3. 家族史

否认家族中有类似患者，否认其他遗传性家族疾病史。

4. 体格检查

体温36.5℃，脉搏70次/分，呼吸18次/分，血压153/87mmHg，神志清楚，端坐呼吸，体格检查合作。全身皮肤未见黄染，无贫血貌。双肺底呼吸音低，未闻及明显干湿啰音，心律89次/分，心房颤动心律，心音弱，二尖瓣听诊区可闻及舒张期杂音。腹软，未触及包块，无压痛，无反跳痛，无腹肌紧张，麦氏点压痛阴性，墨菲征阴性，肝脾未触及，肾区叩击痛无，移动性浊音阴性，双下肢中度水肿。

二、院内就诊与诊疗过程

1. 院内实验室检查

入院血常规：白细胞计数为 4.77×10^9/L，红细胞计数为 4.25×10^{12}/L，血红蛋白为 137g/L，血小板计数为 158×10^9/L，中性粒细胞百分比为 82.3%。心肌酶：CK–MB 为 27ng/mL，TNI 为 0.046ng/mL，NT–proBNP 为 10 200pg/mL(↑)。肝功能：ALB 为 66g/L，GLO 为 35.4g/L，ALT 为 13.7U/L，AST 为 30U/L。凝血功能：D–二聚体为 955ng/mL，PT 为 11.9 秒，PT–INR 为 1.1，APTT 为 38.4 秒。游离甲状腺功能：FT_3 为 4.21pmol/L，FT_4 为 4.21pmol/L，TSH 为 2.530μIU/mL。肾功能：Cr 为 74.8μmol/L，尿素为 11.06mmol/L，尿酸为 722.7μmol/L。便潜血：化学法(–)，免疫法(–)。

2. 其他辅助检查

心电图：房颤心律，心室率为 78 次/分，广泛导联 ST–T 改变。超声心动图(UCG)：LA 为 49mm，LV 为 38mm，RA 为 61mm，RV 为 45mm，IVS 为 10mm，LVPW 为 10mm，EF 为 69%。下腔静脉增宽、主肺动脉瘤样扩张，右心、左心房增大，左心室变小，右心室壁普遍减弱，二尖瓣钙化、狭窄(重度)，三尖瓣反流(中度)，主动脉瓣钙化、狭窄(轻度)、反流(轻–中度)，肺动脉瓣反流(轻度)，肺动脉高压(收缩压约 150mmHg，三尖瓣反流估测)，心包积液(极大量)，右心室收缩功能下降。

胸部平扫见图 2.29。

影像诊断：
心影明显增大，大量心包积液，两肺门血管影增粗。两肺小叶间隔增厚，两肺散在磨玻璃密度影，考虑心衰–肺水肿。合并感染。请临床注意心功能并治疗后复查以警惕心脏压塞
主肺动脉增宽，提示肺动脉高压
左乳头后内侧不规则肿块，建议进一步检查
两肺间质病变、间质炎症
主动脉瓣钙化，请结合超声心动检查
动脉硬化
腹部、骨质情况请结合相关检查

图 2.29 胸部 CT 平扫，主肺动脉增宽，宽约 52mm。

收入院初步诊断：①慢性心衰急性加重，风湿性心脏病，二尖瓣狭窄（中-重度），三尖瓣关闭不全（中-重度），主动脉瓣关闭不全（轻-中度），心功能Ⅲ级（NYHA 分级）；②心律失常，持续性房颤；③肺炎，肺动脉高压（重度）；④大量心包积液。

3. 院内诊疗过程

患者入病房监护室，监测生命体征、出入量等动态变化，给予哌拉西林舒巴坦抗感染、低分子肝素抗凝、化痰、平喘、利尿扩冠等降低心脏前后负荷，改善毛细血管楔压（PCWP），同时维持电解质平衡等。给予超声引导下心包穿刺置管治疗。见图 2.30 和图 2.31。

完善风湿抗体+免疫全项、肿瘤全项未见明显异常。抽取心包积液送化验考虑漏出液可能，未见肿瘤细胞和结核分枝杆菌。患者复查心脏彩超未见积液后拔出引流管。考虑患者二尖瓣重度狭窄，症状好转后出院转心血管外科进行 Bentall 手术和二尖瓣置换手术治疗。

出院带药：呋塞米 20mg，每日 2 次；螺内酯 20mg，每日 2 次；地高辛 0.25mg，每日 1 次；诺欣妥 25mg，每日 2 次；美托洛尔缓释片 11.875mg，每日 1 次；华法林 3mg，每日 1 次。

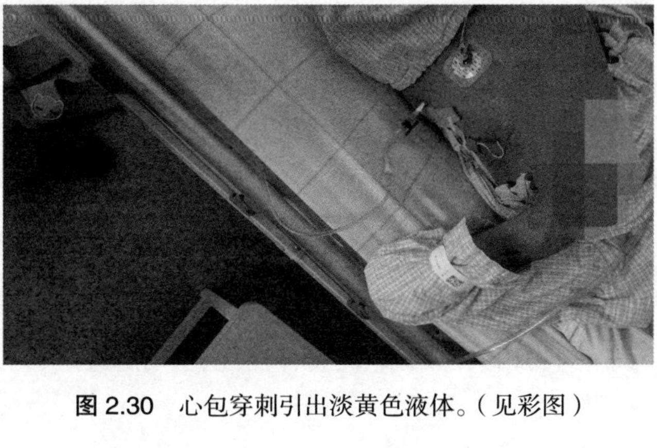

图 2.30 心包穿刺引出淡黄色液体。（见彩图）

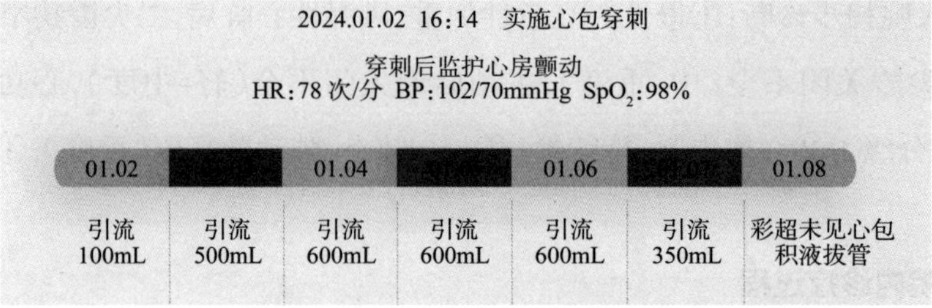

图 2.31 引流心包积液 2750mL。

三、总结

该病例因心脏瓣膜病（二尖瓣狭窄）导致了大心房，因为左心房压的升高，导致了肺淤血，时间长了导致全心衰竭，从而导致大量心包积液。因手术治疗不及时，预后因此也较差。另外，该患者病情复杂，不单单存在心脏问题，需要我们细心的内科医生和心外科的综合诊疗。作为一个内科医生，时常进行头脑风暴可能更能增加对疾病的认识与经验的积累。同时，根据该病例特点，作者引出了几点思考与知识的拓新。

1. 心包积液

心包积液是一种较常见的临床表现，是心包疾病的重要体征之一，可由多种病因造成。正常心包可有 10~50mL 的血浆渗出液，起润滑作用。当病理过程导致液体吸收减少或生成增加，则会形成心包积液。

心包积液的病因分为感染和非感染两类，感染因素中常见的包括病毒感染、细菌感染（结核分枝杆菌最为多见）；而真菌感染和寄生虫感染罕见。

非感染因素中，自身免疫因素较为常见，包括系统性自身免疫和自身炎症性疾病，肿瘤因素中多见转移瘤，以及代谢性疾病。此外，非感染因素中还包括创伤性和医源性因素、药物相关性因素、淀粉样变性、主动脉夹层、先天性部分或全部心包缺如等。

2. 升主动脉瘤

正常主动脉内径在 2~4cm，超过 4.5cm 考虑诊断升主动脉瘤。多数升主动脉瘤患者无症状，但可出现危及生命的并发症：急性主动脉不全、夹层或破裂。无症状患者主要是保守治疗，严格控制血压，β-受体阻滞剂还可减慢动脉瘤增长速度，每半年做一次影像学检查（首选 CT）。胸动脉瘤修复指征：①有症状；②升主动脉瘤舒张末期直径 5~6cm，降主动脉瘤 6~7cm；③每年增长超过 10mm；④夹层；⑤主动脉瓣手术时升主动脉瘤>4.5cm；⑥在有主动脉不全或有任何主动脉根病变或升主动脉病变（马方综合征）患者，动脉瘤≥5cm。

3. 瓣膜性房颤（VAF）与非瓣膜性房颤（NVAF）

一提到房颤抗凝，我们都会想到利伐沙班、达比加群、阿哌沙班等新型抗凝药物。而对于我们常见的非瓣膜性房颤完全不一样，该病例有且只能应用华法林抗凝治疗。这是为什么呢？答案为该患者属于瓣膜性心房颤动。

瓣膜性房颤：①人工机械瓣置换术后；②中重度二尖瓣狭窄（以风湿性心脏病为主）。

非瓣膜性房颤：①其他瓣膜病包括轻度二尖瓣狭窄、二尖瓣关闭不全、主动脉瓣狭窄及关闭不全等类型合并房颤；②对于使用生物瓣（术后 3 个月后），或者在二尖瓣、三尖瓣位植入瓣膜成形环（术后 3~6 个月后）；③经皮主动脉瓣膜成形术（PTAV）或者经皮主动脉瓣置换术（TAVI）后（需连用 1~2 种抗血小板药物）；④肥厚型心肌病。

4. VAF 与 NVAF 怎么抗凝？

（1）NVAF：对于 NVAF 患者，可根据目前指南推荐的评分系统选择新型口服抗凝药物（NOAC）和维生素 K 拮抗剂（华法林）抗凝治疗。但仍需警惕评分系统固有缺陷——易栓症；以及特殊人群如肥厚型心肌病合并房颤是否应用 NOAC 目前仍存在临床研究缺陷证据不足的尴尬境界。见表 2.17 和表 2.18。

表 2.17　CHA2DS2 与 CHA2DS2-VASc 脑卒中风险评分系统

危险因素	评分
充血性心衰/左心室功能不全(C)	1
高血压(H)	1
年龄≥65 岁(A2)	2
糖尿病(D)	1
脑卒中/TIA/血栓栓塞(S2)	2
血管疾病(V)	1
年龄 60~64 岁(A)	1
性别(女性)(Sc)	1

注：最高值 9 分；根据 CHA2DS2-VASc 积分，积分≥2 分(男)或≥3 分(女)需要抗凝药物治疗。1 分(男)或 2 分(女)可根据具体抗凝治疗方案，首选 NOAC。0 分(男)、1 分(女)不应以预防脑卒中为目的使用 NOAC。不推荐单用抗血小板药物预防房颤引起的脑卒中。

表 2.18　HAS-BLED 出血风险评分系统

临床特点	评分
H. 高血压(收缩压>160mmHg)	1
A. 肝、肾功能异常(各 1 分)	1 或 2
S. 脑卒中史	1
B. 出血史	1
L.INR 值波动	1
E. 老年人(如年龄≥65 岁)	1
D. 药物(抗血小板药物联用或非甾体抗炎药 1 或 2)或嗜酒	1

注：最高值 9 分，积分≥3 分，提示出血高风险，须警惕，并定期复查；积分 0~2 分，提示出血低风险。

(2)VAF：NOAC 对于 VAF 抗凝目前还是一个禁区。目前有部分临床试验，如 RE-ALIGN 研究中达比加群组相对于华法林组脑卒中与出血的发生风险明显增加，该临床试验已宣告失败。NOAC 对于 VAF，尤其是金属瓣膜置换术后长期抗凝道路还是很漫长。所以华法林目前仍是 VAF，尤其是金属瓣膜置换术后或合并房颤的唯一选择；对于严重肾功能不全的患者仍首选华法林。

《华法林抗凝治疗的中国专家共识》中指出，华法林最佳的抗凝强度为 INR 2.0~3.0，此时出血和血栓栓塞的危险均最低。VKA 在抑制凝血激活方面可能比达比加群更有效，因为它不仅可以抑制凝血因子Ⅶ、Ⅸ因子的合成，还可以抑制凝血共同途径中因子X和凝血酶的合成，而达比加群只是凝血酶抑制剂。如果接触激活凝血猛烈，机体所产生的凝血酶可能压倒药物作用，进而导致瓣膜表面血栓形成和外周栓塞。目前需要使用华法林的情况有：①人工机械瓣置换术后或合并房颤；②中重度二尖瓣狭窄（以风湿性心脏病为主）或合并房颤；③对于使用生物瓣（术后 3 个月内），或者在二尖瓣、三尖瓣位植入瓣膜成形环（术后 3~6 个月内）；④生物瓣置换和瓣膜修补术后的房颤患者，能否应用 NOAC 是仍待研究证实的“灰色区域”，所以目前生物瓣膜合并房颤患者仍建议使用华法林抗凝；④肥厚型心肌病合并房颤使用 NOAC 存在循证医学证据不足情况，选用华法林。

根据不同情况，目前推荐的 PT-INR 值总结如下：

- 机械瓣置换患者：如果为单纯主动脉瓣置换，INR 应该保持在 1.8~2.2；如果是单纯二尖瓣或主动脉瓣加二尖瓣同期置换，INR 应该保持在 2.0~2.5；如果是三尖瓣机械瓣置换，INR 应该保持在 2.0~2.5。
- 生物瓣置换或使用瓣膜成形环的患者：对于使用生物瓣 3 个月内，或者在二尖瓣、三尖瓣位植入瓣膜成形环，手术后 3~6 个月内需进行华法林抗凝治疗，INR 应该保持在 1.5~2.0。使用生物瓣但合并心房颤动的患者，则建议长期抗凝治疗，其 INR 应该保持在 1.8~2.5。

参考文献

[1]中华医学会心血管病学分会,中国老年学学会心脑血管病专业委员会. 华法林抗凝治疗的中国专家共识[J]. 中华内科杂志,2013,52(1):76-82.

[2]中华医学会心血管病学分会,中华医学会心电生理和起搏分会,中国医师协会心律学专业委员会. 非瓣膜病心房颤动患者新型口服抗凝药的应用中国专家共识[J]. 中华心律失常学杂志,2014,18(5):321-329.

[3]中国医药教育协会急诊医学分会, 中华医学会急诊医学分会心脑血管学组, 急性血栓性疾病

急诊专家共识组. 中国急性血栓性疾病抗栓治疗共识[J]. 中国急救医学, 2019, 39(6):501–532.

[4]MIRIAM P, P., DANIEL S, B., JUAN A, GARCELÁN, T, et al. Resolution of left ventricular thrombus by rivaroxaban[J]. *Future Cardiol*, 2014,10(3):333–336.

[5]中华医学会心血管病学分会,中国生物医学工程学会心律分会. 心房颤动诊断和治疗中国指南[J]. 中华心血管病杂志,2023,51(6):572–618.

第三章

心律失常

第一节　室性期前收缩与窄QRS波心动过速的识别

室性期前收缩虽然常见，诊疗却并不简单

心电图虽然是一种简单易行的常规检查，但它却能提供大量的诊断信息。以常见的室性期前收缩（简称“室早”）为例，心电图不仅可以明确室早的诊断，还可以从细节上判断室早的起源及指导治疗。下面我们就一起来看看如何分辨室早的来源。

一、病例介绍

患者女，63岁，近半年反复出现心悸，无黑矇、晕厥等症状。心电图和Holter检查提示频发室早。见图3.1和图3.2。

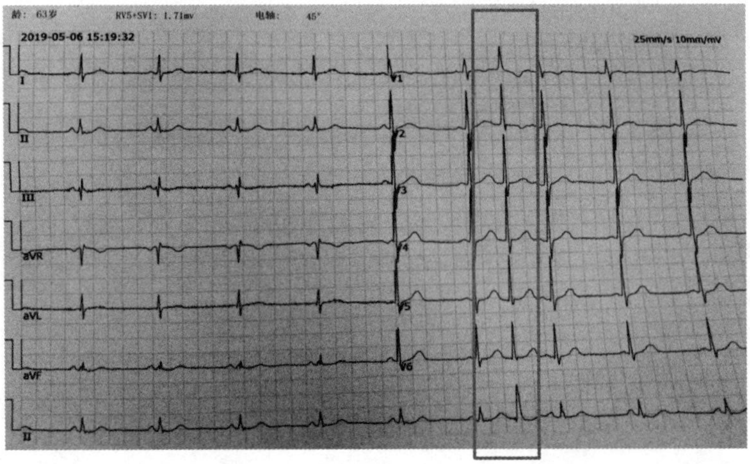

图3.1　心电图提示插入性室早。

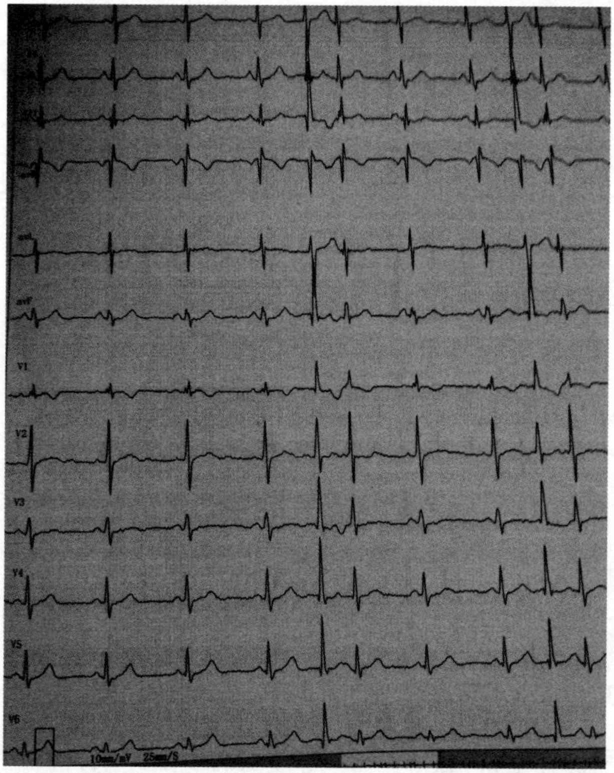

图 3.2 Holter 结果：基础心律为窦性心律，伴频发室早，24 小时室早数 16 240 个。患者窦性心律时 PR 间期正常，室早不宽，室早的 V1 导联为 rR 型，V2 导联 R/S≥1，呈现为类右束支传导阻滞的形态，Ⅱ、Ⅲ、aVF 导联 R 波，电轴右偏，Ⅰ、aVF 导联主波朝下。

二、室早起源于何处？

该患者室早呈现了类似右束支传导阻滞的形态，说明室早起源于左心室；Ⅱ、Ⅲ、aVF 导联直立 R 波，Ⅰ、aVF 导联主波朝下，电轴右偏。室早又呈现了左后分支传导阻滞图形，说明室早起源位置较高；室早 QRS 波形不宽。

综合以上信息可以意识到室早起源于左心室、位置较高，这很可能是特殊传导系统的位置，那这个位置到底是哪儿？

由于既有左后分支传导阻滞，又有右束支传导阻滞，说明它们均被阻滞。而心脏传导系统在希氏束以下可分为右束支、左前分支和左后分支，当右束支和左后分支均被阻滞时，说明室早起源于左前分支。

见表 3.1。

表 3.1　室早的定位

心室前壁期前收缩	室早的 QRS 主波方向在 V1~V6 导联上朝向下方
心尖部期前收缩	室早的 QRS 主波方向在Ⅱ、Ⅲ、aVF 导联朝下
心底部期前收缩	Ⅱ、Ⅲ、aVF 导联朝上
左室性期前收缩	室早类似右束支传导阻滞图形与右束支阻滞不同点： • V1 的 R 波通常较大，或呈单向 R 波 • SV5 较深，呈 RS 或 rs 型
左前分支性期前收缩	室早 QRS-T 波群呈右束支+左后分支传导阻滞图形
左后分支性期前收缩	室早 QRS-T 波群呈右束支+左前分支传导阻滞图形
左束支性期前收缩	室早呈现右束支传导阻滞图形

三、接下来如何诊疗？

左前分支起源的室早，其机制可能为自律性、折返或触发活动。左前分支起源的室早多为特发性，无基础心脏结构的异常，完善超声心动图等检查后发现患者确实没有器质性心脏病。

因起源于特殊传导系统的室早容易合并室性心动过速，甚至心室颤动，故需要完善 Holter 检查，结果并未发现上述恶性心律失常。

患者既往 Holter 结果曾出现短阵室性心动过速，且口服美西律、普罗帕酮及胺碘酮后均未获得良好治疗效果。当前的室早可能是心脏基础疾病的先兆或早期表现，密切随访有无恶性心律失常及心脏结构异常，对于最终确诊患者的病因至关重要。建议患者进行射频消融术，在明确室早来源的同时进行进一步的治疗。

参考文献

[1]WELLENS HJ, JOSEPHSON ME. A 24-year-old man with an irregular pulse[J]. *Heart Rhythm*,

2016,13(10):2104.
[2]李继红, 周贤惠, 吕文魁, 等. 左心室来源特发性室性早搏临床特征及导管消融评价[J]. 中华心律失常学杂志, 2016, 20(5): 413–418.

窄 QRS 波心动过速的心电图识别

一、窄 QRS 波心动过速的定义

窄 QRS 波心动过速是指 QRS 波<120ms,频率>100 次/分的心动过速，RR 间期大多规则。绝大多数起源于希氏束或希氏束以上,临床称为室上性心动过速(PSVT)。

二、常见的窄 QRS 波心动过速类型

常见的窄 QRS 波心动过速包括窦性心动过速(SNT)、房室结折返性心动过速(AVNRT)、房室折返性心动过速(AVRT)、房性心动过速(AT)、心房扑动(AFL)、心房颤动(AF)。其他:不适当性窦性心动过速(IST)、持续性交界区折返性心动过速(PJRT)、窦房折返性心动过速(SART)、分支型室性心动过速(FVT)。

1. 不适当性窦性心动过速(图 3.3)

(1)临床以与运动、情绪、病理状态、药物等因素无关,休息与轻微运动时窦性心率持续增快为特征。无临床器质性心脏病,且排除甲状腺功能亢进、贫血、焦虑、药物等病因。临床表现为静息心率>100 次/分(24 小时平均心率>90 次/分)且有严重的心悸症状,非突发突止,心率逐渐加快或减慢。

(2)机制:IST 的发生可能与窦房结本身的自律性增加,以及神经体液对自主神经功能的调节有关。研究表明，IST 与原发性窦房结异常有关,因窦房结自律性增强,导致固有心率快。神经体液调节抑制心脏迷走神经反射的传出,而对

β－肾上腺素的敏感性增强，使得窦房结最早激动点移向界嵴上部，导致心率显著增快。而刺激迷走神经可使最早激动点移向界嵴下部，减慢心率。

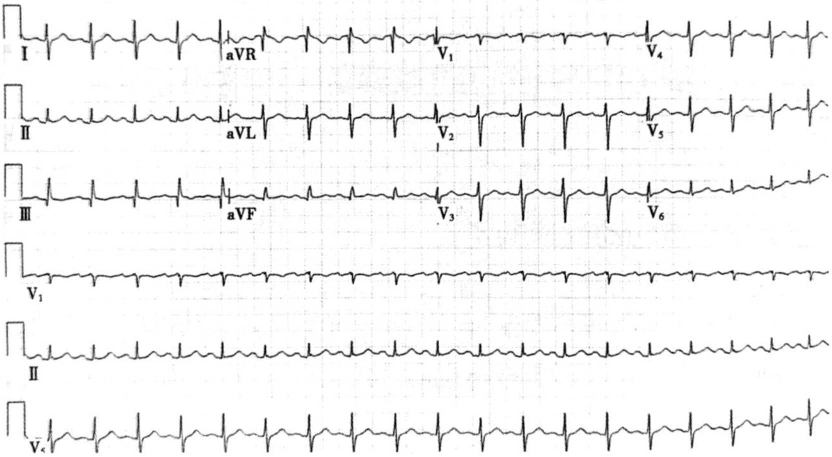

图 3.3 不适当性窦性心动过速心电图。

2. 房室结折返性心动过速（AVNRT）

AVNRT 是最常见的窄 QRS 波心动过速（50%~60%）。房室结（图 3.4）内折返：1913 年，Mine 就提出了折返是 AVNRT 的发生机制；1943 年 Barker 发现房室结是 AVNRT 折返发生的部位。

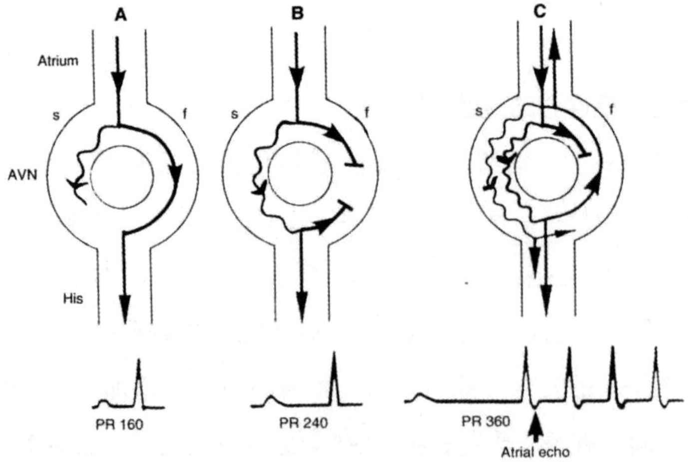

图 3.4 折返模式图。

1956—1966 年 Moe 经过研究后指出，房室结双径路是 AVNRT 发生的基础；房室结内存在传导速度和不应期不同的两部分，称为功能性的纵向分离，即房室结双径路。一条通路传导快，P–R 间期为 100~150ms，A–H 间期<220ms，不应期较长慢径路；而另一条通路传导慢，P–R 间期>200ms，不应期短。总之，折返的三要素存在传导速度和不应期不同的两条路径，其中一条出现单向阻滞，激动沿另一条传导缓慢径路传导，再沿发生单向阻滞的径路逆传（图 3.5）。

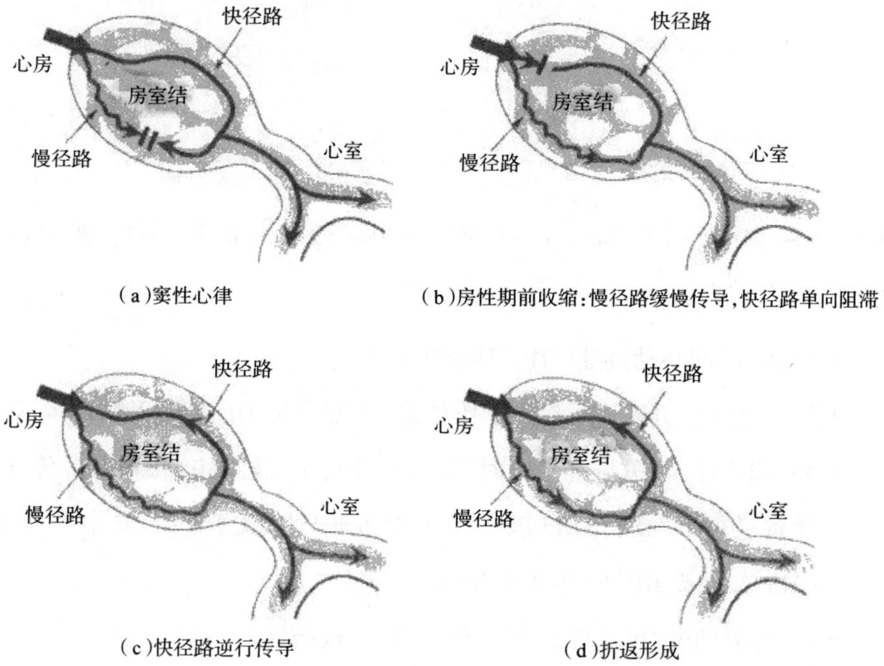

（a）窦性心律

（b）房性期前收缩：慢径路缓慢传导，快径路单向阻滞

（c）快径路逆行传导

（d）折返形成

图 3.5 典型房室结折返性心动过速示意图。

（1）慢–快型 AVNRT（SF）：90%，慢径前传，快径逆传（图 3.6）。

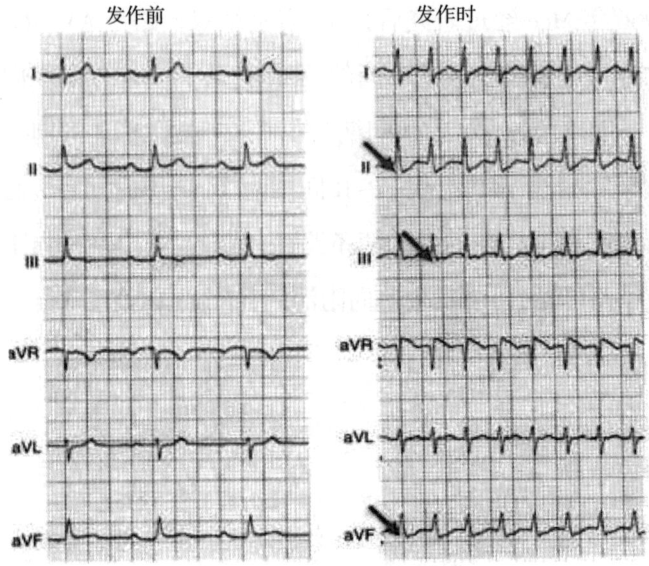

图 3.6 心电图：RP 间期<70ms，P 波很窄，40~50ms，假 S 波（Ⅱ、Ⅲ、aVF），假 q 波（Ⅱ、Ⅲ、aVF），假 r 波（V1）。

- 短 RP 间期心动过速（RP 间期<70ms）。
- 最早逆行心房激动通常见于快径路（大部分位于前间隔和中间隔区）。
- AVNRT 时，心房与心室同时激动，且逆行 P' 波经快径路逆传，传导快速，导致逆行 P' 波与 QRS 波的距离很近——隐藏于 QRS 波中不显或位于 QRS 波终末，RP' 间期<P'R 间期。
- 心电图导联出现假性 r' 波，下壁导联出现假性。

（2）快–慢型 AVNRT（F–S）：6%，快径前传，慢径逆传。

- 少见，占 AVNRT 的 6%，心动过速发作时前传。
- 经快径路，逆传经慢径路——快型 AVNRT，表现为长 RP 间期心动过速。
- 多属于长 RP' 间期心动过速，心房激动最早点在右心房后间隔或冠状窦口。
- 常有室性期前收缩促发：期前收缩阻滞于快径路，通过慢径路逆传至心房，再经过快径路前传完成折返。

• 由于心房激动较心室晚，RP’间期>P’R 间期。

（3）慢-慢型 AVNRT（S-S）：4%，慢径前传，另一慢径逆传（图 3.7）。

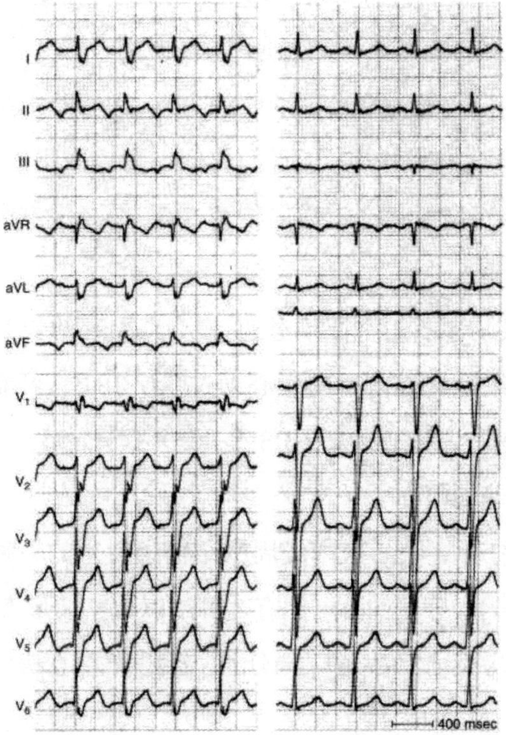

图 3.7 心电图：罕见；下壁导联 P 波倒置，V1、V2、aVR 和 aVL 导联正向；P 波几乎位于 RR 间期 1/2。

以多径路为其解剖生理基础，一条慢径为前传支，另一条慢径为逆传支，快径为“旁观者”。短 RP 间期心动过速，心房激动最早发生在冠状窦口。逆行 P’波与 QRS 波截然分开。

3. 房室折返性心动过速（AVRT）

在房室之间存在不同的旁路，左侧游离 55%，右侧游离 9%，后间隔 33%，前间隔 3%。AVRT 有两种形式：激动经正道下传后，激动心室产生窄 QRS 波群，冲动然后经过旁道逆传激动心房，周而复始，称为顺向型房室折返性心动过速；激动经旁道下传，激动心室产生宽 QRS 波心动过速（预激图形），冲动然后经正道逆传激动心房，周而复始，称为逆向型房室折返性心动过速。

（1）顺向型房室折返性心动过速（O-AVRT）：心动过速的QRS波群较窄，顺向传导支为房室结-希氏浦肯野系统。因不经旁路下传，窦性心律时无心室预激波。预激综合征相关的折返性心动过速中，顺向型AVRT占90%~95%。机制：隐匿性旁路，房性期前收缩或室性期前收缩启动，在旁路中被阻滞，而通过正常房室传导系统下传至心室，再经旁道逆向传回心房完成折返。室性期前收缩在正常的系统中被阻滞，但通过旁道逆向传至心房，在经房室结-希氏浦肯野系统下传到心室，完成折返。

（2）慢旁路逆传房室折返性心动过速：慢旁路引起的长RP间期室上性心动过速最常见的是持续性交界区反复性心动过速（PJRT），可能是最常见的长RP间期室上性心动过速。常表现为宽QRS波，在这不予介绍。

4. 房性心动过速（AT）

AT是起源于窦房结外，心房内或周围结构中发生的一种规则性心动过速，频率一般为100~240次/分。如心电图有3种或以上P波形态且频率超过100次/分，则称为多源性房性心动过速。局灶性：起源于左心房/右心房内的单个激动点。

大折返房性心动过速：心房扑动和房颤则涉及多个激动点或大折返环。

局灶性房性心动过速起源：73%的AT起源于右心房，27%起源于左心房。三尖瓣环22%，界嵴31%，冠状窦口8%，结周组织11%，右心耳0.6%，肺静脉19%，二尖瓣环4%，左心耳0.6%。

5. 心房扑动

心房扑动（简称“房扑”）是一种心房肌连续不断除极和复极的快速规律的房性心律失常，十二导联心电图中有1个或1个以上导联P波消失，代之以形态、极性、周长均固定一致的扑动波，多数呈锯齿状，且扑动波间无等电位线。心房率范围240~340次/分，房扑通常表现为2∶1房室传导，故心室率多为120~160次/分。

（1）典型房扑（Ⅰ型房扑）（图 3.8）：涉及跨过下腔静脉–三尖瓣环峡部的大折返环。该峡部是位于下腔静脉口和三尖瓣环之间的右心房组织。若折返环跨过峡部，即典型房扑/下腔静脉–三尖瓣环峡部依赖性房扑。

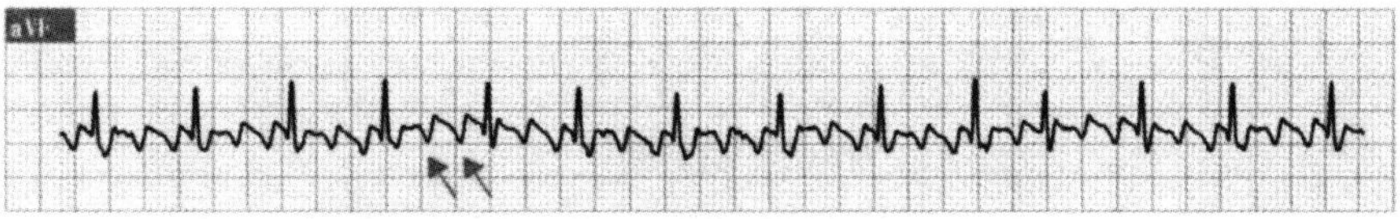

心房扑动，心房率 300 次/分，3：1~2：1 下传心室

图 3.8 典型房扑（Ⅰ型房扑）。

（2）不典型房扑（Ⅱ型房扑）（图 3.9）：即房扑的机制不涉及下腔静脉–三尖瓣环峡部，其可发生于左、右心房的任何区域，如心房手术瘢痕或缝合线引起的传导障碍，并产生折返。房间隔补片也可导致不典型房扑环路。

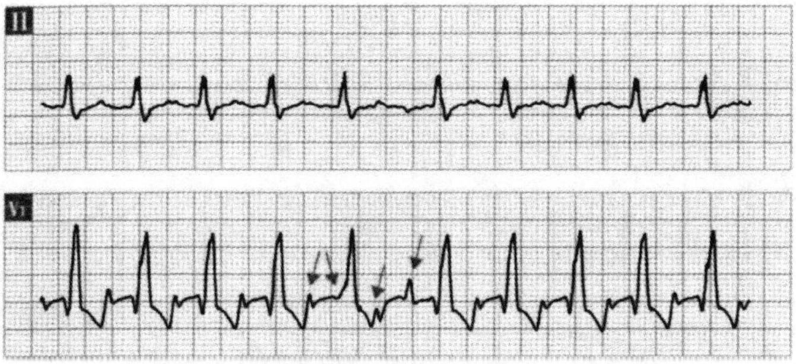

Ⅱ导联很难见到明确的锯齿状房扑波，似无基线，但 V1 导联清晰可见频率为 250 次/分的心房除极波，判断为心房扑动

图 3.9 心电图：不典型房扑（Ⅱ型房扑）。

（3）房扑 2：1（图 3.10）：房室呈规律的 2：1 下传，常有一个 F 波与 QRS 波（R）部分重叠，另一个 F 波位于两个 RR 中间形成“长 RP’间期”，实际上是长 RF 间期——Bix 法则。

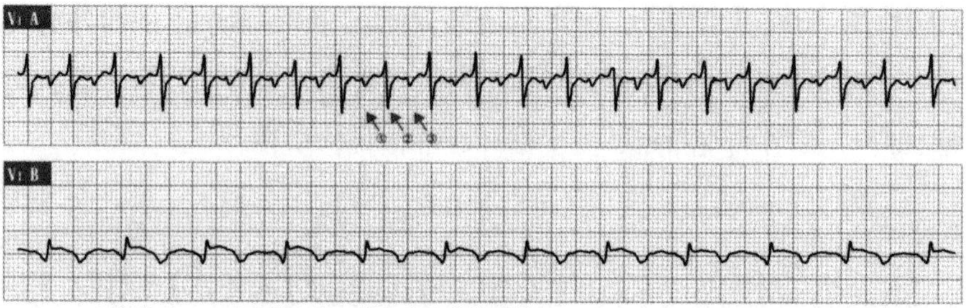

心房扑动,2:1 下传心室。箭头为心房扑动波

图 3.10 心电图:房扑 2:1。

6. 房颤(图 3.11)

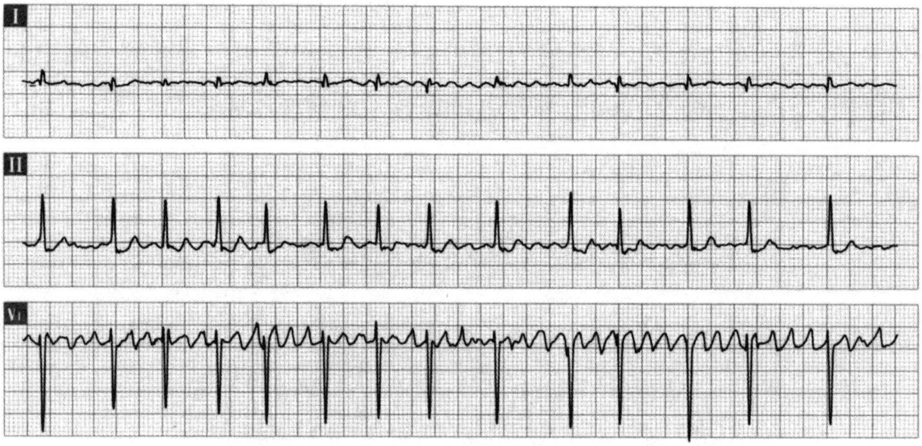

图 3.11 心电图:QRS 波频率完全不规则。

房颤是临床最常见的心律失常。其 R–R 间期不等,即绝对不齐。P 波消失,代之以不规则低振幅的快速颤动波,大小不同,形态各异,间隔不均匀,频率 350~600 次/分。

(1)发病机制:触发因子和基质间相互作用所导致。触发因子:肺静脉的快速发放冲动启动 Af,心房单个快速放电灶可能是整个心房颤动性传导的触发因子,电生理检查证实肺静脉存在可反复放电的心肌组织,甚至有发作性折返激动。

(2)房颤维持:触发后,Af 就会被心房组织的一种或多种异常因素所维持。因此肺静脉隔离的失败率在 1 年时高达 40%~60%,这是由于触发因子可被消除，但触发后维持 Af 的异常因素持续存在，异常因素包括心房重构、电重构、自主神经系统的作用、纤维化的作用、炎症和氧化应激的作用、折返。

三、窄 QRS 波心动过速诊断流程（图 3.12）

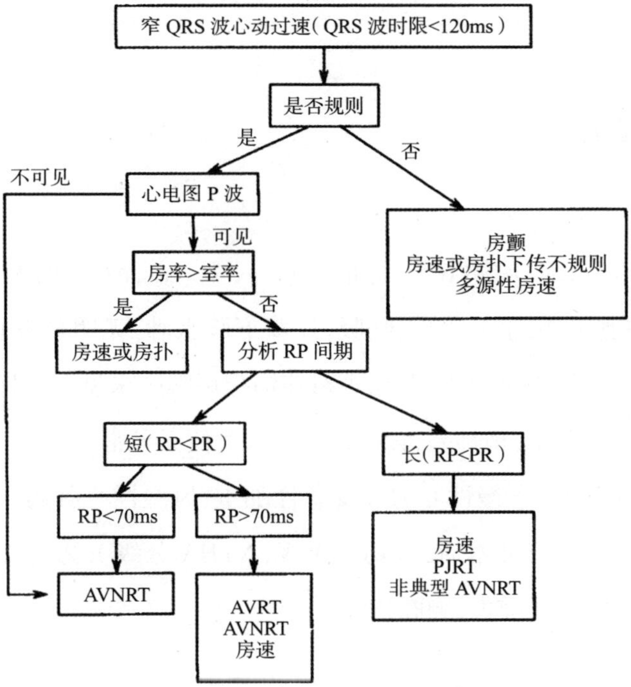

图 3.12 窄 QRS 波心动过速诊断流程图。

参考文献

[1]中华医学会,中华医学会临床药学分会,中华医学会杂志社,等. 室上性心动过速基层合理用药指南[J]. 中华全科医师杂志,2021,20(4):435–440.

[2]中华医学会心电生理和起搏分会,中国医师协会心律学专业委员会. 室上性心动过速诊断及治疗中国专家共识(2021)[J]. 中华心律失常学杂志,2022,26(3):202–262.

[3]杨跃进,华伟. 阜外心血管内科手册[M]. 北京:人民卫生出版社,2006.

[4]赵刚,宋凌鲲,陈海兵. 彩色简明心电图手册[M]. 北京:化学工业出版社,2013.

第二节　心律失常的药物治疗

罕见巨大心房

一、病例简介

1. 现病史

患者男，70岁，因“喘憋6天，加重1天”入院。患者6天前无明显诱因出现喘憋，活动后喘憋症状加重，端坐呼吸，伴双下肢水肿，无明显发热，无咳嗽、咳痰，无胸痛、大汗。给予抗感染、利尿等对症治疗后喘憋未见明显好转，遂就诊于我院。患者自发病以来，精神差，食欲差，尿少，大便无异常。

收入院初步诊断：①慢性心力衰竭急性加重，风湿性心脏病，二尖瓣置换术后（生物瓣），三尖瓣修补术后，心功能Ⅳ级（NYHA分级）；②冠心病；③心律失常，持续性心房颤动；④肺炎，胸腔积液。

2. 既往史

冠心病病史约50年；2005年于北京某医院进行二尖瓣置换术及三尖瓣修补术；术后规律服用华法林，之后外院加用地高辛治疗。否认高血压、糖尿病等病史，既往输血史，磺胺类过敏史，预防接种史不详。

3. 家族史

否认家族中有类似患者，否认其他遗传性家族疾病史。

4. 体格检查

体温37℃，脉搏46次/分，呼吸20次/分，血压153/87mmHg，神志清楚，端坐呼吸，体格检查合作。全身皮肤未见黄染，无贫血貌。双肺底呼吸音低，未闻及明显干湿啰音，心率126次/分，心房颤动心律，心音有力，各瓣膜听诊区未闻及杂音，腹软，未触及包块，无压痛，无反跳痛，无腹肌紧张，麦氏点压痛(－)，墨菲征阴性，肝脾未触及，肾区叩击痛无，移动性浊音阴性。

二、院内就诊与诊疗过程

1. 院内实验室检查

入院血常规：白细胞计数为 4.53×10^9/L，红细胞计数为 2.67×10^{12}/L，血红蛋白为 66g/L，血小板计数为 243×10^9/L，中性粒细胞百分比为 82.3%。心肌酶：CK-MB<1.0ng/mL，TNI 为 0.009ng/L，NT-proBNP 为 11 238ng/mL(↑)。肝功能：ALB 为 49.2g/L，GLO 为 20g/L，ALT 为 27U/L，AST 为 26U/L，ALP 为 105U/L，GGT 为 65U/L，LDH 为 255U/L，TBIL 为 39.1μmol/L，DBIL 为 14.2μmol/L。凝血功能：D-二聚体为 571ng/mL，PT 为 41.1 秒，PT-INR 为 3.81，APTT 为 55.5 秒。肿瘤全项：铁蛋白为 21.5ng/mL，APF 为 0ng/mL，CEA 为 6.08ng/mL，CA19-9 为 36.9U/mL，CA242 为 0U/mL，PSA 为 10.113ng/mL。游离甲状腺功能：FT_3 为 19.04pmol/L。肾功能：Cr 为 36μmol/L，尿素为 4.3mmol/L，尿酸为 196μmol/L。便潜血：化学法(＋)、免疫法(＋)。

2. 其他辅助检查

心电图显示心房颤动心律，心室率为 89 次/分。见图 3.13 至图 3.15。

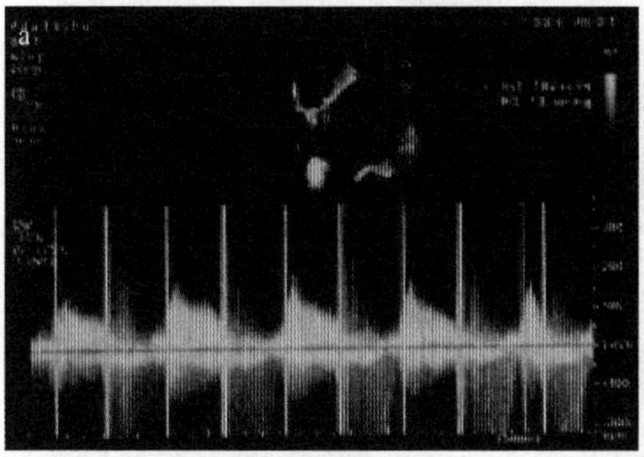

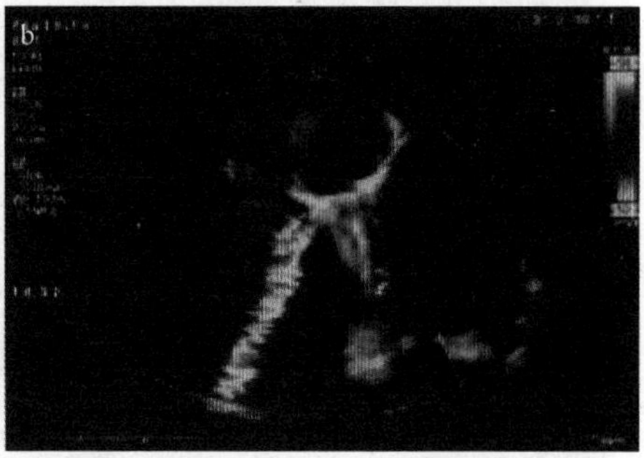

图 3.13 超声心动图(UCG)：LA 为 96mm，LV 为 59mm，RA 为 73mm，RV 为 36mm，IVS 为 9mm，LVPW 为 9mm，EF 为 0.55。全心增大，以双心为主。人工二尖瓣功能正常，三尖瓣修补术后，反流(重度)，主动脉瓣反流(轻度)，肺动脉高压(收缩压为 46mmHg)。(b 图见彩图)

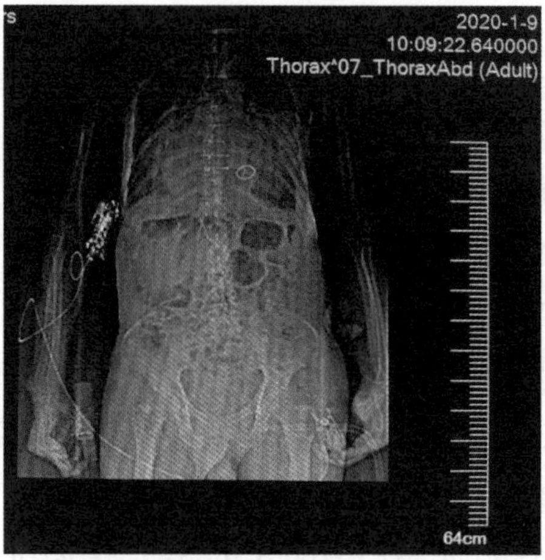

图 3.14　胸部 X 线:心界明显扩大,心胸比例远大于 0.50。

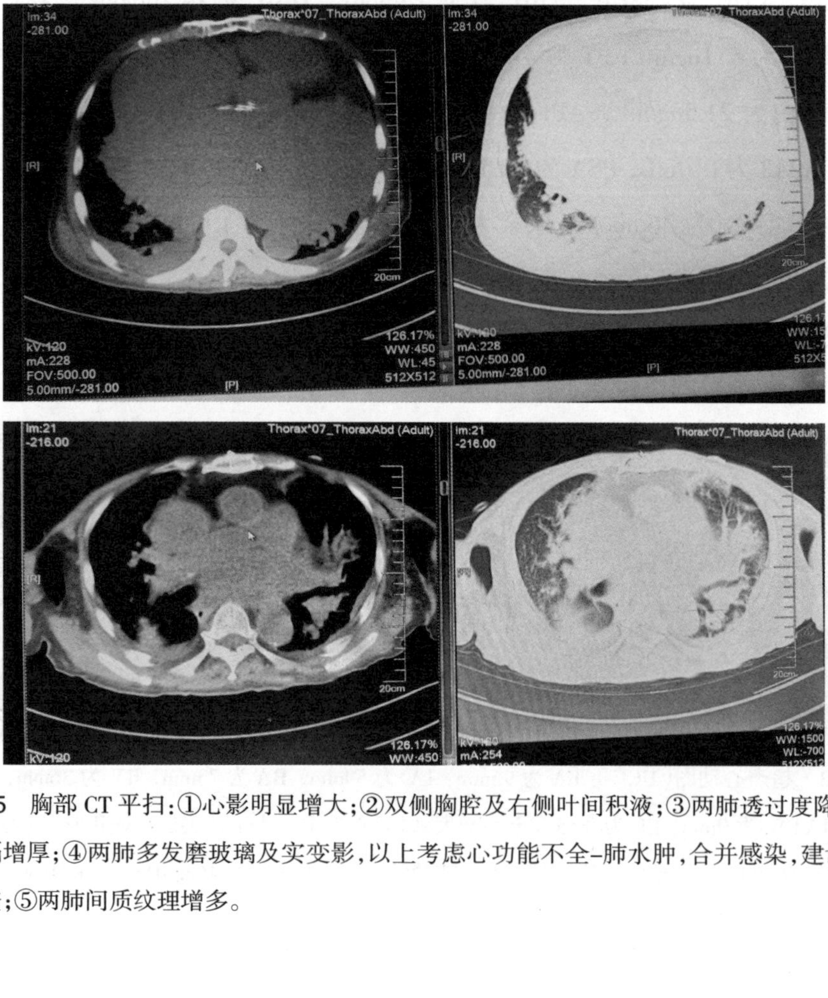

图 3.15　胸部 CT 平扫:①心影明显增大;②双侧胸腔及右侧叶间积液;③两肺透过度降低,小叶间隔增厚;④两肺多发磨玻璃及实变影,以上考虑心功能不全-肺水肿,合并感染,建议治疗后复查;⑤两肺间质纹理增多。

3. 院内诊疗过程

患者入重症监护室，监测生命体征、出入量等动态变化，给予哌拉西林舒巴坦抗感染、低分子肝素抗凝、化痰、平喘、利尿、扩冠等降低心脏前后负荷，改善毛细血管楔压（PCWP），同时维持电解质平衡等。因贫血给予 A 型 RhD（+）悬浮红细胞 2U 纠正贫血。因前列腺增生排尿困难进行膀胱造瘘术。病情稳定后，加用华法林 3mg，每日 1 次，调整 PT-INR 为 1.8~2.5（该患者在 2.3）后停用低分子肝素抗凝。复查 NT-proBNP 为 1480ng/mL（↑）；白细胞计数为 4.77×10^9/L，红细胞计数为 3.17×10^{12}/L，血红蛋白为 83g/L，血小板计数为 253×10^9/L，中性粒细胞百分比为 82.3%。肾功能：Cr 为 43.4μmol/L，尿素为 4.7mmol/L，尿酸为 178μmol/L。患者水肿消退后加用美托洛尔缓释片控制心室率、诺欣妥改善心衰，应用哈乐、非那雄胺改善前列腺增生等。出院建议完善腹部 CT 平扫明确腹部情况及泌尿外科进一步诊疗。最终调整用药方案：呋塞米 20mg，每日 2 次；螺内酯 20mg，每日 2 次；地高辛 0.25mg，每日 1 次；诺欣妥 50mg，每日 2 次；美托洛尔缓释片 11.875mg，每日 1 次；哈乐 0.2mg，每日 1 次；非那雄胺片 5mg，每日 1 次；雷贝拉唑 10mg，每日 1 次；华法林 3mg，每日 1 次。

出院后 3 天心内科复查 PT-INR 值、电解质指标等，监测血压、心率、观察大便情况，定期门诊随诊调整药物。

三、总结

该病例因心脏瓣膜病导致了罕见的巨大心房，因手术治疗不及时，在心脏瓣膜置换后由于心功能较差，预后因此也较差。另外，该患者病情复杂，不单单是存在心脏问题，需要我们细心的内科医生进行综合诊疗。

1. 瓣膜性房颤（VAF）与非瓣膜性房颤（NVAF）

见 143 页第 3 点。

2. 瓣膜性 VAF 与非 NVAF 怎么抗凝?

（1）见 143 页第 4 点。

2014 年和 2019 年 AHA/ACC/HRS 指南更新了脑卒中风险评估要点：

- 非瓣膜性房颤，男性患者 CHA2DS2-VASc 评分≥2 分，或女性患者 CHA2DS2-VASc 评分≥3 分时，应口服抗凝剂（Ⅰ级推荐）；
- 房颤（除外中-重度二尖瓣狭窄或机械瓣），男性患者 CHA2DS2-VASc 评分=0 分，或女性患者 CHA2DS2-VASc 评分=1 分时，无需抗凝（Ⅱa 级推荐）；
- 房颤（除外中-重度二尖瓣狭窄或机械瓣），男性患者 CHA2DS2-VASc 评分=1 分，或女性患者 CHA2DS2-VASc 评分=2 分时，考虑口服抗凝剂降低血栓栓塞风险（Ⅱb 级推荐）。
- 肥厚型心肌病合并房颤，均给予口服抗凝剂，无须考虑 CHA2DS2-VASc 评分（Ⅱb 级推荐）。
- 其他疾病相关房颤（甲状腺功能亢进、肺脏疾病），根据 CHA2DS2-VASc 评分进行抗凝。
- 根据血栓栓塞风险选择抗凝治疗，不需要考虑房颤为阵发、持续或永久。

（2）VAF：NOAC 对于瓣膜性心房颤动抗凝目前还是一个禁区。目前有部分临床试验，如 RE-ALIGN 研究中达比加群组相对于华法林组卒中与出血的发生风险明显增加，该临床试验已经宣告失败。NOAC 对于瓣膜性心房颤动，尤其是金属瓣膜置换术后长期抗凝道路还是很漫长。所以华法林目前仍是瓣膜性心房颤动，尤其是金属瓣膜置换术后或合并心房颤动的唯一选择；对于严重肾功能不全的患者仍首选华法林。

参考文献

[1]中华医学会心血管病学分会,中国老年学学会心脑血管病专业委员会. 华法林抗凝治疗的中国专家共识[J]. 中华内科杂志,2013,52(1):76-82.

[2]中华医学会心血管病学分会,中华医学会心电生理和起搏分会,中国医师协会心律学专业委员会. 非瓣膜病心房颤动患者新型口服抗凝药的应用中国专家共识[J]. 中华心律失常学杂志,2014,18(5):321-329.

[3]中国医药教育协会急诊医学分会, 中华医学会急诊医学分会心脑血管学组, 急性血栓性疾病急诊专家共识组. 中国急性血栓性疾病抗栓治疗共识[J]. 中国急救医学, 2019, 39(6): 501–532.

[4]Miriam P, P., Daniel S, B., Juan A, Garcel ά n, T., Eduardo V, C., Javier T, L., Crist ó bal L, C., et al. Resolution of left ventricular thrombus by rivaroxaban[J]. *Future Cardiol*, 2014,10(3):333–336.

[5]Beyer–Westendorf J, Camm AJ, Coleman CI, Tamayo S. Rivaroxaban real–world evidence: Validating safety and effectiveness in clinical practice[J]. *Thrombosis and haemostasis*, 2016,116(Suppl. 2):S13–S23.

[6]Mathiassen ON, Grove EL, Hansson NC, Norgaard BL. Late Obstructive Transcatheter Heart Valve Thrombosis Resolved by Rivaroxaban[J]. *American Journal of Case Reports*, 2017,18:573–575.

新型抗凝药物的选择

血栓性疾病是临床上常见的疾病,同时也是致死率、致残率较高的疾病。当前使用抗凝治疗,是房颤、脑卒中预防的核心策略。和非房颤患者相比,房颤患者脑卒中的发生风险增高 5 倍,所有脑卒中的 15%~20%是由 AF 导致的。

抗凝药物经过很多年的发展与改进,最早使用的抗凝药是 20 世纪 30 年代问世的普通肝素,40 年代华法林问世,80 年代低分子肝素问世,90 年代静脉直接凝血酶抑制剂问世。到了 21 世纪,一系列新型的单靶点抗凝药物问世,包括 2002 年上市的静脉间接 Xa 因子抑制剂, 2004 年上市的口服直接凝血酶抑制剂和 2008 年上市的口服直接 Xa 因子抑制剂。

新型抗凝药物应该具备以下特征:针对单个凝血因子的特异性抑制作用,具有良好的生物利用度、安全性高,药代动力学与药效学可预测,有效治疗窗口宽,口服途径给药,无须监测,不存在与食物或药物的交叉反应,不良反应少。近年来,对新型抗凝药物的研究重点聚焦在直接凝血酶抑制剂和 Xa 因子抑制剂。

华法林是香豆素类口服抗凝血药,化学结构与维生素 K 相似,可竞争性拮抗维生素 K 发挥其抗凝血作用。华法林对已合成的凝血因子无对抗作用,在体内需待已合成的 4 种凝血因子耗竭后，才能发挥作用，故起效较慢，用药早期需与肝素合用。

华法林很经典，但有几个固有的缺陷：①抽血定期监测 INR；②因为 INR 波动，频繁地调整剂量；③有较多的药物和食物相互作用，影响生活质量。因此过去的几十年，华法林并没有被广泛使用。

一、直接凝血酶抑制剂

1. 比伐卢定（静脉）

2012 ESC 指南指出：对于拟行紧急或早期侵入治疗的 ACS 患者，尤其是出血风险高的患者，比伐卢定Ⅰ级推荐（B）。在接受保守治疗的患者，抗凝药物应当用到直至出院（Ⅰ，A）。

关于比伐卢定的特点：① 20 个氨基酸组成的肽类药物，是凝血酶的直接抑制剂；②与游离和血栓中的凝血酶均能直接结合；③与凝血酶的结合过程是可逆的；④抗凝效果可预测，而且耐受性好；⑤抑制血小板的激活；⑥半衰期短，$t_{1/2}$=25 分钟。

中国经皮冠状动脉介入治疗指南（2016）

NSTEMI：PCI 术中使用比伐芦定[一次性静脉注射 0.75mg/kg，随后 1.75mg/（kg·h）维持至术后 3~4 小时]作为普通肝素合用 GPI 的替代治疗（Ⅰ，A）。

STEMI：PCI 术中使用比伐芦定[一次性静脉注射 0.75mg/kg，随后 1.75mg/（kg·h）维持至术后 3~4 小时]（Ⅰ，A）

2. 达比加群酯

达比加群酯是继华法林之后几十年来上市的首个新型口服抗凝血药物。

达比加群酯为全新的直接凝血酶抑制剂（DTI），以浓度依赖的方式特异性阻断凝血酶。药物特点：①无须进行常规抗凝检测；②药物间相互作用少；③药物血浆半衰期为 12~14 小时，口服 2 小时起效，不依赖肝脏 P450；④线性药代动力学，药效可预测。

适应证：①用于 CHADS2 评分≥1 分的非瓣膜病房；②心力衰竭，NYHA 心功能≥Ⅱ级；③高血压；④年龄≥75 岁；⑤糖尿病；⑥先前曾有脑卒中、短暂性脑缺血发作或全身性栓塞。

禁忌证：①重度肾功能不全（CrCl 不足 30mL/min）；②临床活动性出血或合并大出血风险的疾病；③人工瓣膜；④合并禁忌药物者（全身性酮康唑、决奈达隆、依曲康唑、环孢菌素）

患者不慎遗漏服药：①若距下次用药时间大于 6 小时，仍能服用本品漏服的剂量；②如果距下次用药不足 6 小时，直接服用下一次剂量。

消化不良事件包括上腹部及腹部疼痛、腹部不适和消化不良。

高于华法林组，通常为暂时性，且程度较轻。

预防措施：①药物以整杯水服下；②与食物同时服用；③治疗基础消化道疾病等。

临床可对症处理，例如用质子泵或 H2 受体拮抗剂治疗。

应用达比加群酯不需常规监测。当有器官的严重出血、怀疑服药过量、需要急诊手术时，以校准稀释凝血酶时间（dTT）、蝰蛇毒凝血时间（ECT）、APTT 评估服用达比加群后的抗凝强弱：INR 不适合于监测达比加群酯的抗凝活性。

与其他药物的相互影响：禁止使用环孢菌素、全身性酮康唑、伊曲康唑、他克莫司和决奈达隆。胺碘酮、奎尼丁、维拉帕米和替格瑞洛联合使用时应谨慎。

二、利伐沙班——全球第一个口服直接 Xa 因子抑制剂

利伐沙班药物特点：①单靶点直接抑制 Xa 因子口服给药，不管是在空腹还是在饱腹状态下生物利用度接近 100%，起效迅速 2~4 小时达峰；②治疗窗宽，无须监测 INR；③食物、药物相互作用少；④经过肾脏代谢，从肾、胆囊排泄；⑤通常无须调整剂量，与年龄、性别、体重、脏器（肝、肾）有关；⑥平均终末半衰期为 5~13 小时；⑦多次给药无蓄积。

利伐沙班的适应证：①用于择期髋关节或膝关节置换手术成年患者，以预防

静脉血栓形成（VTE）；②用于治疗成人静脉血栓形成（DVT），降低急性DVT后DVT复发和肺栓塞（PE）的风险；③用于具有一种或多种危险因素（如充血性心衰、高血压、年龄≥75岁、糖尿病、脑卒中或短暂性脑缺血发作病史）的非瓣膜性房颤成年患者，以降低脑卒中和全身性栓塞的风险。在使用华法林治疗控制良好的条件下，与华法林相比，利伐沙班在降低脑卒中及全身性栓塞风险方面的相对有效性的数据有限。

如果发生漏服，应立即服用利伐沙班，并于次日继续接受每日一次给药。不应为了弥补漏服的剂量而在一日之内将剂量加倍。

服用方式：利伐沙班15mg和20mg应与食物同服。曾报道过少数用药过量病例（最高达600mg），但没有出血并发症或其他不良反应。由于吸收程度有限，因此给予50mg或更高的超治疗剂量利伐沙班之后，预期会观察到上限效应，平均血药暴露水平不会进一步升高。

出血的观察及处理：如果接受利伐沙班的患者发生出血并发症，应适当延迟利伐沙班的下一次给药时间或停药。根据需要采取适当的对症治疗，例如机械压迫（如针对重度鼻出血）、采用出血控制流程进行手术止血、补液和血流动力学支持、血液制品（浓缩红细胞或新鲜冷冻血浆，取决于相关的贫血或凝血异常）或血糖。

如果上述措施无法控制出血，应考虑使用特定的促凝血逆转剂，如凝血酶原复合物（PCC）、活化的凝血酶原复合物（APCC）。硫酸鱼精蛋白和维生素K不会影响利伐沙班的抗凝活性。透析不适用。

与其他药物的相互作用：对于应用吡咯类抗真菌药（如酮康唑、伊曲康唑、伏立康唑和泊沙康唑）或HIV蛋白酶抑制剂（如利托那韦）等全身用药的患者，不推荐同时使用利伐沙班，两药合用可能会引起利伐沙班血药浓度升高，增加出血风险。在合并使用影响止血作用药物（如NSAID、阿司匹林、血小板聚集抑制剂）的患者中，需小心用药。对于存在溃疡性胃肠疾病发生风险的患者，应考虑采取适当的预防性治疗。

出血预防和监测:①避免跌倒、碰伤、抠鼻、揉眼等;②规律饮食,避免食用刺激性或过硬食物;③使用软刷毛牙刷,正确刷牙方法;④尽量避免热敷;⑤发现出血情况及时给予对症处理,积极就医。

三、新型抗凝药物与华法林

目前国际上已上市的NOAC共有4种,包括直接抑制凝血酶的达比加群,以及抑制Xa因子的利伐沙班、阿哌沙班和艾多沙班。目前仍处于研究阶段的XI因子抑制剂理论上可降低抗凝治疗相关的出血风险,有望显著提高抗凝治疗的安全性。在与华法林对照的3期临床试验中,NOAC预防缺血性脑卒中及体循环栓塞的疗效均不劣于或优于华法林(表3.2和表3.3),且颅内出血风险显著降低。

表3.2 NOAC与华法林的有效性和安全性比较

	达比加群	达比加群	利伐沙班	阿哌沙班	艾多沙班	艾多沙班
事件	110mg 2次/天	150mg 2次/天	20mg 1次/天	5mg 2次/天	60mg 1次/天	30mg 1次/天
脑卒中/体循环栓塞	不劣于	减少	不劣于	减少	不劣于	不劣于[a]
大出血	减少	相似	相似	减少	减少	减少
消化道出血	相似	增加	增加	相似	增加	减少
颅内出血	减少	减少	减少	减少	减少	减少

注:NOAC,非维生素K拮抗剂口服抗凝药;[a],相比华法林,艾多沙班30mg、1次/天增加缺血性脑卒中风险。

表 3.3 NOAC 剂量推荐

项目	达比加群	利伐沙班	阿哌沙班	艾多沙班
标准剂量	150mg、2 次/天或 110mg、2 次/天	20mg、1 次/天	5mg、2 次/天	60mg、1 次
低剂量	无	15mg、1 次/天	2.5mg、2 次/天	30mg、1 次/天
低剂量或更低剂量标准	以下患者推荐口服达比加群 110mg、2 次/天:年龄≥80 岁、合用维拉帕米、有出血风险、CrCl30~50mL/min	CrCl15~50mL/min	CrCl15~29mL/min 或如下 3 条中满足 2 条:年龄≥80 岁、体重≤60kg、血肌酐≥133μmol/L	满足如下任何一条:CrCl30~50mL/min;体重≤60kg;合用决奈达隆等 P-糖蛋白抑制剂

注:NOAC,非维生素 K 拮抗剂口服抗凝药;CrCl,肌酐清除率。

四、新型抗凝药物剂量的调整

年龄既是血栓栓塞的危险因素也是出血的危险因素。NOAC 3 期临床研究事后分析显示,≥75 岁房颤患者与<75 岁房颤患者抗凝治疗的获益一致,应用 NOAC 临床净获益更多。超高龄(≥90 岁)人群仍可以从 NOAC 中获益。高龄房颤患者往往合并多种疾病(如肝肾功能下降、合并用药多),发生不良反应的风险增加, NOAC 剂量不足也较常见,为保证抗栓疗效,高龄患者的抗凝治疗应根据 NOAC 的调整剂量要求(如年龄、肾功能等)使用标准剂量(图 3.16),避免用量不足。

参考文献

[1]中华心血管病杂志编辑委员会,中国老年学学会心脑血管病专业委员会. 华法林临床应用中国专家共识(基层版)[J]. 中华全科医师杂志,2013,12(10):783-787.

[2]中华医学会老年医学分会心血管学组,中国老年保健医学研究会老年心血管病分会. 老年心房颤动诊治中国专家共识(2024)[J]. 中华心律失常学杂志,2024,28(2):103-124.

[3]中华医学会,中华医学会临床药学分会,中华医学会杂志社,中华医学会全科医学分会,中华医学会《中华全科医师杂志》编辑委员会,基层医疗卫生机构合理用药指南编写专家组. 心房颤动基层合理用药指南[J]. 中华全科医师杂志,2021,20(2):166-174.

[4]中华医学会心血管病学分会,中国生物医学工程学会心律分会. 心房颤动诊断和治疗中国指

南[J]. 中华心血管病杂志,2023,51(6):572–618.
[5]华法林抗凝治疗的中国专家共识[J]. 中华内科杂志,2013,52(1):76–82.

胺碘酮的禁忌有哪些?

胺碘酮作为抗心律失常药已应用30余年,久盛不衰且地位持续上升,在欧美国家,胺碘酮占心律失常药物处方量的1/3,拉美国家高达70%,成为当下心律失常药物治疗的基石与中流砥柱。

一、胺碘酮在心血管疾病中的应用

胺碘酮兼有扩冠、降压、改善心功能及抗心律失常的作用。心血管的四大疾病冠心病、高血压、心衰及心律失常都能应用,可谓实属少见的药物。

1. 作用机制:多通道阻滞(表3.4)

表3.4 胺碘酮的作用机制

Ⅲ类药物	混合性钾通道阻滞剂,延长动作电位时程,主要延长3相,QT延长,对心肌三层 K^+ 通道均阻断,复极离散度缩小,Tdp发生率低
Ca^{2+} 通道阻滞	Ⅳ类药物弱,抑制后除极,治疗触发性心律失常
抑制β-受体	抑制不等于阻滞,阻滞信息传递,减少β-受体数量,作用小于β-受体阻滞剂,无伴停药后反跳,可与β-受体阻滞剂合用
Na^+ 通道阻滞	较轻,与利多卡因相似,快频率依赖,促心律失常作用小于1类药物

2. 抗心律失常作用

兼有4类药物作用,单药服用相当于4种药物小剂量的联合应用。

Ⅰ类:无致心律失常作用。

Ⅱ类:无β-受体阻滞剂副作用。

Ⅲ类:Tdq减少。

Ⅳ类：负性肌力作用被抵消。

3. 抗心肌缺血作用

（1）降低外周阻力并减慢心率，从而降低心肌耗氧量。

（2）直接作用于冠状动脉血管平滑肌，增加冠状动脉流量。

（3）非竞争性抑制 α、β-肾上腺素能受体。

（4）静脉注射：5mg/kg，扩冠作用出现（治疗不稳定型心绞痛）。

（5）口服：治疗劳力性、变异型心绞痛。

（6）缩小梗死面积，改善预后。

4. 降压作用

静脉注射胺碘酮降压作用明显，小剂量给药即能出现，给药 5mg/kg 时动脉压下降，特别适用于治疗高血压合并心律失常的患者。静脉降压与助溶剂（聚山梨醇酯 80）降压作用有关，口服无此作用。

5. 改善心功能

扩张外周动脉，降低外周阻力，抑制 β-受体，减慢心率，减少氧耗，净效应增加心排血量，有报道可增加心排血量 98%，是治疗心衰、心律失常少有的药物。

6. 首选适应证

下列疾病首选胺碘酮：①房颤、房扑的转律和窦性心律的维持；②心功能不全伴心律失常；③心肌梗死后心律失常；④威胁生命的室性心动过速或者心室颤动（猝死成活者）。

（1）转复房颤：房颤转复，见表 3.5。

表 3.5　近些年各项指南对胺碘酮在房颤复律方面的推荐

指南/共识	推荐内容
2016 ESC 房颤处理指南	对于缺血性和（或）结构性心脏病患者，推荐胺碘酮用于房颤复律（Ⅰ，A）；为增加电复律成功率并预防房颤复发，应考虑使用胺碘酮、氟卡尼、伊布利特或普罗帕酮进行预治疗（Ⅱa,B）
2014 ACC 房颤指南	口服胺碘酮是房颤药物复律的一种合理选择（Ⅱa,A）

（待续）

表 3.5(续)

指南/共识	推荐内容
2014 AATS 胸外科围术期房颤和房扑的预防和管理指南	在房颤发生 48 小时后,经食管超声心动图排除左心房/左心耳血栓.并充分抗凝,应考虑胺碘酮转复窦性心律(Ⅱa,B)
2013 JCS 房颤指南	对于伴有右结构性心脏病的患者.可考虑使用胺碘酮(Ⅱb,B)
2017 ESC ST 段抬高型心肌梗死诊疗指南	在不稳定的近期房颤发作患者中,静脉注射胺碘酮有指征用于促进电复律成功和(或)降低电复律后房颤早期复发的风险(Ⅰ,C)

注:ESC,欧洲心脏病学学会;ACC,美国心脏病学学会;AATS,美国胸外科协会;JCS,日本循环学会。

(2)控制心室率:药物降低心室率见表 3.6。

表 3.6 近些年各项指南对胺碘酮在房颤心室率控制方面的推荐

指南/共识	推荐内容
2016 ESC 房前处理指南	在血流动力学不稳定或左心室射血分数严重受损的患者,可考虑胺碘酮用于急诊心率控制(Ⅱb,B)
2014 ACC 房颤指南	无预激综合征的危重患者,静脉用胺碘酮对心室率控制可能有用(Ⅱa, B);当其他措施失败或禁忌时,口服胺碘酮对心室率控制可能有用(Ⅱb,C)
2014 AATS 胸外科围术期房颤和房扑的预防和管理指南	对于低血压、心衰或左心室功能不全或其他治疗失败或禁忌的患者.静脉注射胺碘酮可用于控制心率;胺碘酮可能转复房颤,因此,如果在房颤发生 48 小时后启用,应同时抗凝治疗及经食管超声检查除外心房血栓(Ⅱa,B)
2013 JCS 房颤药物指南	无旁路传导的心功能不全伴发的房颤,推荐用胺碘酮(口服或者静脉)等(Ⅰ,B);其他药物无效或有禁忌,可使用静脉胺碘酮(Ⅱa,B)

(待续)

表 3.6(续)

指南/共识	推荐内容
2017 ESC ST 段抬高型心肌炎诊疗指南	静脉注射胺碘酮可用于伴有急性心衰且无低血压时的心室率控制(Ⅰ,C)
2017 成人心血管外科术后心律失常治疗专家共识	对于存在低血压、心衰的患者,或其他措施不成功或禁忌使用时.静脉给予胺碘酮可能对控制心率有帮助(Ⅱa,B)

注:ESC,欧洲心脏病学学会;ACC,美国心脏病学学会;AATS,美国胸外科协会;JCS,日本循环学会。

(3)维持窦性心律:维持窦性心律见表 3.7。

表 3.7 近些年各指南对胺碘酮在室性心律失常治疗中的推荐

指南/共识	推荐内容
2015 ESC 室性心律失常及心脏猝死指南	1. 对于存在 ICD 植入指征但无条件植入,有禁忌证或患者拒绝时,可考虑使用胺碘酮(Ⅱb,C) 2. 对于持续性室性心动过速但血流动力学稳定且无结构性心脏病的患者,可考虑静脉推注氟卡尼或 β-受体阻滞剂、维拉帕米或胺碘酮(Ⅱb,C) 3. 对于急性冠脉综合征患者,推荐使用胺碘酮治疗多形性室性心动过速(Ⅱ,C) 4. 在心肌梗死存活的患者,可考虑用胺碘酮缓解室性心律失常的症状,但对死亡率无影响(Ⅱb,B) 5. 在左心室功能减退伴频发有症状的室性期前收缩或非持续性室性心动过速,应考虑使用胺碘酮(Ⅱa,B) 6. 左心室功能减退伴反复发生的持续单形室性心动过速,无论是否植入 ICD,都应考虑使用胺碘酮预防室性心动过速复发(Ⅱa,C) 7. ICD 因室性心动过速反复放电者,推荐使用胺碘酮或导管消融(Ⅱ,B) 8. 对致心律失常性心肌病,若 β-受体阻滞剂不可耐受或有禁忌,应考虑胺碘酮缓解频发室性期前收缩或非持续性室性心动过速的症状(Ⅱa,C)

(待续)

表3.7(续)

指南/共识	推荐内容
2014 EHRA/HRS/APHRS 室性心律失常专家共识	1. 在心衰患者,胺碘酮与其他抗心律失常药物相比较少发生促心律失常作用,除已植入ICD外,应优先选择胺碘酮而非其他膜活性抗心律失常药(Ⅱb,C) 2. 胺碘酮、索他洛尔和其他β-受体阻滞剂可用于ICD的辅助治疗以减少电击。也可在心衰患者接受理想治疗,但不适合植入ICD时,抑制有症状的非持续室性心动过速(Ⅱb,B) 3. 对所有室性心动过速/心室颤动风暴的患者,应考虑用β-受体阻滞剂、胺碘酮和(或)利多卡因(Ⅱa,C)
2015 AHA心肺复苏及心血管急救指南	对于心肺复苏、电除颤或血管活性药难以纠正的心室颤动/无脉性室性心动过速患者,可推荐使用胺碘酮(Ⅱb,B)
2017 ESC ST段抬高型心肌梗死 诊疗指南	1. 推荐静脉注射胺碘酮治疗复发性多形性室性心动过速(Ⅱ,C) 2. 静脉注射胺碘酮应考虑用于血流动力学不稳定反复电复律的复发性室性心动过速(Ⅱa,C)
2018 EHRA/ESC/HRS/APHRS/ISCP共识:抗心律失常药物——临床应用和临床决策	若室性心动过速或心室颤动发作频发,应考虑胺碘酮。如果患者无法接受ICD治疗,应考虑使用胺碘酮预防猝死

注:ESC,欧洲心脏病学学会;EHRA,欧洲心律协会;HRS,美国心律学会;APHRS,亚太心脏节律学会;AHA,美国心脏协会;ISCP,国际心血管药物治疗学会;ICD,埋藏式起搏除颤器。

(4)室性心动过速。

(5)胺碘酮在高级心肺复苏中的应用:在CPR时,3次除颤和肾上腺素后使用胺碘酮。由于能改善自主循环的恢复(ROSC)率和入院存活率,胺碘酮是心搏骤停的一线抗心律失常药。

(6)不主张应用于预激综合征合并房颤的患者

2014 AHA房颤指南中指出,胺碘酮不用于预激综合征合并房颤的理由:短期静脉应用时,胺碘酮主要抑制Ca^{2+}通道、失活态的Na^{+}通道及K^{+}通道中的IK,加之其抗交感神经的作用,可明显延长慢通道组织如窦房结和房室结的有效不应期,而对心房肌、心室肌等快通道组织的影响很小。

由于静脉注射胺碘酮在预激综合征合并房颤的患者中主要抑制了经房室结的传导，经房室结下传的激动减少，使得对旁路的隐匿性逆向激动减少，房颤时经旁路下传的激动增多，可导致心室率进一步加快，甚至发生心室颤动。

然而药物说明书中适应证明确指出，可应用于房颤预激综合征患者。胺碘酮规范应用专家建议（2019年）中提及遇到宽QRS波心动过速时需鉴别是否为预激综合征合并房颤；若明确是后者，治疗应首选电复律；胺碘酮和其他药物在预激综合征合并房颤中有效，但均为小样本或个案报道；个案报道确实有胺碘酮加快心室率的情况发生，或胺碘酮减慢房室交界区的传导而使QRS波增宽；在预激综合征合并房颤中胺碘酮作为不能电复律的替代治疗可以使用，但需严密观察，有除颤器就位，以防室率加快造成血流动力学不稳定；在无器质性心脏病患者中，也可选择普罗帕酮或伊布利特。所以该问题需要进一步探讨。

二、胺碘酮的使用剂量

1. 口服

（1）适应证：择期心律失常或紧急心律失常静脉的后续治疗。

（2）剂量

负荷量：10g。1.2~1.8g/d（住院），6~9片/天；0.6~0.8g/d（门诊），3~4片/天。

维持量：房性，200~400mg；室性，400~600mg（次年减量）。出现副作用时可提前减量。

2. 静脉

（1）适应证：需要紧急控制，或致命性室性心律失常、快速性房颤。

（2）剂量

负荷量：一般性，150mg推注10分钟以上，间隔10分钟，追加3~5次；重症，300mg。

维持量：前6小时1mg/min，后18小时0.5mg/min，起效时间为30分钟。

3. 经验用药

（1）口服 3~7 小时血药浓度达峰值，4~5 天开始起效，5~7 天开始出现抗心律失常效应，1 个月左右可达稳态血药浓度，600~1200mg/d 口服负荷 1~2 周，不一定能见到预期治疗效果，但不代表远期无效。

（2）停药后作用仍可持续 8~10 天。单次口服 800mg 半衰期为 4.6 小时，长期口服半衰期为 13~30 天，清除半衰期 60 天以上。

（3）静脉注射 5 分钟起效，达峰时间 15~30 分钟，停药后作用可持续 20 分钟至 4 小时。

（4）如病情紧急，也可以静脉与口服同时进行。但在计算负荷量时，须考虑静脉与口服胺碘酮（生物利用度的不同）。如已静脉给予 3g，则只需再口服 4g 即可达到负荷量。

（5）年龄、性别、体重指数（BMI）、基础疾病、心律失常类型等对胺碘酮的分布及清除均具有较大影响，如清除率在 BMI>25kg/m^2 者较<25kg/m^2 者下降 22.3%，在年龄>65 岁者较<65 岁者下降 46.9%，故迄今尚未有明确统一的胺碘酮使用剂量，需根据上述情况进行调整。因此胺碘酮的应用实际是一个经验用药的过程。

三、个人用药总结

1. 负荷量

5%葡萄糖注射液 20mL+胺碘酮 150mg，10 分钟可重复一次；或 5%葡萄糖注射液 100mL+胺碘酮 150mg，10 分钟给药；5%葡萄糖注射液 100mL+胺碘酮 150mg（两小袋负荷量，间隔 30 分钟）；5%葡萄糖注射液 44mL+胺碘酮 300mg（负荷量至少 10 分钟，10~15 分钟可重复一次）。

1mL/h=100μg/min（前 6 小时 1mg/min，后 18 小时 0.5mg/min，24 小时总量<2.2g）。

2. 静脉给药

① 5%葡萄糖注射液 500mL+300mg，50mL/h=0.5mg/min；② 5%葡萄糖注射液 500mL+600mg，50mL/h=1mg/min；③ 5%葡萄糖注射液 250mL+300mg，50mL/h=1mg/min；④ 5%葡萄糖注射液 250mL+150mg，50mL/h=0.5mg/min。

（1）大多数静脉应用胺碘酮的患者都需要继续口服治疗。目前没有严格的药理学试验指导静脉与口服的接替方法。原则上静脉应用的时间越长，剂量越大，口服的开始剂量越小。鉴于静脉使用胺碘酮的时间不宜太长，可考虑从静脉使用的当天就开始口服，从常规负荷量起始。

（2）慢负荷量法：负荷量为 10g，如 600mg 分次服用，共 7 天，400mg 分次服用，共 7 天，必要时增加剂量或延长负荷时间。电复律可在口服 1 周左右进行。口服维持量一般为 200mg/d，可根据病情减至 100mg/d 或 200mg/d，每周服药 5 天。

（3）心室颤动或无脉型室性心动过速抢救：在心肺复苏中，如 2~3 次电除颤和血管升压药物无效时，立即用胺碘酮 300mg（或 5mg/kg）静脉注射，以 5%葡萄糖注射液稀释，快速推注，然后再次除颤。如仍无效可于 10~15 分钟后重复追加胺碘酮 150mg（或 2.5mg/kg），用法同前。注意用药不应干扰心肺复苏和电除颤。心室颤动转复后，胺碘酮可静脉滴注维持量。在初始 6 小时以内以 1mg/min 速度给药，随后 18 小时以 0.5mg/min 速度给药；第一个 24 小时内用药总量（包括静脉首次注射、追加用量及维持用药）一般控制在 2.0~2.2g 以内。第二个 24 小时及以后的维持量根据心律失常发作情况酌情减量。

（4）持续性室性心动过速或其他：对于血流动力学稳定的持续性单形、多形性室性心动过速和未明确诊断的宽 QRS 波心动过速，首剂静脉用药 150mg，用 5%葡萄糖注射液稀释后推注 10 分钟。首剂用药 10~15 分钟后如仍不见转复可重复追加静脉 150mg 再负荷，用法同前。若使用了胺碘酮数次负荷后室性心动过速未能很快转复，应考虑电复律。此种持续性室性心动过速有反复发作的可能，一般需要静脉维持用药，方法同前述心室颤动或无脉型室性心动过速。

四、胺碘酮的不良反应与注意事项

1. 静脉炎

静脉胺碘酮给药时，应特别注意选用大静脉，最好是中心静脉给药。

2. 低血压、心动过缓

急性静脉应用中可出现低血压、心动过缓，因此需有心电和血压监护。

3. 肝功能损伤

制剂中的助溶剂聚山梨酯 80 是静脉胺碘酮肝损害的主要原因。

（1）聚山梨酯 80 对细胞膜有流化作用，使细胞膜的渗透性增加，转氨酶漏出。

（2）通过抑制 ATP 酶活性，影响转运载体 P 糖蛋白对胺碘酮的结合和运输。

（3）通过抑制细胞色素氧化酶 P450 同工酶 CYP3A4，从而抑制胺碘酮的代谢，使胺碘酮在肝内蓄积，导致肝细胞毒性。

（4）聚山梨酯 80 有降低血压的作用，导致肝脏灌注不足，出现肝损害。

4. 恶性心律失常

只有在发生低血钾或与其他延长 QT 的药物协同时，才有产生扭转型室性心动过速的可能，服用胺碘酮的患者出现如腹泻、呕吐、大量利尿、饮食减少等情况应及时检查电解质，以免发生低血钾的协同作用导致扭转型室性心动过速。

5. 甲状腺功能的改变

胺碘酮阻碍由 T_4 向 T_3 的转化，产生 rT_3。甲状腺功能检测见 T_4、rT_3、TSH 轻度升高，T_3 轻度降低，此为胺碘酮作用的生化标志，并非副作用可继续用药。如 TSH 升高大于用药前 3 倍以上，提示出现甲状腺功能减退，T_3 上升则提示甲状腺功能亢进，甲状腺功能减退较甲状腺功能亢进多 2~4 倍。

慢性长期口服胺碘酮者应定期检查甲状腺功能，有症状应停药，若无法停药，可在治疗甲状腺疾病的同时继续用药。

6. 辛伐他汀与胺碘酮不合用

辛伐他汀与胺碘酮合用,肌肉损伤、横纹肌断裂、肾衰竭、死亡危险增加。与胺碘酮合用的辛伐他汀的剂量>20mg/d 时,危险的增加与剂量有关。

虽然 FDA 2002 年已修订了说明书,说明此情况,但仍收到有关两者合用时发生横纹肌断裂的报告。FDA 再次告诫:两者合用危险增加。

FDA 于 2011 年 12 月 15 日更新了辛伐他汀的警示信息,修改了辛伐他汀的剂量限制。

五、总结

1. 胺碘酮治疗的优势

(1)治标又治本:治疗心律失常的同时治因,抗缺血治疗冠心病改善心功能,治疗心力衰竭、扩张血管,治疗高血压。

(2)治疗总的有效率高:作用优于其他药物,血流动力学不稳定室性心动过速、心室颤动总有效率为 78%,利多卡因、氟卡尼、溴苄胺无效,反复发作伴低血压,胺碘酮有效率为 40%。

(3)对室性心动过速、心室颤动一级和二级预防有明显疗效:重症心衰一级预防死亡率下降 33.5%,猝死二级预防存活率为 78%。

2. 胺碘酮治疗的注意事项

(1)用药需慎重,必要时监测血药浓度,警惕药物不良反应和药物相互作用。

(2)静脉胺碘酮的使用剂量和方法因人而异:①不同患者的剂量可有很大的差别(年龄、性别、体重、疾病等),应根据心律失常的发作情况和患者的其他情况进行调节;②只给负荷量、不给维持量,药物浓度不能维持,只给维持量、不给负荷量,延迟起效时间。

参考文献

[1]中华医学会,中华医学会临床药学分会,中华医学会杂志社,中华医学会全科医学分会,中华医

学会《中华全科医师杂志》编辑委员会,基层医疗卫生机构合理用药指南编写专家组. 心房颤动基层合理用药指南[J]. 中华全科医师杂志,2021,20(2):166–174.

[2]中华医学会心血管病学分会,中国生物医学工程学会心律分会. 心房颤动诊断和治疗中国指南[J]. 中华心血管病杂志,2023,51(6):572–618.

[3]胺碘酮规范应用专家建议专家写作组. 胺碘酮规范应用专家建议[J]. 中华内科杂志,2019,58(4):258–264.

[4]胺碘酮抗心律失常治疗应用指南(2008)[C].//2014 面向基层心律失常的规范化及心血管疑难重症专题会议论文集,2014:7–15.

第三节 永久起搏器相关知识

永久起搏器植入术入路的选择

一、起搏器静脉入路途径分类

心脏起搏治疗中静脉入路的成功获取是一个关键的技术组成部分（图3.16）。

- 锁骨上方静脉
  - 颈内静脉
  - 颈外静脉
  - 锁骨下静脉
- 锁骨下方静脉
  - 头静脉
  - 锁骨下静脉（胸廓外常用）
  - 腋静脉
- 股静脉、肝静脉、髂静脉

图3.16 起搏器静脉入路途径分类示意图。

二、静脉入路的选择

1.头静脉入路

（1）传统头静脉切开术：在锁骨中点下方1.5cm的水平线上，以三角肌与胸大肌之间的肌间沟为中心做一切口，逐层分离直至见到薄薄一层脂肪覆盖肌间沟，在其下方即可找到头静脉。

（2）经头静脉穿刺置入起搏器电极导线：左三角肌和胸大肌之间肌间沟切开皮肤，分离皮下组织，钝性分离脂肪垫显露头静脉。以4F穿刺针穿刺头静脉成功后，引入导引钢丝，X线下证实进入下腔静脉后经钢丝置入直鞘管。经直鞘管再引入1~2根导引钢丝，撤出直鞘管。再经各导引钢丝分别置入2~3个可撕开鞘管，分别经各可撕开鞘管引入电极导线。

2. 锁骨下静脉入路

（1）锁骨下静脉入路的提出：1952年，Auban首先提出锁骨下静脉入路的穿刺方法；1962年，Wilson首次开展使用锁骨下静脉穿刺技术；1979年，Littleford开始倡导并推广锁骨下静脉穿刺技术。其中锁骨下静脉穿刺分锁骨上入路（Aubaniac提出）和锁骨下入路（Yoffa提出），目前以锁骨下入路最为常用。

（2）锁骨下静脉的体表定位。

（3）锁骨下静脉入路途径。

- 锁骨中点进针法：于锁骨中点下2~3cm进针，与皮肤成15°~30°角，朝向胸骨上凹与甲状软骨的中点进针4~5cm。
- 锁骨外1/3交点入路法：于锁骨外1/3与2/3交点处，朝向胸骨上凹进针4~5cm，此处进针角度为20°~30°。
- 锁骨内1/3交点入路法：于锁骨内1/3与中1/3交点处，朝向胸骨上凹进针4~5cm刺入血管，进针角度为30°~45°。
- 三中点法：选锁骨中点下缘A点，胸壁和上臂形成的腋窝皱褶为B点，A点与B点的连线中点为穿刺进针点（C点）。

3. 腋静脉入路——最佳的穿刺部位

（1）腋静脉入路的发展史：1987年，Nichalls首先报道了腋静脉途径；1990年，Taylor和Yellowlees验证了该途径的可行性；1992年，Higano等首次报道了通过静脉造影指导进针途径穿刺腋静脉；1993年，Byrd提出在透视下进行腋静脉穿刺，同年Magney等提出了腋静脉穿刺的体表定位；1995年，Fyke报道了用简单的Doppler血流探测仪进行Doppler引导下的腋静脉穿刺技术，同年Varnagy推出了分离头静脉和（或）腋静脉技术；1996年，Gayle等报道了超声直视腋静脉的穿刺技术；1998年，国内天津市总医院万征教授采用Byrd法，取得了很好的效果；1999年，Belott对Byrd和Magney的方法进行改良，提出盲穿法；2006年，王龙提出了新的腋静脉穿刺技术；2007年，LAU.EW提出等视差导航下腋静脉穿刺技术；2010年，王金凤等提出导丝标记下腋静脉穿刺技术，同年李建国等提出了锁骨中点定位法腋静脉穿刺术的应用；2011年，王吴等提出超声引导下腋静脉穿刺技术；2013年，吴再涛等提出新体表标志法腋静脉穿刺。

（2）腋静脉入路的选择

- 叶斌、王吴认为腋静脉第二段可行：叶斌等认为腋静脉穿刺时不易损伤臂丛神经、胸膜顶和锁骨下动脉，因为此段腋静脉与这些结构都不直接毗邻。王吴等提出超声引导下腋静脉穿刺技术，提出第二段腋静脉作为中心静脉置管的通路是可行的。穿刺第一段腋静脉时，如果刺入静脉后下方，有可能会损伤锁骨下动脉。穿刺第三段腋静脉时，如果刺入静脉后上方，有可能会损伤锁骨下动脉，刺入静脉后下方，有可能会损伤胸膜顶而出现气胸。
- 选择腋静脉第三段（图3.17）：腋静脉和腋动脉在第一段、第二段伴行的比较紧，易误穿动脉，如果误入腋动脉虽然可以直接压迫止血，但从它的毗邻关系得知，腋静脉伴行的诸多神经，如正中神经等可能在穿刺过程中受到损伤。优势：腋静脉走行在胸廓外位置表浅，表面只有一层锁胸筋膜没有神经伴行，在腋静脉与锁骨下静脉交汇处有前斜角肌将腋静脉与腋动脉隔开，该肌肉厚1~1.5cm，该段静脉直径粗，外径1.2cm。

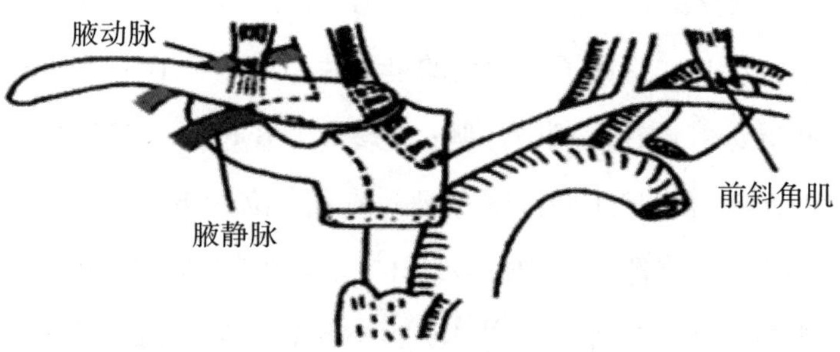

图3.17 腋静脉第三段与腋动脉及前斜角肌的关系示意图。

（3）腋静脉的定位。①腋静脉在锁骨下与第一肋骨交界处可触及，位于向外距离喙突下方大约三指处。选择以胸小肌内侧缘静脉上的皮肤为穿刺点，操作时上臂外展 45° 角在第一肋前方穿刺，进针方向为向后向内。② Magney 定位法：先取两条线，一条是胸锁关节与肩锁关节的连线（A 线），一条是胸骨角中心与肩胛骨喙突的连线（B 线），两个点分别是 A 线的内、中 1/3 交点（C 点）和 B 线的外中 1/3 交点（D 点）；取 D 点为穿刺点，针尖指向 C 点，与皮肤成 30°~45° 角，在 X 线引导下，在 C 点处刺入静脉，此点为腋静脉与锁骨下静脉移行处，深度以锁骨和第一肋骨的间隙为准。③ Byrd 法定位（图 3.18）：在透视下应用 18 号针指向第一肋的中部，针垂直于第一肋，向外行直至穿刺到腋静脉，抽出静脉血可以证实。1998 年，天津医科大学总医院万征开始应用此方法。④ Belott 盲穿法定位：选胸三角沟和喙突作为基本体表标志。在喙突水平垂直于胸三角沟做一约 2cm 的切口，在胸三角沟内侧 1~2cm 处进针穿刺，如未能进入静脉，则在透视下找到第一肋，针头指向第一肋，由内向外不断进针直至进入静脉。⑤王龙、郭继鸿等提出的腋静脉穿刺技术（图 3.19）：拇指确定胸三角内侧尖在内侧尖下，内侧缘 3cm 处，针尖朝向内侧尖，与皮肤成 30°~45° 角，用局麻针边打麻药边试穿，出静脉血后确定方向沿确定的方位进行穿刺。⑥在右锁骨中线上，V-锁骨距（腋静脉中心体表投影到锁骨下缘的距离）（1.74 ± 0.51）cm，据此可初步判断腋静脉的穿刺点，穿刺方向指向腋静脉与锁骨的交点，也就是锁骨中点内侧（2.45 ± 0.71）cm。⑦王吴等提出超声引导下腋静脉穿刺技术（腋静脉第二段）（图 3.20）：骨中点外 3cm 纵线上，距锁骨下缘 5.3cm 处一点为腋静脉穿刺点，以该点为起点，超声探头置于锁骨中点内 1cm 处，较为清晰完整的腋静脉长轴声像图即可快速显示，向上略移动探头约 1cm，即可看到腋动脉，以明确两者的结构、位置关系。在超声引导下，平面内进行腋静脉穿刺以确保针尖位于探头中央，可观察到针尖刺入各层组织的过程，及时调整进针方向，常可准确无误一次刺入腋静脉。⑧吴再涛等提出的腋静脉穿刺体表定位（图 3.21）：患者取去枕平卧位，面向正前方，双肩自然下垂，双上臂紧贴身体两侧，手心向上；针点以三角肌与胸大肌之间的肌间沟为体表标志,在距离肌间沟内侧 1.5cm 处做肌间沟的平行线,在此线上锁骨下缘 2.5cm 处为穿刺点,或以喙突向肌间沟做垂线,在垂线上肌间沟内侧 1.5cm 处为穿刺点。

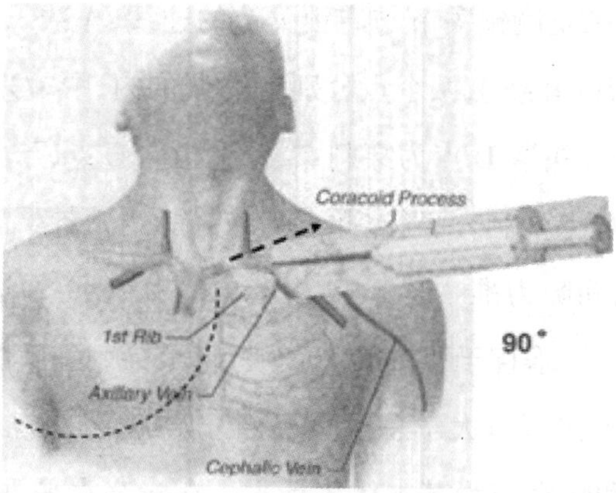

图 3.18 Byrd 法定位示意图。

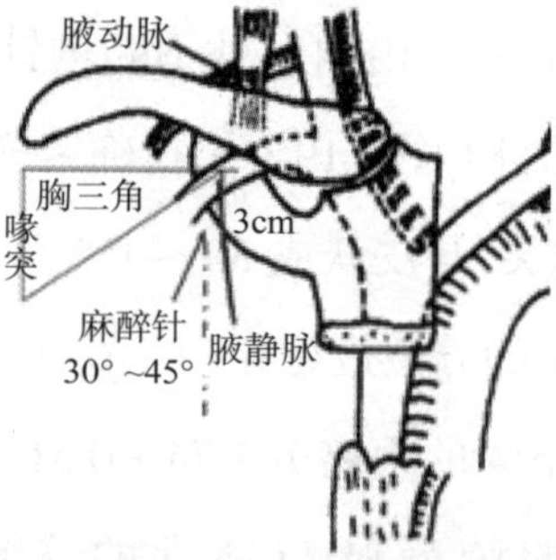

图 3.19 王龙、郭继鸿等提出的腋静脉穿刺技术示意图。

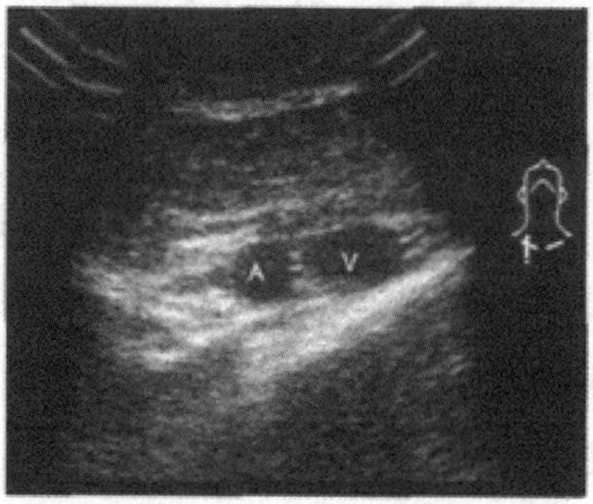

图 3.20 右侧锁骨中点爱芳的腋、静脉短轴切面图。

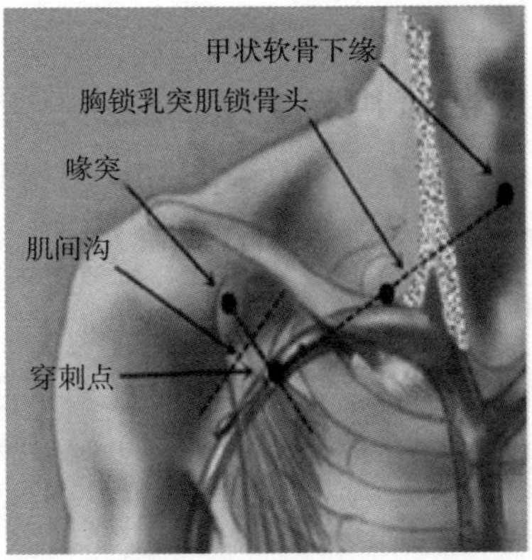

图 3.21 体表表示腋静脉穿刺示意图。

三、静脉入路优缺点比较（表 3.8）

表 3.8 静脉入路优缺点比较

	优点	缺点
头静脉	解剖位置固定，体表标志明确，位置深、固定，不易脱位。可避免气胸、血胸、导线折断及误穿锁骨下动脉等并发症	变异大，发育细小缺如、走行扭曲或狭窄，损伤大，出血多，难度大，现已不被人采用
锁骨下静脉	管径粗大、位置浅表、管壁不易回缩。方法简单、操作快、成功率高、可置入多根电极、重复使用	血胸、气胸、误入动脉、“挤压综合征”的风险，总体发生率为 1%~3%，一旦发生后常较严重，甚至危及生命 穿刺部位过于靠近胸骨导致起搏电极操作困难
腋静脉	操作简便、易行、经济、成功率高、容易压迫止血。随着双腔、三腔、ICD 等起搏技术的成熟及推广，由于锁骨下间隙相对狭小，腋静脉入路的地位逐渐升高，有望得以普及	概率小但也会发生血、气胸、皮囊内血肿、周围神经损伤、误穿入腋动脉（尤其是腋静脉一、二段） 目前腋静脉穿刺无明确的体表标志可依赖

参考文献

[1]王啸. 腋静脉穿刺的应用解剖学[J]. 四川解剖学杂志,2000.8(4):201.

[2]格氏解剖学[M].38 版. 杨琳,高英茂译. 沈阳:辽宁教育出版社,1999:1590.

[3]CHANGHM, HSIEHHF, HSU SD, et al. Guidewire assisted cephalic vein cutdown for insertion of totally implantable access ports[J]. *SurgOncol*, 2007, 95: 156.

[4]JABLON LK, UGOLINI KR, NAHMIAS NC. Cephalic vein cut–down verses percutaneous access: a retrospective study of complications of implantable venous access devices[J]. *Am J Surg*, 2006, 192: 63.

[5]WILSON J N. The management of acute circulatory failure[J]. *Surg Clin North Am,*1963,43:469–495.

[6]Littleford P O, Spector D S. Device for the rapid insertion of a permanent endocardial pacing electrodes through the subeclavian vein[J]. *Am J Cardiol*, 1979, 43: 980.

[7]胡大一. 快速心律失常射频消融的实用技术[M]. 北京:人民卫生出版社,2000:19–24.

[8]何忠杰,陈东,赵宇. 锁骨下静脉下入路穿刺法——三中点法[J]. 中华内科杂志,1999,4:10.

[9]BYRD C L. Safe introducer technique for pacemaker lead implantation.[J]. *Pacing Clin Electrophysiol*,1992,15(3):262–267.

[10]VARNAGY G, VELASQUEZ R, NAVARRO D. New technique for cephalic vein approach in pacemaker implants[J]. *PACE*, 1995, 18:1807.

[11]万征,周金台,黄灿亮,等. 穿刺胸廓外锁骨下静脉和腋静脉安置永久性起搏器电极[J]. 中国介入心脏病学杂志, 2000, 8(3):139–140.

[12]王龙. 腋静脉穿刺技术[J]. 中国心脏起搏与心电生理杂志, 2006, 20(3):271–273.

[13]王金凤, 张艳萍, 王芳,等. 导丝标记下行腋静脉穿刺术的临床应用[J]. 临床军医杂志, 2010, 38(6):1078–1079.

[14]李建国, 郭志强, 孟令宝,等. 锁骨中点定位腋静脉穿刺术的临床应用[J]. 中国急救复苏与灾害医学杂志, 2010, 5(9):854–855.

[15]王昊. 超声引导下腋静脉穿刺术的评价及最佳穿刺点的确定[J]. 临床医学, 2011, 38(14):1675–1677.

[16]叶斌,陈友燕,柴丽影,等. 锁骨下静脉穿刺应用解剖学研究[J]. 中华护理杂志,1997, 32(5):283–285.

[17]钟正江,府军,康桂荣. 经皮腋静脉穿刺的临床应用[J]. 南京部队医药, 1997,2:41.

[18]王龙,郭继鸿. 一种腋静脉穿刺体表定位及其临床应用[J]. 中华心律失常学杂志,2006,4(10):

266.

[19]NICHALLS RWD.A new percutaneous infraclaricular approach to the axillary vein[J]. *Anesthesia*,1987,42(2):151.

[20]MAGNEY JE, STAPLIN DH, Flynn DM, et al. A new approach to percutaneous subclavian venipuncture aviod lead fracture or central venous catheter occlusion[J].*PACE*, 1993, 16(11):2133–2142.

[21]BYRD CL. Clinical experience with the extrathoracic introducer insertion technique[J]. *PACE*, 1993, 16: 1781.

[22]BELOTT PH. Blind percuaneous axillary venous access[J]. *PACE*, 1999, 22(7): 1085–1089.

[23]吴再涛,王力. 新体表标志法腋静脉穿刺研究[J]. 中国循证心血管医学杂志,2013,5(6):652.

[24]林加锋, 季亢挺, 李继武,等. 头静脉切开途径与锁骨下静脉穿刺安置永久性心脏起搏器的比较[J]. 心脑血管病防治, 2008, 8(3):158–161.

[25]TSE HF., LAU CP,LEUNG SK.A cephalic vein cutdown and venography technique to facilitate pacemaker and defibrillator lead Implantation[J]. *PACE*, 2001, 24(4 Pt I): 469–473.

[26]WILSON J N. The management of acute circulatory failure.[J]. *Surg Clin North Am*, 1963, 43: 469–495.

[27]AGGARWAL RK,CONNELLY DT,RAY SG.Early complications of permanent pacemaker implantation: Nodifference between dual and single chamber systems[J].*Br Heart* J,1995,73:571.

[28]JACOBS DM, FINK AS, MILLER RP, Et al. Anatomical and morphological evaluation of pacemaker lead compression[J]. *Pacing Clin Electrophysiol*, 1993, 16(3 Pt 1): 434–444.

[29]CHAUHAN A,GRACE A A,NEWEL S A.Early complications after dual chamberversussingle chamber pacemaker implantation[J]. *Pacing Clin Electrophysiol*, 1994, 17(11 Pt 2): 2012–2015.

有“快”又有“慢”，心律失常矛盾重重该怎么办？

一、病史

患者体格检查时发现心动过缓、室性期前收缩就诊，平素无特殊不适，运动员出身。无胸闷憋气、胸痛等不适。体温 36.1℃，血压 139/79mmHg，呼吸 17 次/分，心率 35 次/分，血氧饱和度 100%。神志清晰，精神可，无皮疹，口唇无发绀，浅表淋巴结无肿大，腹部平软，无压痛、反跳痛及肌紧张，双下肢无水肿。

二、入院化验与辅助检查

入院完善心肌酶、肌钙蛋白、NT-proBNP，以及肝肾功能、电解质、凝血功能等均未见异常，多次监测心肌酶、肌钙蛋白 I、NT-proBNP 等未见异常。心电图检查见图 3.22 至图 3.24。

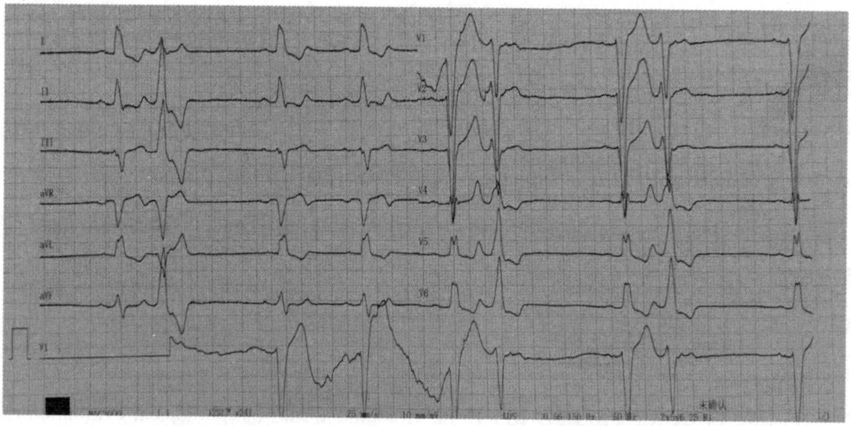

图 3.22 心电图示：完全性左束支传导阻滞，窦性心动过缓，室性期前收缩二联律，一度房室传导阻滞。

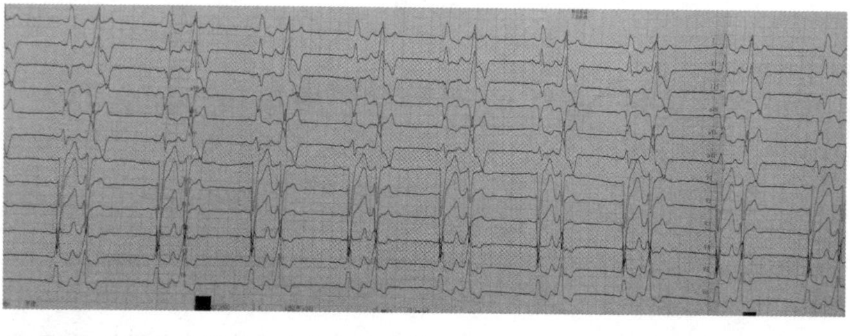

图 3.23 心电图示：完全性左束支传导阻滞，窦性心动过缓，频发室性期前收缩二联律。

2-D 及 M 型：				Doppler：	舒张期：	收缩期：
主动脉窦径：	32 mm	左室缩末径：	35 mm	二尖瓣：	0.8 cm/s	0.7 cm/s
左房前后径：	33 cm	左室舒末径：	52 mm	三尖瓣：	0.5 cm/s	0.4 cm/s
右房前后径：	38 cm	右室左右径：	17 cm	主动脉瓣：	cm/s	1.6 cm/s
室间隔厚度：	10 cm	运动幅度：	7 cm	肺动脉瓣：	cm/s	1.1 cm/s
左室后壁厚度：	10 cm	运动幅度：	11 cm	肺动脉压力：	mmHg	30 mmHg
心功能 左室射血分数：66 % 二尖瓣血流 E/A ＞1 TDI：Ea/Aa：＞1						

超声所见：

心脏各房室腔不大。

左室心肌运动正常。

心律失常。

超声提示：

心律失常

图 3.24 超声心动图：心脏各房室腔不大、左心室心肌运动功能正常、心律失常。

三、临床诊疗

临床诊断：心律失常，窦性心动过缓，频发室性期前收缩（二联律），完全性左束支传导阻滞，一度房室传导阻滞，阵发性室性心动过速。患者为中年男性，年轻时运动员出身，当然运动员心脏可表现为窦性心动过缓、窦性心律失常、心室腔扩大、心脏体积增加及伴随的心脏做功增强。该患者最主要的特点是无任何临床症状，包括心悸、乏力、胸闷、黑矇，甚至晕厥等。进行 Holter 检查回报：窦性心律，窦性心动过缓，最慢心率 32 次/分发生在夜间，完全性左束支传导阻滞，多源性室性期前收缩，室性期前收缩 43 567 个，有时成对出现，有时形成短阵室性心动过速，有时形成二、三联律，房性期前收缩，有时形成短阵房性心动过速。需要多次进行 Holter 检查并评价是否有安装起搏器指征。目前证据看患者心率过慢，白天心率在 40~62 次/分，频发室性期前收缩可能带来干扰，最慢心率 32 次/分发生在夜间。目前尚未发现心脏停搏，未发现长 R-R 间期大于 2 秒甚至 3 秒以上的情况，心电图检查 P-R 间期为 0.20 秒且有完全性左束支传导阻滞。鉴于该患者目前无任何症状，抗心律失常药物应用存在矛盾，我们给的处理方案是暂不应用包括美西律等药物治疗，有症状临时应用利多卡因静脉点滴缓解症状，暂无起搏器植入证据，完善冠状动脉造影或者冠状动脉 CTA 检查，择期进行射频消融术治疗改善期前收缩，缓解后观察心律等。但患者拒绝进一步检查和治疗，择期出院随诊。

四、讨论

这是一例心动过缓合并快速性心律失常的病例，药物治疗存在矛盾，临床上包括缓慢心律失常遇到房颤的患者也不少，关于该病例需要注意以下几点。

1. 哪些室性期前收缩需要治疗?

（1）频发室性期前收缩，24 小时动态心电图检查显示室性期前收缩发作的次数超过 1 万次或超过 10%（占总心跳的比例）。

（2）有潜在心脏病、器质性心脏病的，需要治疗基础心脏病。器质性心脏病建议积极治疗室性期前收缩，尤其存在室性期前收缩不良因素时。

（3）有症状的需要改善一些症状，不同人之间的感觉差异非常大，有的人每日期前收缩上万次却浑然不觉，而有些人则非常敏感，哪怕是出现一个期前收缩也能感觉到，而有些人的感觉并不是心慌或心跳脱漏感，而是乏力、头晕等。

2. 心动过缓是否有症状，是否可逆?

（1）心动过缓对于窦房结功能障碍的患者常见症状包括头晕、乏力、晕厥、黑矇等脑供血不足表现，不典型症状包括眩晕、认知障碍、运动耐量下降、突发呼吸困难和胸痛。有症状的窦房结功能障碍是安装起搏器的 I 类适应证。见表 3.9。

（2）有症状的心动过缓都需要治疗，方法包括药物、临时起搏、永久起搏。有症状、非可逆性，应置入永久起搏器。有症状、可逆性、有猝死风险的先进行临时起搏，无猝死风险的使用药物。见表 3.10。

表 3.9 窦房结功能障碍患者永久起搏器适应证

Ⅰ	• 有症状的心动过缓的窦房结功能障碍（包括频发性窦性停搏） • 有症状的变时性功能不全 • 由于某些疾病必须使用某类药物，这些药物可引起窦性心动过缓并产生症状
Ⅱa	• 窦房结功能障碍导致心率<40 次/分，症状与心动过缓之间存在明确证据，无论是否记录到心动过缓 • 不明原因晕厥，临床上发现或电生理检查诱发窦房结功能障碍者

表 3.10 临床上常见的心动过缓的可逆原因

减慢心率药物	β-受体阻滞剂（美托洛尔缓释片、比索洛尔、卡维地洛）、抗心律失常药物（胺碘酮、普罗帕酮）、非二氢吡啶类钙通道阻滞剂（地尔硫䓬）、洋地黄类药物（地高辛、毛花苷 C）
外科麻醉术后	麻醉镇静药物、电解质紊乱、低体温、机械牵拉（手术操作及术后管道）引起迷走神经亢进
电解质异常	高钾、高镁、高钙
心肌梗死	右冠状动脉罪犯血管常见引起窦性心动过缓和房室传导阻滞
迷走神经功能亢进	介入术后患者血管穿刺点出现血肿、疼痛明显
脑血管意外	急性脑出血、脑外伤可引起脑心综合征，可表现为类似心肌缺血的 ST-T 改变及各种类型的心动过速或心动过缓
甲状腺功能减退	心动过缓随着甲状腺功能的改善可改善

3. 目前临床对于心动过缓合并快速性心律失常治疗方案

（1）导管消融：对阵发性快速心律失常首选导管消融，目前已成为主要治疗手段。随着治疗后房颤的终止，以及室性期前收缩的治疗，其后出现的长时间窦性停搏和严重窦性心动过缓也会随之消失，故消融成功后大多数不需置入起搏器，对极少数消融后仍然有症状性缓慢性心律失常再进行起搏器置入。

（2）置入起搏器并用抗心律失常药物：对于存在导管消融禁忌证或导管消融

后复发后不愿接受再次消融者,可在起搏器置入后加用抗心律失常药物维持窦性心律。

参考文献

[1]中华医学会,中华医学会临床药学分会,中华医学会杂志社,中华医学会全科医学分会,中华医学会《中华全科医师杂志》编辑委员会,基层医疗卫生机构合理用药指南编写专家组. 早搏基层合理用药指南[J]. 中华全科医师杂志,2021,20(3):302–306.

[2]谭琛.《2018 ACC/AHA/HRS 心动过缓和心脏传导延迟评估和管理指南》解读[J]. 中国循证心血管医学杂志,2019,11(5):513–515.

[3]中华医学会心电生理和起搏分会,中国医师协会心律学专业委员会. 心动过缓和传导异常患者的评估与管理中国专家共识 2020[J]. 中华心律失常学杂志,2021,25(3):185–211.

[4]POPOV S V , SMIYAN O I , LOBODA A M , et al. DIAGNOSTIC OF THE ATHLETE'S HEART AND FACTORS AFFECTING ITS DEVELOPING[J]. *Wiadomości lekarskie*(Warsaw, Poland: 1960), 2021, 74(5):1158–1163.

[5]王斌. 起搏器植入适应证——从指南到临床[J]. 中华临床医师杂志(电子版),2012,6(24):7957–7960.

[6]MENOZZI C,BRIGNOLE M,ALBONI P,et al. The natural course of untreated sick sinus syndrome and identification of the variables predictive of unfavorable outcome[J]. *American Journal of Cardiology*,1998,82(10):1205–1209.

第四章

心脏瓣膜病、心肌炎、主动脉夹层等疾病

第一节　感染性心内膜炎

发热却发现主动脉瓣畸形，到底是福还是祸？

一、病例简介

1. 现病史

患者男，30岁，因“间断寒战发热10天”入院。患者于入院10天前洗澡后出现寒战，之后约半小时出现发热，当时未测量体温，伴四肢乏力和全身酸痛感。患者入院前9天再次出现寒战，之后自测体温达39℃，大量饮水后伴大汗淋漓，自服散利痛1片，体温未明显下降，间断服用散利痛治疗，自测体温在37~39℃之间。入院7天前就诊于我院发热门诊，查甲乙流感为阴性。2021-11-30血常规：C反应蛋白为56.75mg/L，血清淀粉样蛋白测定（SAA）为197.58mg/L，白细胞计数为10.41×10^9/L，红细胞计数为5.28×10^{12}/L，血红蛋白为151g/L，血小板计数为181×10^9/L，中性粒细胞百分比为83.5%，中性粒细胞绝对值为8.70×10^9/L。给予口服连花清瘟、左氧氟沙星片（0.5g，每日1次）药物治疗。患者回家后再次出现寒战，之后体温升高，最高约39℃，再次就诊于我院发热门诊，给予静脉地塞米松5mg输液治疗，患者体温降至36.4℃。患者诉乏力、肌肉酸痛症状好转后未来院就诊。入院2天前无明显诱因再次出现寒战，之后再次出现高热，最高体温40.5℃，伴四肢乏力、肌肉酸痛，无咳嗽、咳痰，无恶心、呕吐，无头晕、心悸、黑矇等其他不适。自服散利痛1片后约1小时体温降至38℃，主诉仍有四肢乏力及肌肉酸痛，就诊于我院感染科，测体温为38.7℃。2021-12-05血常规：C反应蛋白为41.26mg/L，血清淀粉样蛋白测定为87.02mg/L，白细胞计数为17.19×10^9/L，红

细胞计数为 4.89×10^{12}/L，血红蛋白为 141g/L，血小板计数为 280×10^{9}/L，中性粒细胞百分比为 85.0%，中性粒细胞绝对值为 14.60×10^{9}/L。心肌酶谱未见异常。胸部 CT 平扫：升主动脉增粗，达 48mm。

结果回报：①两肺间质纹理增多；②升主动脉增粗，建议 CTA 检查；③腹部情况请结合相关部位检查（具体见正式报告）。给予地塞米松 5mg 静脉点滴治疗，阿奇霉素抗感染治疗（自诉口服 1 天）。患者主诉体温未明显下降，体温波动在 38~39℃之间。

患者因升主动脉增粗，达 48mm，入院前 1 天进行主动脉 CTA、头颈 CTA，未见明显异常。完善心脏彩超（2021-12-06），结果显示：LA 为 38mm，LV 为 59mm，RA 为 34mm，RV 为 32mm，IVS 为 10mm，LVPW 为 10mm，EF 为 0.65。先天主动脉瓣二叶式畸形、反流（重度），升主动脉增宽，左心增大，二尖瓣、三尖瓣反流（轻度），心包积液（少量）。患者目前仍有发热症状，为进一步诊疗，以"心脏瓣膜病发热待查"收入我科。入院查心电图显示窦性心律，心室率 79 次/分，P-R 间期为 203ms。患者自发病以来，精神稍差，脸色发白，饮食稍差，睡眠可，大便可，小便少，体重无明显变化。

收入院初步诊断：①心脏瓣膜病，先天性主动脉瓣二叶瓣化畸形，主动脉瓣关闭不全（重度），心功能Ⅱ级（NYHA 分级）；②发热待查。

2. 既往史

否认高血压、脑血管病病史，否认肝炎、结核病史，从不吸烟、从不饮酒，否认食物过敏史。

3. 体格检查

体温 40.1℃，脉搏 91 次/分，呼吸 18 次/分，血压 126/80mmHg。体格检查合作。全身皮肤黏膜无黄染，周身可见皮疹，全身淋巴结肿大。颈软，无抵抗感，无颈静脉充盈，气管位置居中，胸廓外形正常，无肋间隙增宽，叩诊双肺呈清音，呼吸音呈清音，未闻及干湿啰音，未闻及哮鸣音。叩诊心界扩大，心率 91 次/分，节律齐，主动脉瓣第二听诊区可闻及 4~5/6 级舒张期叹气样递减性杂音。周围血管征不明显。腹部平坦，无腹部压痛，无腹部反跳痛，未触及肝，未触及脾脏，肝颈静脉回流征阴性，双下肢无凹陷性水肿。

二、院内就诊与诊疗过程

1. 入院当天实验室检查

血常规：白细胞计数为 13.65 × 10^9/L，红细胞计数为 4.66 × 10^{12}/L，血红蛋白为 131g/L，血小板计数为 349 × 10^9/L，中性粒细胞百分比为 75.5%。肝功能：ALB 为 39g/L，GLO 为 29g/L，ALT 为 63U/L，AST 为 24U/L，ALP 为 59U/L，GGT 为 135U/L，LDH 为 274U/L，DBIL 为 3.8μmol/L。肾功能：Cr 为 80μmol/L，尿素为 4.4mmol/L，尿酸为 318μmol/L。凝血功能：D–二聚体为 479ng/mL，FIB 为 6.02g/L，PT 为 12.3 秒，PT–INR 为 1.13，APTT 为 33.7 秒，TT 为 14.4 秒。降钙素原（PCT）为 0.38ng/mL。血沉为 58mm/h。心肺五项：CK–MB<1.000ng/mL，D–二聚体为 0.77mg/L，BNP 为 49pg/mL，肌红蛋白为 17.23ng/mL，TNI<0.025ng/mL。其他：传染病指标未见异常，游离甲状腺功能未见异常。血培养结果待回报、免疫全项+风湿抗体结果待回报、细小病毒 B19、巨细胞病毒、EB 病毒结果待回报。

2. 其他辅助检查

入院前 1 天心电图：窦性心律，心室率 99 次/分，P–R 间期 160ms，大致正常心电图。

复查心电图：窦性心律，心室率 79 次/分，P–R 间期 206ms，大致正常心电图。

入院前 1 天超声心动图（UCG）：LA 为 38mm，LV 为 59mm，RA 为 34mm，RV 为 32mm，IVS 为 10mm，LVPW 为 10mm，EF 为 0.65。升主动脉增宽（46mm）；先天性主动脉瓣二叶瓣化畸形、反流（重度），升主动脉增宽，左心增大，二尖瓣、三尖瓣反流（轻度），心包积液（少量）。

3. 院内诊疗过程

患者入监护室，监测生命体征、出入量等动态变化，完善相关检查后，目前发热原因尚未确定。患者入院体温波动在 38~41℃之间，寒战、高热暂时用甲强龙和地塞米松+物理降温退热,但体温仍不能得到控制。能找到的证据是患者有养猫的习惯,可能是一些特殊病原体,或是隐球菌之类的吗?患者入院前肺CT未发现问题,同时考虑患者病情只有10天,近2天出现腰痛情况,布鲁氏杆菌病也不能排除,但追问病史发现腰痛并不明显。发热的原因非常多,目前证据也不足。

心电图和头颅平扫+增强MRI为揭开谜底提供了方向。

(1)患者入院前心电图未见一度房室传导阻滞,入院后发现有一度房室传导阻滞,之后心电图发现P-R间期越来越长(入院第二天PR间期为0.26秒)。此时应当高度怀疑感染性心内膜炎可能。

(2)入院第二天患者行头颅平扫+增强MRI:右侧顶叶异常信号,考虑为小缺血灶,建议复查。第二天降钙素原(PCT)为7.15ng/mL,血沉为108mm/h。

同时患者血培养报危急值(G+球菌)。经过多学科联合会诊:患者常年全身皮疹,有抓挠的习惯并发现皮肤破溃,同时患者入院前1个月有拔牙情况(亚急性感染性心内膜炎,草绿色链球菌最常见)。证实已经发生了栓塞,综合考虑急性感染性心内膜炎可能性更大。同时后续回报血培养结果也证实了猜测的准确性。见表4.1。

表4.1 患者后续回报血培养结果

抗生素名称	*KB	%MIC	敏感度	抗生素名称	*KB	%MIC	敏感度
红霉素		4	R	β-内酰胺酶		Pos	+
庆大霉素		≤0.5	S	苯唑西林		0.5	S
青霉素		≥0.5	R	利福平		≤0.5	S
利奈唑胺		2	S	喹奴普汀/达福普汀		≤0.25	S
环丙沙星		≤0.5	S	莫西沙星		≤0.25	S
头孢西丁筛选		Neg	-	克林霉素		≤0.25	R
四环素		≤1	S	替加环素		≤0.12	S
万古霉素		≤0.5	S	呋喃妥因		≤16	S

(待续)

表 4.1(续)

抗生素名称	*KB	%MIC	敏感度	抗生素名称	*KB	%MIC	敏感度
复方新诺明		≤10	S	左氧氟沙星		≤0.12	S
克林霉素诱导耐药		Pos	+				

最终综合联合方案:达托霉素 0.5g,每日 1 次,利奈唑胺 600mg,每 12 小时 1 次抗感染治疗。

4. 结局

患者入院后第二天体温仍波动在 38~41 ℃,应用激素、吲哚美辛栓联合物理降温并不能控制体温。下午出现憋气,听诊主动脉瓣膜第二听诊区杂音较前有明显变化,杂音更强。再次复查心脏彩超(UCG)发现赘生物,并病情急速进展。超声心动图:LA 为 38mm,LV 为 60mm,RA 为 38mm,RV 为 32mm,IVS 为 11mm,LVPW 为 11mm,EF 为 0.65。升主动脉增宽(46mm)。见图 4.1。

超声所见:

升主动脉增宽(46mm);主动脉窦内径正常;左心增大,余各腔室内径正常;左、右心室壁厚度及运动正常;房间隔及室间隔完整;主动脉瓣呈二叶瓣化畸形、瓣叶前后排列、瓣叶增厚、回声粗糙、瓣叶上可见 3mm 回声中断、闭合不良、可见极大量反流信号,主动脉瓣左心室侧可见至少两个不规则中低回声团块,长约 2mm,宽约 1mm;二尖瓣、三尖瓣可见少量反流信号,为中心性;右侧心包腔在舒张末期可见 5mm 无回声区,后心包腔在舒张末期可见 3mm 无回声区。左心室收缩末径 30mm。主动脉瓣口面积 3.5cm^2。

超声提示:

先天性主动脉瓣二叶瓣化畸形、反流(极重度)合并赘生物

升主动脉增宽

左心增大

二尖瓣、三尖瓣反流(轻度)

心包积液(少量)

肺动脉高压(收缩压约 40mmHg)(三尖瓣反流估测)

图 4.1 入院第二天心脏彩超(UCG)。

立即联合心血管外科、神经内外科、重症监护室紧急会诊、商议治疗方案和手术时机。1 小时床旁复查心脏彩超：主动脉赘生物较之前增大，由 3mm 增至 6mm。立即给予利尿、新活素泵入改善心功能等。转至重症监护室进一步治疗。

5. 病情诊断

①急性心力衰竭，心脏瓣膜病，先天性主动脉瓣二叶瓣化畸形，主动脉瓣关闭不全（极重度），心功能Ⅲ级（NYHA 分级）；②心律失常，一度房室传导阻滞；③脓毒血症，感染性心内膜炎，感染性心内膜炎赘生物。

三、总结

本病例是主动脉瓣二叶瓣化畸形并发感染性心内膜炎引发急性左心衰竭、脓毒血症。

1. 主动脉瓣二叶瓣化畸形（BAV）

主动脉瓣二叶瓣化畸形是指主动脉瓣的瓣叶部分融合，导致主动脉瓣由两个瓣叶构成而非正常的 3 个瓣叶构成的瓣膜病。患者主动脉瓣仅有两个瓣叶，开放的瓣口面积减小，左心室流入主动脉的血流受阻，血流速度增高，左心室肥厚等。主动脉瓣二叶瓣化畸形是成人先天性心脏病最常见的类型之一，30%~50%BAV 伴并发症：单纯或早期 BAV 病变可无特殊症状，当合并有血流动力学改变时，症状则可展现。从血流动力学角度分析，早期 BAV 开放的瓣口面积减小，形成相应的压差，作用于瓣叶和窦、升部区域，长期以来，则造成瓣叶和主动脉病变（瓣叶受损钙化、主动脉扩张等），故临床上主动脉瓣狭窄、关闭不全最为常见，也可发生主动脉瘤样扩张，甚至发生夹层。

经胸超声心动图诊断 BAV 准确率高达 95.3%，超声可作为诊断首选，同时经胸超声心动图还能提供心脏形态学改变，评估是否有瓣膜置换、修复及主动脉病变手术的指征，对选择相应的治疗方案，确定手术时机、判断预后有重要的价值。对于 BAV 狭窄较为明显，且年龄较大，身体状况不能耐受外科手术者，可选择经皮主动脉瓣置换术（TAVR）。对于血流动力学明显异常且钙化不明显者，适合选择外科手术治疗,除了瓣膜并发症外, BAV 合并主动脉瘤、夹层等也是手术适应证和影响预后的重要因素。回顾本案例考虑二叶式主动脉瓣反流(重度)。

2. 感染性心内膜炎(IE)

感染性心内膜炎的发生是一个复杂过程,包括受损的心瓣膜内膜上可形成非细菌性血栓性心内膜炎;瓣膜内皮损伤处聚集的血小板形成赘生物;菌血症时血液中的细菌黏附于赘生物并在其中繁殖;病原菌与瓣膜基质分子蛋白及血小板相互作用等。近些年随着我国人口老龄化,老年退行性心瓣膜病患者增加,人工心瓣膜置换术、植入器械术及各种血管内检查操作的增加, IE 呈显著增长趋势,静脉用药等又导致右心 IE 患病率增加。

感染性心内膜炎(IE)诊断金标准为:细菌培养阳性。

临床诊断标准:具备 2 项主要标准,或 1 项主要标准加 3 项次要标准。

主要标准:① 2 次血培养阳性且为同一致病菌;②超声心动图示心瓣膜、心室流出道、支持组织等有摆动的团状影、瓣周脓肿。

次要标准:①原有基础心脏病或静脉药瘾者;②发热(体温>38℃);③栓塞征象;④免疫现象(肾小球炎、欧氏结节、Roth 斑或类风湿因子阳性);⑤超声可疑发现;⑥血培养阳性,但非 IE 的常见致病菌。

3. 诊断主动脉瓣感染性心内膜炎的有力武器:一度房室传导阻滞

由于解剖结构的特殊性,希氏束恰好位于主动脉瓣旁,如果主动脉瓣结构异常,导致感染性心内膜炎(如瓣周脓肿)时,会使希氏束传导延缓,形成一度房室传导阻滞。所以我们如果心电图检查发现一度房室传导阻滞时,要高度怀疑主动脉瓣感染性心内膜炎。文献报道,一度房室传导阻滞诊断主动脉瓣瓣周疾病的特异性高达 97%。如果主动脉瓣疾病患者出现发热及一度房室传导阻滞,要高度怀疑感染性心内膜炎,给予及时充分的抗生素治疗,必要时进行手术治疗。

四、病例回顾

此病例中主动脉瓣二叶瓣化畸形所造成的病理改变,高速血流作用于主动脉瓣瓣叶上，造成瓣叶增厚、粗糙，从而诱发感染性心内膜炎病变。赘生物常位于血流湍流的下游，如二尖瓣关闭不全的瓣叶心房面、主动脉瓣关闭不全瓣叶的心室面。该病例是急性感染性心内膜炎重症病例，金黄色葡萄球菌毒性大、侵袭性大，病情进展极其迅速（病程仅 12 天），造成瓣叶撕裂穿孔等，导致主动脉瓣膜大量反流，血流动力学明显改变，同时伴随主动脉升部瘤样扩张。所以综合分析此病例的主要病变为感染性心内膜炎造成的，BAV 仅是发病的一个因素，但不论诊断如何，主动脉瓣反流造成心功能异常的事实存在，必须及时进行手术治疗。

参考文献

[1]呼宇,刘利,彭勤宝,等. 二叶式主动脉瓣畸形的循证研究[J]. 岭南心血管病杂志,2020,26(2):248-252.

[2]刘晓丽,周颖. 超声心动图对主动脉瓣二叶畸形的诊断价值分析[J]. 影像研究与医学应用,2020,4(17):118-120.

[3]汪咏莳,刘宏宇,孔德红,等. 先天二叶式主动脉瓣畸形临床及超声心动图特征分析[J]. 中国临床医学,2021,28(1):60-64.

[4]邵伟,陶玲燕,陈晓梅,等. 二叶式主动脉瓣畸形的超声心动图诊断价值探讨[J]. 宁夏医学杂志,2019,41(11):990-993.

[5]郑宏健.2009 欧洲感染性心内膜炎防治指南的解读[J]. 心血管病学进展,2010,31(4):512-515.

[6]中华医学会心血管病学分会,中华心血管病杂志编辑委员会. 成人感染性心内膜炎预防、诊断和治疗专家共识[J]. 中华心血管病杂志,2014,42(10):806-816.

[7]PIERRE CA, WILLIAM, B. Significance of First-Degree Atrioventricular Block in Acute Endocarditis[J]. JAMA Intern Med,2013,173(9):724-746.

[8]BACCHION F, CUKON S, RIZZOLI G, et al. Infective endocarditis in bicuspid aortic valve: atrioventricular block as sign of perivalvular abscess[J]. *Cardiovascular Pathology*, 2007,16(4):252-255.

[9]HAI JJ, LACHMAN N, SYED FF, et al. The anatomic basis for ventricular arrhythmia in the normal heart: what the student of anatomy needs to know[J]. *Clinical Anatomy*, 2014,27(6):885-893.

第二节　主动脉瘤

这么巨大的升主动脉瘤，你见过吗？

一、病例介绍

1. 现病史

患者女，72 岁，因“间断胸闷伴憋气 6 年，加重 1 周”入院。

入院前 6 年活动后出现胸闷憋气，就诊于当地医院，进行心脏彩超考虑为升主动脉瘤。6 年来患者间断出现胸闷憋气，就诊于外院等，建议进行外科手术治疗，患者本人拒绝，最终决定药物治疗，目前口服单硝酸异山梨酯片、坎地沙坦、硝苯地平控释片、美托洛尔缓释片、地高辛、托拉塞米、螺内酯等治疗。入院前 1 周下午再次出现憋气伴出汗，颈部僵硬不适。无夜间憋醒、周身水肿等，几乎每日发作。患者自本次发病以来，精神欠佳，食欲尚可，睡眠尚可，二便如常，6 年来体重逐渐减轻。

2. 既往史

高血压病史 20 年，血压最高为 160/100mmHg，否认糖尿病、脑梗死、脑出血病史，否认肝炎、结核等传染病史，否认食物、药物过敏史，预防接种史不详。

3. 体格检查

体温 36.5℃，脉搏 76 次/分，呼吸 20 次/分，血压 135/65mmHg，神志清楚，体格检查合作，全身皮肤无皮疹及出血点。胸廓正常，双肺呼吸音粗，肺底可闻及干湿啰音，右侧较多。心音低钝、心律齐，心界扩大，心率 76 次/分，胸骨右缘第二肋间可闻及 3~4/6 级舒张期杂音，二尖瓣听诊区可闻及收缩期 3~4/6 级杂音。腹软，无腹壁静脉曲张，肝脾未触及，移动性浊音阴性，全腹软，无压痛，未扪及包块，脊柱、四肢无畸形，生理反射存在，病理反射未引出。

4. 辅助检查

心电图显示窦性心律，心率70次/分，左心室高电压，V1~V6导联ST-T改变。

超声心动图（UCG）：LA为39mm，LV为75mm，RA为44mm，RV为30mm，IVS为10mm，LVPW为10mm，EF为42%。提示：升主动脉瘤，主动脉窦增宽，左心增大，二尖瓣反流（轻-中度）、三尖瓣反流（轻度），主动脉瓣反流（重度），左心室收缩、舒张功能下降，肺动脉高压（收缩压为47mmHg）。

胸部CT平扫（图4.2）：①升主动脉明显增粗；②心影增大，不除外心包少量积液，请注意心功能；③两肺部分支气管壁增厚，两肺散在索条状影，考虑慢性炎症；④两肺透过度不均，呈马赛克衰减，考虑小气道病变或肺血流分布不均；⑤两肺间质纹理增多，间质病变；⑥动脉硬化；⑦双侧胸膜增厚。

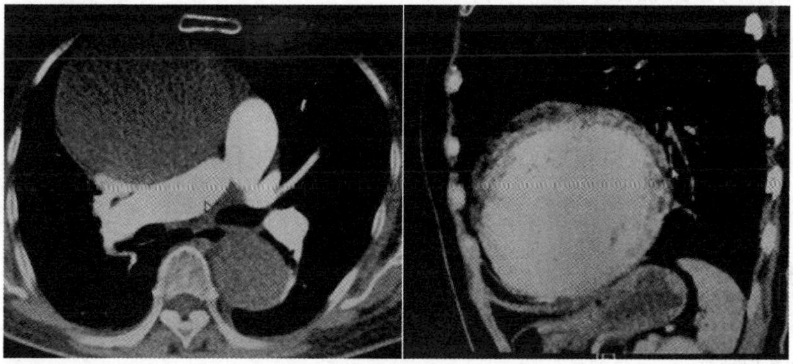

图4.2　胸部CT平扫。

胸主动脉CTA（图4.3）：①升主动脉瘤形成，主动脉硬化；②两肺间质纹理增多，间质病变；③双肺马赛克样改变，考虑肺血灌注不均或小气道病变；④两肺多发多条影；⑤心影增大；⑥双肺胸膜增厚（直径最大约90mm）。

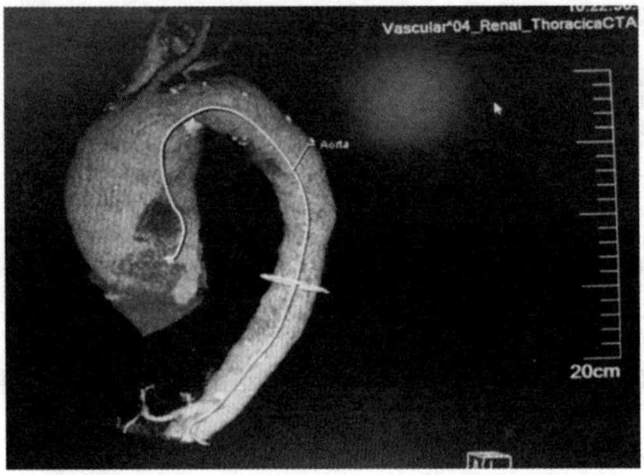

图 4.3　胸主动脉 CTA。(见彩图)

5. 院内化验

心肌酶:入院时 CK 为 4U/L，CK-MB 为 3U/L，TNI 为 0.326ng/mL(↑)，NT-proBNP 为 6970.0ng/mL(↑);总胆固醇为 5.14mmol/L,甘油三酯为 1.24mmol/L,HDL 为 1.33mmol/L,LDL 为 3.27mmol/L,空腹血糖为 4.65mmol/L。

血常规、尿、便常规未见异常,便常规潜血阴性;肾功能、电解质、血气分析、肝功能、游离甲功、凝血功能未见异常。

其他:抗磷脂抗体、ANCA 抗体,肿瘤全项阴性。

6. 治疗

口服单硝酸异山梨酯片、坎地沙坦、硝苯地平控释片、美托洛尔缓释片降压治疗,口服地高辛、托拉塞米、螺内酯等改善心功能。患者自发现主动脉瘤后拒绝进行手术治疗,现进行药物治疗,患者择期出院。

二、讨论

多数升主动脉瘤患者无症状,但可出现危及生命的并发症,如急性主动脉不全、主动脉夹层或破裂。无症状患者主要是保守治疗,严格控制血压，β-受体阻滞剂还可减慢动脉瘤增长速度,每半年做一次影像学检查(首选 CT)(表 4.2 和图 4.4)。

表 4.2 正常胸主动脉宽度

主动脉	正常值
LVOT	20.3±3.4mm(2SD)
主动脉环	25~37mm(95%CI)(舒张末期)
	26.3±2.8mm(冠状面)
	23.5±2.7mm(矢状面)
valsalva 窦	34.2±4.1mm(2SD)
	36.9±3.8mm(2SD)(舒张末期,门控)
窦管交界	29.7±3.4mm(2SD)
升主动脉	32.7±3.8mm(2SD)
	33.6±4.1mm(2SD)(男性/腔内/收缩末期)
	31.1±3.9mm(2SD)(女性/腔内/收缩末期)
	21~35mm(95%CI)(舒张末期)
降胸主动脉	17~26mm(95%CI)(舒张末期)

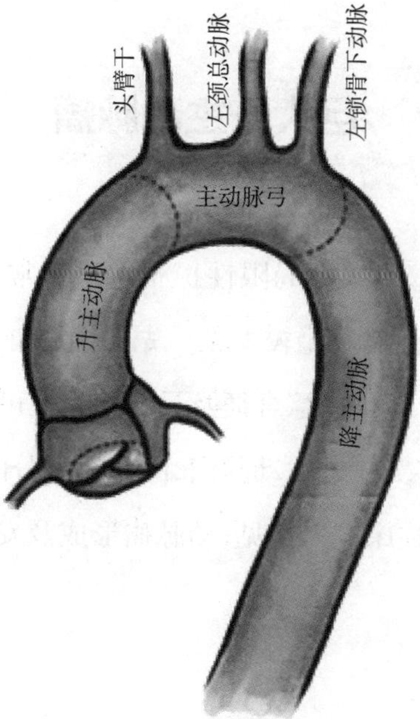

图 4.4 正常主动脉解剖示意图。

该患者口服降压药物，血压控制在 100~110/40~55mmHg，患者脉压偏大，舒张压偏低，考虑是重度主动脉瓣关闭不全所致。

胸动脉瘤修复指征：①有症状；②升主动脉瘤舒张末期直径 5~6cm，降主动脉瘤 6~7cm；③每年增长超过 10mm；④夹层；⑤主动脉瓣手术时升主动脉瘤 >4.5cm；⑥在有主动脉不全或有任何主动脉根病变或升主动脉病变（马方综合征）患者，动脉瘤≥5cm。

参考文献

[1]CHATANI M, NAKAGAWA I, WADA T, et al. Gradual Growth of Spontaneous Dissecting Aneurysm of the Extracranial Internal Carotid Artery After Aneurysmal Subarachnoid Hemorrhage.[J]. *Turk Neurosurg*, 2015, 25(4):649–652.

[2]ODA Y, TAGO M, E K N, et al. Severe duodenal stenosis due to rupture of pancreaticoduodenal artery aneurysm.[J]. *Clin Case Rep*, 2018, 6(9):1915–1916.

[3]王颖,李洁. 升主动脉瘤的诊治进展[J]. 中国医药导刊,2014,16(10):1293–1294,1297.

巨大升主动脉瘤

动脉瘤是指动脉管壁永久性局限性扩张超过正常血管直径的 50%。对于主动脉瘤，以往人们认为这种疾病比较少见。先天性心脏病、大血管炎（如多发性大动脉炎、巨细胞动脉炎）、Behçet 综合征及马方综合征可导致动脉瘤的形成。在临床上人们对于主动脉瘤多关注升主动脉瘤，因为它十分凶险，一旦破裂可危及患者性命。而胸、腹主动脉瘤临床较为少见，动脉瘤形成及发展较慢，对患者威胁小，故临床上关注较少。

一、病例介绍

1. 现病史

患者男，74 岁，因“胸闷、气短 2 月余”入院。入院 2 月余活动后出现胸闷、憋气，多于夜间睡眠时发作，无法平卧，伴双下肢水肿，伴咳嗽、咳痰，为白色泡沫样痰。不伴头晕、胸痛等，无恶心、呕吐等。患者就诊于当地医院，完善化验与检查：心肌酶未见异常。心电图：心率 76 次/分，房性心动过速，频发室上性期前收缩，完全性右束支传导阻滞。心脏彩超：左心房前后径为 40mm，左心室舒张末径（前后）为 64mm，右心房左右径为 26mm，射血分数（EF）为 0.37，室间隔厚度为 11mm，左心室后壁厚度为 11mm。结果：主动脉硬化，全心扩大，升主动脉扩张（考虑升主动脉瘤），主动脉瓣反流（重度）。肺动脉 CTA 检查未见肺栓塞。患者自本次发病以来，精神欠佳，食欲尚可，睡眠欠佳，二便如常。

2. 既往史

否认高血压、糖尿病、脑梗死、脑出血病史，否认肝炎、结核等传染病史，否认食物、药物过敏史，预防接种史不详。

3. 体格检查

体温 36.5℃，脉搏 76 次/分，呼吸 20 次/分，血压 135/65mmHg，神志清楚，体格检查合作，全身皮肤无皮疹及出血点。胸廓正常，双肺呼吸音粗，肺底可闻及干湿啰音，右侧较多。心音低钝、心律齐，心界扩大，心率 76 次/分，胸骨右缘第二肋间可闻及 3~4/6 级舒张期杂音，二尖瓣听诊区可闻及收缩期 3~4/6 级杂音。腹软，无腹壁静脉曲张，肝脾未触及，移动性浊音阴性，全腹软，无压痛，未扪及包块，脊柱、四肢无畸形，生理反射存在，病理反射未引出。

4. 院内化验

心肌酶：入院时 CK 为 42U/L，CK-MB 为 11U/L，TNI 为 0.034ng/mL（↑），NT-proBNP 为 8168ng/mL（↑）；总胆固醇为 4.61mmol/L，甘油三酯为 1.18mmol/L，HDL 为 1.12mmol/L，LDL 为 2.88mmol/L，空腹血糖为 7.5mmol/L。

血常规、尿、便常规未见异常，便常规潜血阴性；肾功能、电解质、血气分析、肝功能、游离甲状腺功能、凝血功能未见异常。

5. 辅助检查（图 4.5 至图 4.8）

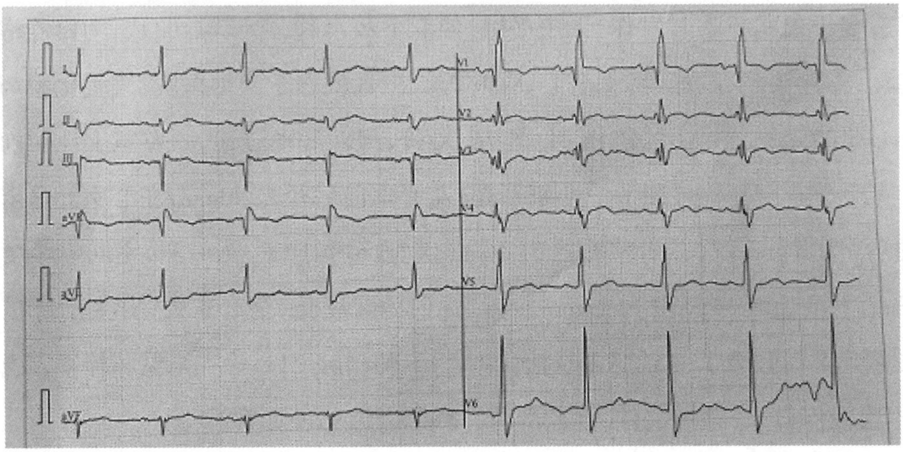

图 4.5 心电图：窦性心律，心率 57 次/分，一度房室传导阻滞，左前分支传导阻滞、完全性右束支传导阻滞。

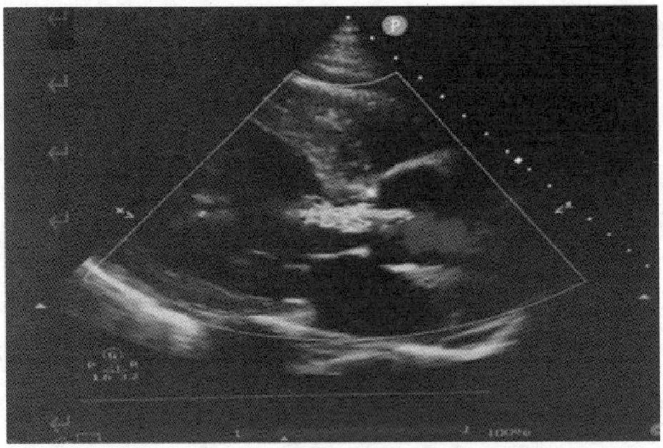

图 4.6 超声心动图（UCG）：LA 为 38mm，LV 为 68mm，RA 为 44mm，RV 为 39mm，IVS 为 11mm，LVPW 为 11mm，EF 为 35%。主动脉窦增宽、升主动脉瘤，全心增大，左心室壁运动减弱，主动脉瓣反流（中–重度），二尖瓣、三尖瓣反流（轻度），肺动脉高压（收缩压 37mmHg），心包积液（少量）。（见彩图）

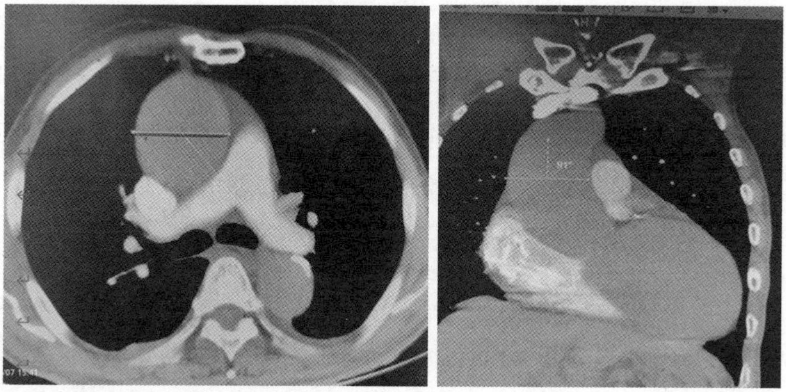

图 4.7 胸腹主动脉 CTA：主动脉壁增厚、多发钙化。升主动脉瘤样扩张，最大横径为 60mm。腹主动脉近端局限性扩张，最大横截面积为 40mm × 35mm。腹腔干、肠系膜上动脉、肠系膜下动脉、双肾动脉管径未见异常，对比机充盈良好。

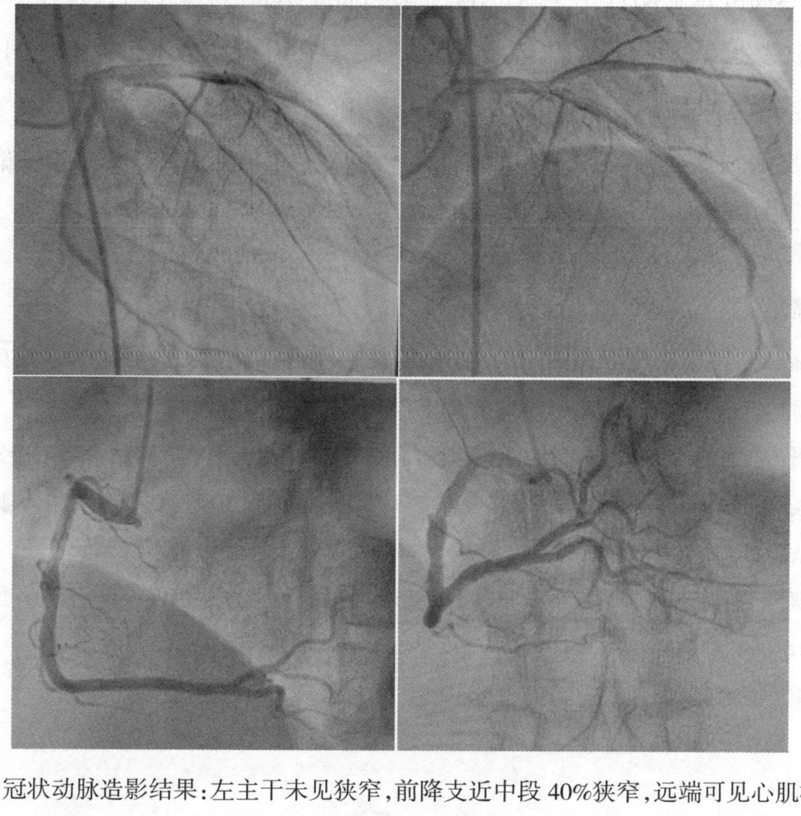

图 4.8 冠状动脉造影结果：左主干未见狭窄，前降支近中段 40%狭窄，远端可见心肌桥，回旋支中段可见 40%狭窄。右冠状动脉近中段可见 40%狭窄。

6. 治疗

口服氨氯地平、美托洛尔缓释片等降压治疗，静脉泵入新活素，后口服诺欣妥、地高辛、呋塞米、螺内酯等改善心功能，患者自发现主动脉瘤后拒绝进行外科 Bentall 手术治疗，口服药物治疗，患者症状好转后择期出院。

二、讨论

正常主动脉内径为 2~4cm，超过 4.5cm 考虑诊断升主动脉瘤。多数升主动脉瘤患者无症状，但可出现危及生命的并发症：急性主动脉不全、夹层或破裂。无症状的患者主要是保守治疗，严格控制血压，β-受体阻滞剂还可减慢动脉瘤增长速度，每半年做一次影像学检查（首选 CT）。胸动脉瘤修复指征：①有症状；②升主动脉瘤舒张末期直径 5~6cm，降主动脉瘤 6~7cm；③每年增长超过 10mm；④夹层；⑤主动脉瓣手术时升主动脉瘤>4.5cm；⑥在有主动脉不全或有任何主动脉根病变或升主动脉病变（Marfan 综合征）患者，动脉瘤≥5cm。

该患者口服降压药物，血压控制在 110~135/40~55mmHg，患者脉压偏大，舒张压低，考虑是重度主动脉瓣关闭不全所致。

参考文献

[1]郎乾镭,秦超毅,李娅姣,等.Remodeling+Ring(改良 Yacoub)技术治疗二叶式主动脉瓣反流合并升主动脉瘤一例[J]. 中国胸心血管外科临床杂志,2022,29(1):138-140.

[2]中国医药教育协会心脏外科分会及中国医药生物技术协会心血管外科技术与工程分会主动脉术式专家共识编写组. 主动脉术式中国专家共识——胸腹主动脉置换术[J]. 中华胸心血管外科杂志,2021,37(9):513-515.

[3]陈炎,陈亚蓓,陶荣芳.2014 ESC《主动脉疾病诊治指南》解读[J]. 中西医结合心脑血管病杂志,2016,14(4):435-437.

[4]那开宪,吴红刚,张欢. 腹主动脉瘤不可小视[J]. 首都食品与医药,2022,29(3):9-11.

腹主动脉瘤，不容小觑

随着超声影像学的发展及普及，腹主动脉瘤的检出率越来越高，它的危害性并不亚于升主动脉瘤，人们逐渐认识到腹主动脉瘤同样不可小觑。

一、病例介绍

1. 现病史

患者男，63岁，因“胸痛3年，胸闷、心悸2月余”入院。患者入院3年前于晨起如厕时心前区出现压榨性疼痛，放射到左肩，伴意识丧失，急诊就诊于外院，急诊冠状动脉造影后于前降支植入支架1枚，好转后出院。入院2个月前，患者自觉胸闷、心悸，就诊于当地医院。心电图：窦性心动过速，一度房室传导阻滞。冠状动脉CTA：右优势型，左主干关闭钙化瓣，狭窄27%，前降支近端狭窄约40%，中远段未见明显狭窄，回旋支近端约47%，中远段、第1钝缘支、第2钝缘支、中间支未见狭窄。右冠状动脉近端管壁狭窄65%，胸主动脉梭形扩张，可见附壁血栓形成。患者自本次发病以来，精神欠佳，食欲尚可，睡眠尚可，二便如常。

2. 既往史

高血压病史10年余，平素口服氯沙坦钾控制血压。陈旧性脑梗死17年余。否认糖尿病、脑出血病史，否认肝炎、结核等传染病史。吸烟40余年，每天15支。饮酒40年，每天100mL。否认食物、药物过敏史，预防接种史不详。

3. 体格检查

体温36.5℃，脉搏76次/分，呼吸20次/分，血压135/65mmHg，神志清楚，体格检查合作，全身皮肤无皮疹及出血点。胸廓正常，双肺呼吸音粗。心律齐，心界无扩大，心率101次/分。腹软，无腹壁静脉曲张，肝脾未触及，移动性浊音阴性，全腹软，无压痛。生理反射存在，病理反射未引出。

4. 院内化验

心肌酶：入院时 CK 为 6U/L，CK-MB 为 4U/L，TNI 为 0.026ng/mL（↑），BNP 为 157pg/mL；总胆固醇为 5.14mmol/L，甘油三酯为 2.77mmol/L，HDL 为 1.33mmol/L，LDL 为 2.27mmol/L，空腹血糖为 5.9mmol/L。

血常规、尿、便常规未见异常，便常规潜血阴性；肾功能、电解质、血气分析、肝功能、游离甲状腺功能、凝血功能未见异常。

5. 辅助检查

心电图：大致正常。

超声心动图见图 4.9。胸腹主动脉 CTA（图 4.10）：升主动脉、主动脉弓、降主动脉管壁及其分支见多发钙斑，T9–T12 椎体水平降主动脉远端及腹主动脉近端走行迂曲，管径局限性增粗，最宽处约为 68mm。局部边缘可见新月形低密度影。腹主动脉走行呈串珠样，管腔多发局限性增粗。腹主动脉及双侧髂动脉管壁见多发钙斑，走行自然，管径未见异常，造影剂充盈良好。左肾动脉起始部管壁见钙斑，管腔局限性轻度狭窄。腹腔干、肠系膜上、下动脉及右侧肾动脉管径未见异常，造影剂充盈良好。

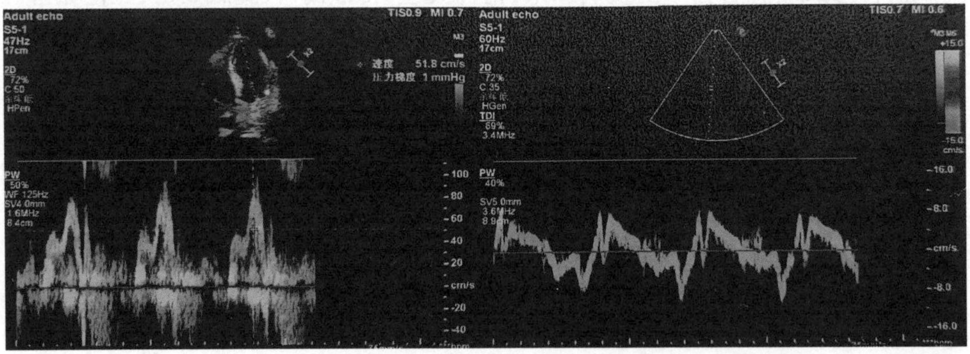

图 4.9　超声心动图（UCG）：室间隔肥厚，二尖瓣、三尖瓣反流（轻度），左心室舒张功能改变，请结合临床。

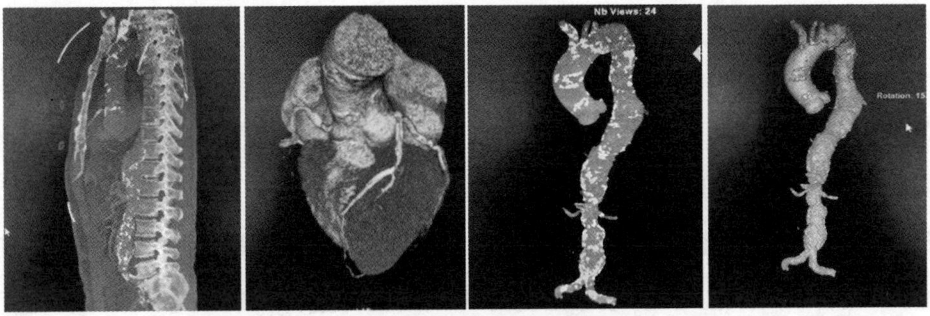

图 4.10 胸腹主动脉 CTA。（见彩图）

印象：①考虑 T9–T12 椎体水平降主动脉远端及腹主动脉近端动脉瘤伴血栓形成；②腹主动脉走行呈串珠样，管腔多发局限性增粗，不除外瘤样扩张，请结合临床；③左肾动脉起始部管腔局限性轻度狭窄。

冠状动脉造影见图 4.11。

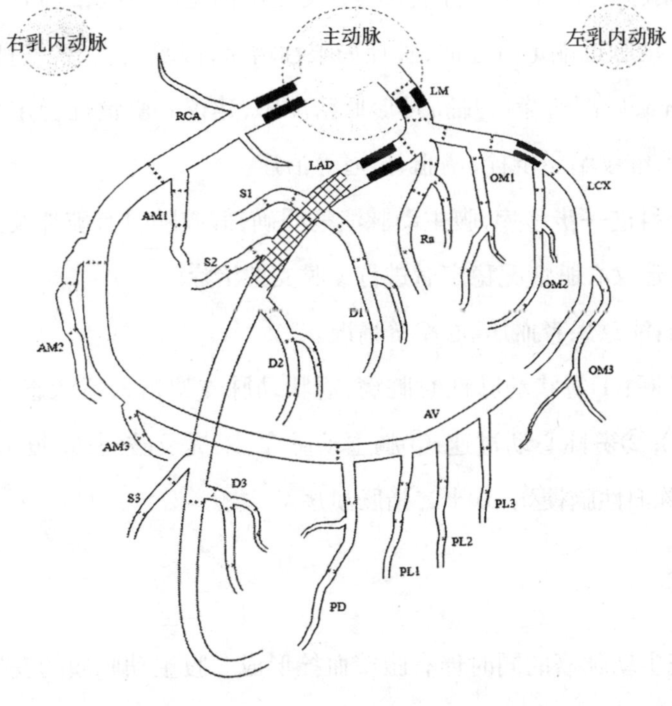

图 4.11 冠状动脉造影结果：左主干体部斑块，前降支近段 60%狭窄，可见严重钙化，前降支中段支架影，未见管腔丢失。回旋支中段 60%狭窄，右冠开口至近段可见 50%狭窄。

6. 诊疗过程

入院给予抗栓、调脂、扩冠、降压等治疗。完善造影后进行多学科联合会诊（MDT）。

血管外科：患者胸主动脉瘤最宽处为68mm，腹主动脉溃疡明确，假腔随时有破裂及血栓掉落风险，指征明确，建议心脏情况稳定后进行覆膜支架治疗。腹主动脉多发管腔局限性增粗，最粗处约为38mm，暂可随访观察，必要时择期再行手术治疗。

心血管外科：腹主动脉溃疡明确，假腔随时有破裂及血栓掉落风险，指征明确，建议心脏情况稳定后进行覆膜支架治疗。

影像放射科：患者冠状动脉CTA提示冠状动脉钙化，LM、LCX、RCA重度狭窄，LAD中度狭窄，阅片后仍建议完善冠状动脉造影检查，进一步明确狭窄情况。升主动脉、主动脉弓、降主动脉管壁及其分支见发钙斑，T9–T12椎体水平降主动脉远端及腹主动脉近端走行迂曲，管径局限性增粗，假腔较大，管壁钙化严重，最宽处约为68mm，局部边缘可见新月形低密度影，建议心脏情况稳定后尽快进行血管外科治疗，继续给予抗栓、调脂、扩冠等治疗。

转血管外科进一步诊疗，腹主动脉溃疡明确，假腔随时有破裂及血栓掉落风险，指征明确，建议心脏情况稳定后进行覆膜支架治疗。

注意事项：注意患者血压、心率等情况。

转科时诊断：①冠状动脉性心脏病、冠状动脉支架植入后状态、心功能Ⅰ级（NYHA分级）；②窦性心动过速；③胸主动脉瘤，未提及破裂；④腹主动脉瘤，未提及破裂；⑤陈旧性脑梗死；⑥十二指肠溃疡。

二、讨论

该患者腹主动脉瘤的同时伴有腹壁血栓形成。腹主动脉瘤的发生与很多流行病学因素有关，如年龄、性别、种族、家族史、吸烟等。高龄、男性、白种人、阳性家族史和长期吸烟者腹主动脉瘤发生率会相应增高。大部分腹主动脉瘤无症状,只是在常规医学或影像学检查时偶然发现。通常腹主动脉瘤破裂或快速进展时会出现症状。一般来讲腹主动脉瘤破裂患者可有突然、持续的锐痛或钝痛,并可能会放射到腿部或臀部两侧。休克、面色苍白、腹胀和终末器官损伤的表现均可能是动脉瘤破裂的征兆。腹主动脉瘤破裂典型临床表现为三联征:①腹部和腰背部持续性剧烈疼痛;②腹部可触及搏动性肿块;③低血压或休克。

为避免瘤体进一步扩大,临床上常采取的措施如下。①戒烟:可能有一定疗效;②抗高血压:从理论上讲,降低患者的动脉血压可减少动脉瘤的扩张速率;③他汀类药物:可减少整体心血管疾病发生风险。目前手术治疗方法主要有开放手术和主动脉腔内修复(EVAR)两种方法。多数指南推荐的腹主动脉瘤手术适应证:瘤体直径>5.5cm或增长速率每年>1.0cm,出现腹部、背部疼痛或触痛,远端动脉栓塞症状。

参考文献

[1]朱君星,唐全巧,石星驰,等. 腹主动脉瘤动物模型的研究现状和进展[J]. 中国动脉硬化杂志,2022,30(6):546–552.

[2]马君,周建华,李梅,等. 腹主动脉瘤腔内修复术中远期随访分析[J]. 血管与腔内血管外科杂志,2022,8(2):160–163.

[3]马君,周建华,李梅,等. 腹主动脉瘤腔内修复术后再次手术的预防和处理[J]. 中国心血管病研究,2022,20(1):47–51.

[4]王鼎,贾龙元,姜波,等. 腹主动脉瘤发生机制的研究进展[J]. 血管与腔内血管外科杂志,2021,7(6):659–663.

[5]韩晓峰,郭曦,刘光锐,等. 腹主动脉瘤发病机制研究进展[J]. 心肺血管病杂志,2016,35(10):817–820.

第三节　心肌炎

1 例心肌炎引发的思考

人体是一个整体的系统，可能罹患多种疾病，而一种诱因可能引起多种结果。作为一个内科医生，头脑里不应单单想到单学科的某一种疾病，要注意详细采集病史，及时完善相关检查，从整体综合分析临床资料，避免孤立、静止地看待某些症状和检查结果，这是避免或减少误诊、漏诊的关键。

一、病例简介

1. 现病史

患者女，18 岁，主诉咳嗽 1 个月，胸闷伴憋气 3 周。患者于入院 1 个月前无明显诱因出现咳嗽，伴少量咳痰、轻微咽痛，无发热、痰中带血，自行服用止咳糖浆治疗。入院 3 周前出现夜间胸闷憋气，不能平卧，日间无明显憋气，活动耐力差，自觉尿中有泡沫，无肉眼血尿、尿量减少，无周身水肿、皮疹、关节疼痛、口腔溃疡、腹痛、恶心、食欲减退等症状。后就诊于外院，查尿潜血为 2+，尿蛋白为 2+，24 小时尿蛋白为 5253mg。心脏彩超：EF 为 0.48，左心受累性疾患，不除外心肌淀粉样改变，主动脉瓣重度反流，二尖瓣轻度反流，三尖瓣轻度反流，肺动脉高压，心包积液少量，给予降压、营养心肌、抗感染等治疗，患者憋气较之前缓解。现收入我科进一步治疗。患者自发病以来，精神、饮食、睡眠尚可，大便如常，尿中有泡沫，体重无明显变化。

2. 既往史

否认高血压、糖尿病、脑梗死及脑出血病史，否认肝炎、结核等传染病史，否认食物、药物过敏史，预防接种史不详。

3. 家族史

家族中否认类似患者，否认其他遗传性家族疾病史。

4. 体格检查

患者神志清楚，体格检查合作，全身皮肤无皮疹及出血点。胸廓正常，双肺呼吸音粗，肺底可闻及干湿啰音，右侧较多。心界叩诊扩大，心音可，心律齐，主动脉瓣第一听诊区可闻及 3/6 级舒张期叹气样杂音，未可闻及心包摩擦音。腹软，无腹壁静脉曲张，肝脾未触及，移动性浊音阴性，全腹软，无压痛，未扪及包块，脊柱、四肢无畸形，双下肢无水肿，生理反射存在，病理反射未引出。

二、外院就诊与诊疗过程

患者于入院 2 周前就诊于外院。

1. 外院实验室检查

血常规：白细胞计数为 16.42×10^9/L，红细胞计数为 4.27×10^{12}/L，血红蛋白为 119g/L，血小板计数为 397×10^9/L，中性粒细胞百分比为 73.20%。心肌酶与心肌损伤标志物：CK 为 122U/L，CK-MB 为 23U/L，TNT<0.036ng/mL；NT-proBNP >35 000pg/mL，D-二聚体为 1.67μg/mL，总胆固醇、甘油三酯、LDL 未见异常，空腹血糖为 4.60mmol/L，ESR 为 73mm/h，Hs-CRP 为 38.31mg/L，尿、便常规未见异常，肾功能、电解质、肝功能、游离甲状腺功能未见异常。其他风湿抗体未见异常。

2. 其他辅助检查（图 4.12）

心脏彩超：LA 为 35mm，LV 为 52mm，RA 为 38mm，RV 为 16mm，IVS 为 13mm，LVPW 为 13mm，EF 为 0.48，肺动脉收缩压为 46mmHg，左心室受累疾患，不除外心肌淀粉样改变、主动脉瓣重度反流、二尖瓣轻度反流、三尖瓣轻度反流、肺动脉高压、心包积液少量。

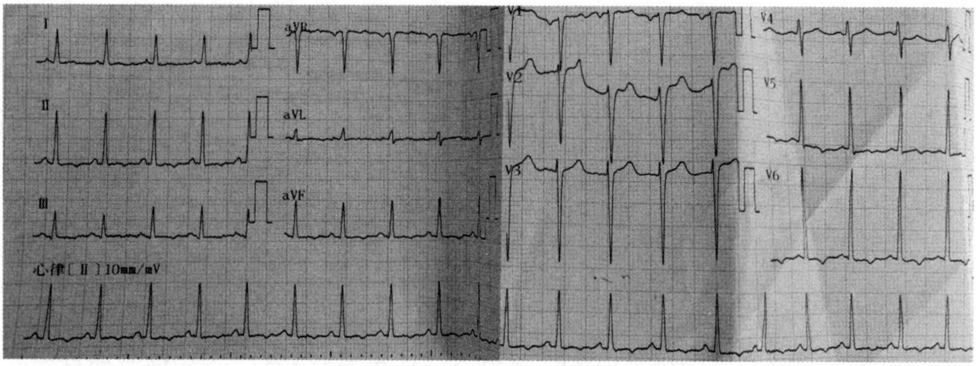

图 4.12 心电图。窦性心律，窦性心动过速，心室率 124 次/分。左心室高电压（RV5+SV1=2.9mV），广泛导联 ST–T 改变。

泌尿系超声：双肾、膀胱未见明显异常；右肾大小约 9.6cm × 3.9cm，实质最厚约 15mm；左肾大小约 9.9cm × 3.9cm，实质最厚约 15mm。

四肢动静脉超声：未见明显异常。

腹部超声：肝脏、胆囊、胰腺、脾脏未见明显异常。

3. 外院诊疗过程

入院诊断：心脏瓣膜病，主动脉瓣关闭不全，心功能Ⅲ级（NYHA 分级），高血压病 3 级（极高危），肺部感染，肾功能不全。入院后给予吸氧、心电监护治疗，强心、利尿、降压、抗感染、对症等治疗后患者症状好转出院。

出院诊断：①心脏瓣膜病，主动脉瓣关闭不全，心肌淀粉样变性，心功能Ⅲ级（NYHA 分级）；②高血压病 3 级（极高危）；③肾病综合征；④肾功能不全。

以上为该患者的外院大致诊疗过程，外院考虑为心脏瓣膜病，不能除外心肌淀粉样变，同时考虑该患者有肾病综合征的可能，患者为年轻女性，考虑存在血液系统疾病。事情真的是这样吗？一个简单的心脏彩超给我们揭晓了谜底。

三、院内就诊与诊疗过程

1. 院内实验室检查(表 4.3)

表 4.3 血常规检查

	白细胞计数(10^9/L)	红细胞计数(10^{12}/L)	血红蛋白(g/L)	血小板计数(10^9/L)	中性粒细胞百分比(%)	EOS(%)
入院	8.63	3.49	100	295	72.8	0.9

心肌酶:入院 CK 为 43U/L，CK-MB 为 18U/L，TNI 为 0.009ng/mL，BNP 为 238ng/mL(↑)(博适);肝功能:ALB 为 27g/L，GLO 为 21g/L，ALT 为 66U/L，AST 为 13U/L，ALP 为 57U/L，GGT 为 17U/L，LDH 为 269U/L，TBIL 为 6.4μmol/L，DBIL 为 1.1μmol/L;总胆固醇为 6.30mmol/L，甘油三酯为 1.44mmol/L，HDL 为 1.88mmol/L，LDL 为 3.82mmol/L，空腹血糖为 3.80mmol/L;凝血功能:D-二聚体为 434ng/mL，FIB 为 3.31g/L，PT 为 10.5 秒，PT-INR 为 0.96，APTT 为 33.4 秒，TT 为 21.8 秒。风湿抗体+免疫全项未见明显异常，ANCA-C 型阴性、ANCA-P 型阴性，抗 MPO、抗 PR3 阴性，血磷为 1.71mmol/L。电解质、游离甲状腺功能未见异常;乙肝、丙肝、梅毒、呼吸道九项等检查未见明显异常。

2. 其他辅助检查

心电图:窦性心律，窦性心动过速，心室率 65 次/分，RV5+SV1=1.5mV，广泛导联 ST-T 改变。

超声心动图(UCG):LA 为 34mm，LV 为 54mm，RA 为 34mm，RV 为 31mm，IVS 为 10mm，LVPW 为 10mm，EF 为 0.48，左心室增大，主动脉瓣轻度增厚、反流(中度)，肺动脉瓣、二尖瓣、三尖瓣(轻度)反流，左心室壁运动普遍减弱，肺动脉收缩压约 32mmHg(三尖瓣反流估测)，左心室收缩功能下降，心包积液(少量)。

3. 院内诊疗过程

入院后初步诊断:①肾功能不全，肾病综合征;②心脏瓣膜病，主动脉瓣关闭不全，心肌淀粉样变，心功能Ⅲ级(NYHA 分级);③高血压 3 级(很高危);④肺感染。给予改善循环、利尿、改善心功能、降低尿蛋白、降压等对症支持治疗。心脏彩超不支持心肌淀粉样变，考虑不能除外病毒性心肌炎的可能，患者目前心功能尚不稳定，暂且不能进行肾脏穿刺检查，建议3~6个月进行肾脏穿刺活检明确肾病综合征病理后继续进一步治疗，定期复查会诊，患者病情好转后出院。

四、总结

该患者这次考虑为重症病毒性心肌炎可能是合并了肾病综合征，或者该患者有肾病综合征（具体病因需要肾脏穿刺活检取得病理明确）。病毒性心肌炎的特点：①上呼吸道感染、腹泻等病毒感染后3周出现心脏表现，如出现不能用一般原因解释的感染后重度乏力、胸闷、头晕、奔马律、心包摩擦音、心脏扩大或阿-斯综合征等；②可于上呼吸道感染后3周出现心律失常或心电图改变；③可有心肌损伤的参考指标，如病程中血清心肌肌钙蛋白、CK-MB明显增高，超声心动图显示心腔扩大或室壁活动异常和（或）核素心功能检查证实左心室收缩或舒张功能减弱；④有病原学的依据。对同时满足上述①和②中任何一项、③中任何两项，在排除其他原因心肌病后，临床上可诊断为病毒性心肌炎。如同时具有④，可从病原学上明确病毒性心肌炎。该患者有呼吸道感染病史，胸闷喘憋，甚至出现心衰；心电图改变和超声心动图等，诊断病毒性心肌炎成立。

肾病综合征（NS）是以大量蛋白尿（>3.5g/d）、低白蛋白血症（<30g/L）、水肿和高脂血症为特点的临床综合征。其中符合前两条就可诊断为肾病综合征。该患者肾病综合征诊断成立。

肾病综合征不是一个疾病而是一组疾病，根据病因可分为原发性、继发性、遗传性三类。原发性肾病综合征包括原发性肾小球肾炎；继发性肾病综合征是由肾外疾病导致的肾病综合征，包括糖尿病肾病、系统性红斑狼疮肾炎、系统性小血管炎肾炎、过敏性紫癜肾炎、病毒相关性肾炎、肿瘤相关性肾炎、多发性骨髓瘤肾损害、肾淀粉样变等；遗传性肾病综合征，如Alport综合征等。

肾病综合征病理类型包括微小病变型肾病、系膜增生性肾小球肾炎、系膜毛细血管性肾小球肾炎、膜性肾病、局灶节段性肾小球硬化(FSGS;预后较差)。

特点如下:

(1)系膜毛细血管性肾小球肾炎(膜增生性肾小球肾炎):1/3~1/4的患者常在上呼吸道感染后,表现为急性肾炎综合征。

(2)肾病综合征100%有血尿的病理类型:①系膜毛细血管性肾小球肾炎(膜增生性肾小球肾炎),100%为血尿,其中少数为发作性肉眼血尿,其余少数患者表现为无症状性血尿和蛋白尿;② IgA 肾病,100%为血尿,是肾小球性血尿最常见的病因。

(3)IIRPGN 50%常伴肾病综合征。

五、扩展

除了病毒性心肌炎与感染相关外,其他与感染相关的疾病有哪些呢?

主要包括:①急性特发性血小板减少性紫癜(ITP);②亚急性甲状腺炎;③急性链球菌感染后肾炎;④急性肠系膜淋巴结炎;⑤急进性肾炎,半数以上患者有上呼吸道感染的前驱病史;⑥ IgA 肾病,发病前有上呼吸道感染,少数发生于胃肠道或尿路感染后(系膜增生性肾小球肾炎:约50%患者有前驱感染,可于上呼吸道感染后急性起病);⑦系膜毛细血管性肾小球肾炎,1/3~1/4的患者常在上呼吸道感染后,表现为急性肾炎综合征;⑧急性非特异性心包炎,是一种浆液纤维蛋白性心包炎,发病前数周常有"上呼吸道感染史",起病急骤;⑨过敏性紫癜,发病前1~3周有上呼吸道感染史(β-溶血性链球菌感染引起的呼吸道感染最常见)。

另外,特殊的细菌和病毒相关的疾病如下。

1. HP 感染相关疾病

胃食管反流病、慢性A型胃炎、急性糜烂出血性胃炎。

2. EB 病毒感染相关疾病

主要包括:①传染性单核细胞增多症;②淋巴瘤(尤其是伯基特淋巴瘤);

③鼻咽癌。而淋巴瘤和EB病毒更是有千丝万缕的关系，如EB病毒、艾滋病病毒、结核分枝杆菌都有嗜淋巴细胞特性。EB病毒是感染B淋巴细胞，而不感染T淋巴细胞。因为B淋巴细胞CD21分子为EB病毒的受体。

除了以上介绍的与EBV关系比较密切的疾病外，还有一些儿科疾病中也查到EBV感染，如与免疫功能受损有关的平滑肌肉瘤、大细胞间变性淋巴瘤、恶性组织细胞增生症、类风湿关节炎、川崎病、肾小球肾炎、肾病综合征、病毒性心肌炎、心包炎、急性特发性血小板减少性紫癜、多发性硬化、病毒性脑炎、吉兰-巴雷综合征、再生障碍性贫血、呼吸系统感染等疾病。

EB病毒和类风湿关节炎的关系：研究表明，类风湿关节炎与EB病毒关系密切。65%~95%的患者具有一种抗体，称为类风湿关节炎沉淀素，可与EB病毒诱导的淋巴母细胞样细胞株的核抗原相作用。这种抗原只存在于B淋巴母细胞样细胞质中。EB病毒可活化B淋巴细胞，并产生IgM类风湿因子。患者对EB病毒感染作为一种多克隆激活剂有异常强的反应。支原体、细菌等可能是本病的直接感染因子，但未得到证实。

总之，有些疾病在诊断上存在客观证据不足的情形，明确诊断相对困难。此时应考虑边治疗边诊断，其一可缓解患者的不适，其二这种近似试验性治疗可进一步明确诊断、提供依据。这种“诊断”与“治疗”兼顾，不仅有利于患者康复，而且亦可以完成对病因的探索。

第四节 主动脉夹层

呕血、黑便又合并主动脉夹层

一、病例介绍

1. 现病史

患者男，68 岁，因"呕血、黑便 5 天"入院。入院 5 天前晚餐后无明显诱因感到恶心、头晕，随即呕吐暗红色血液约 800mL，无明显血凝块，呕吐后身体软、出虚汗。次日间断排柏油样黑便 3~5 次。就诊于我院急诊科，给予止血、补液及输注悬浮红细胞 2U 治疗。

2. 既往史

胰腺炎病史 5 年，高血压病史 10 余年，最高血压 160/80mmHg，未规律口服降压药物治疗，未规律监测血压。糖尿病病史 14 年，平素使用降糖药物治疗及胰岛素等，未规律监测血糖。否认冠心病、肝炎、结核病史，脂肪瘤术后 30 余年，入院前输血 1 次，否认食物、药物过敏史，抽烟 40 余年，饮酒 40 余年，每天 2~4 两，预防接种史不详。

3. 体格检查

体温 36.5℃，脉搏 76 次/分，呼吸 17 次/分，血压 135/95mmHg。患者神志清楚，体格检查合作，贫血貌，未见肝掌、蜘蛛痣，心肺无异常，腹软，无腹壁静脉曲张，肝脾未触及，移动性浊音阴性，全腹软，无压痛，未扪及包块，左上腹可见约 6cm 的手术瘢痕，脐周可闻及收缩期血管杂音。脊柱、四肢无畸形，生理反射存在，病理反射未引出。

4. 院内化验

血常规：WBC 为 5.74×10^9/L，RBC 为 2.38×10^{12}/L（↓），HGB 为 69g/L（↓），PLT 为 117×10^9/L，EUT%为 62.3%。RET%为 4.45%（↑），RET#为 149.50×10^9/L（↑）。肝功能：TP 为 63g/L，ALB 为 31g/L（↓），GLO 为 32g/L，ALT 为 10U/L，AST 为 11U/L，ALKP 为 51U/L，GGT 为 11U/L，LDH 为 217U/L，TBIL 为 10.7μmol/L，DBIL 为 3.3μmol/L。凝血功能：D-D 为 828ng/mL（↑），未见异常。尿、便：尿常规未见异常，便常规潜血 4+，免疫法阳性。乙肝五项：HBeAg（+）、HBc（+），其余阴性；血清淀粉酶未见异常，电解质、肾功能及肿瘤全项阴性，IgG4 为 1.4g/L，HIV、梅毒及丙肝均为阴性。

5. 诊疗过程

禁食水，给予生长抑素、耐信抑酸，静脉肠外营养支持治疗及输注悬浮红细胞 2U，该患者脐周可闻及收缩期血管杂音，高度怀疑该患者存在腹主动脉存在问题，给予缬沙坦降压，密切监测血压。

腹部超声：胆囊结石，脾脏正常值高限，胰腺显示不清，胃周血管曲张，肝双肾未见明显异常。

胃镜：胃底静脉曲张，慢性胃炎。

6. 诊疗思路

（1）肝硬化门静脉高压所致静脉曲张破裂：主要依据有：①呕血为主且出血量大；②乙肝标志物抗 HBeAg（+）、HBc（+）；③胃镜见胃底静脉曲张，食管下段未见曲张静脉；④腹部超声提示脾脏正常值高限。

但体格检查未见肝掌、蜘蛛痣等体征，未见腹水，实验室检查肝功能正常等均不支持肝硬化。

（2）消化性溃疡出血主要依据有：①老年男性；③偶有反酸、呃逆现象，但胃镜检查十二指肠球部黏膜光滑，未见溃疡，不支持溃疡病诊断。

（3）急性胃黏膜病变主要依据有：①出血前有进食辛辣食物诱因；②出血后 1 周胃镜检查无明显异常，但反复出血、出血量大均不支持该诊断。

此类异常的 1 型孤立胃静脉曲张(IGV)提示有门静脉高压。而该患者临床无肝硬化病史及表现,应考虑胰源性或肠系膜源性的门静脉高压。另外,该患者长期高血压病史,血压控制不佳,长期抽烟史,脐周可闻及收缩期血管杂音,高度怀疑该患者腹主动脉存在问题,需要完善全腹增强 CT+主动脉 CTA 检查(图 4.13)。

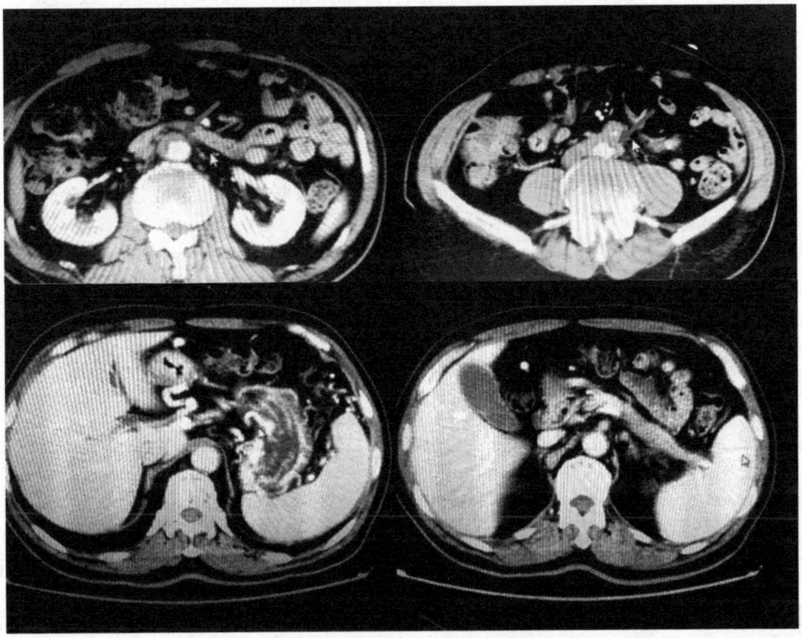

图 4.13 全腹增强 CT+主动脉 CTA 检查。

CT(图 4.14)考虑脾静脉明显受累变细,伴脾门及胃周多发侧支血管形成,同时合并腹主动脉夹层ⅢB 型(Debakey 分型),立即严格控制血压在 120/80mmHg 以下,同时内科止血、输血后 HGB 达 97g/L 转外科进一步治疗(脾+胃切除术)。

本例是慢性胰腺炎所致胰源性门脉血栓引起的胰源性门静脉高压症同时合并腹主动脉夹层ⅢB 型(Debakey 分型)。

检查方法：
全腹部 CT 增强
检查所见：
肝脏形态、大小正常，边缘光滑，各叶比例协调，肝实质密度均匀，未见确切异常强化。肝左叶肝内胆管扩张。脾门周围、胃壁及周围、肝门周围可见多发迂曲血管影。胆囊不大，壁厚，腔内可见点状致密影，肝门区胆管及胆总管扩张、壁厚。胰腺体部及尾部形态略饱满，强化程度降低。脾大，实质强化欠均。脾静脉未见显影。双肾皮质多发低密度小结节影，未见明显强化。胃充盈欠佳，壁显厚。所示肠管排列欠规整，部分肠腔可见积气、积液，肠间脂肪间隙密度正常。腹主动脉及双侧髂血管走行区可见软组织密度肿块，轻度强化，腹主动脉及髂动脉受其包绕，腹主动脉形态尚规则。膀胱充盈良好，其内未见异常密度影。双侧精囊角锐利。前列腺不大，其内未见异常密度影。肝骨韧带区、腹主动脉周围可见多发淋巴结，部分饱满。无腹水征
印象：
1. 考虑脾静脉血栓形成：脾门周围、胃壁及周围、肝门周围侧支循环形成；脾大
2. 胰腺体尾部形态略饱满并强化程度减低，考虑慢性胰腺炎，自身免疫性胰腺炎待除外，请结合临床及实验室检查
3. 腹主动脉周围及双侧髂血管走行区软组织肿块，考虑腹膜后纤维化，肿瘤性病变待除外，请结合临床及 MRI 检查
4. 胆囊结石，肝门区胆管及胆总管扩张、壁厚，肝左叶肝内胆管扩张，请结合临床，必要时进行 MRCP 检查
5. 考虑双肾多发囊肿
6. 肝胃韧带区、腹主动脉周围多发饱满淋巴结

图 4.14 全腹增强 CT 平扫。

由于脾静脉与胰腺的密切解剖关系，所以胰腺病变（如炎症粘连、肿瘤、脓肿、结核等），可使压力相对较低的脾静脉受压后回流受阻，使相关的侧支静脉回流形成，可造成食管胃底静脉扩张破裂出血；区域性门静脉高压最常见的原因是胰源性，包括胰腺假性囊肿、胰腺良性或恶性肿瘤、急性或慢性胰腺炎等。重症胰腺炎后发生的门静脉高压症与我们常见的肝硬化引起的门静脉高压症有明显不同。首先是病因方面的不同，前者是由于胰腺炎并发的脾静脉栓塞或闭塞，后者则是由于肝脏的病变引起的肝硬化。其次是病情的特点有很大不同，胰腺炎后门静脉高压症往往没有肝脏的基础病变，肝脏和胃肠道的血液回流正常，静脉曲张以胃底静脉曲张为主，食管的静脉曲张常不明显，而肝硬化后门静脉高压症由于肝脏的血液回流受阻，脾、胃肠的血需要“绕道”食管周围回流入心脏，食管静脉曲张常常更为严重。第三，危险性不同。胰腺炎后门静脉高压症患者的病

情隐匿，病情的发展常被忽略，只有当静脉曲张严重了、破裂了才得以治疗，只能是亡羊补牢；而肝硬化后门静脉高压症则有明显的肝功能异常。

胰腺炎后门静脉高压的诊断：除有胰腺疾病病史和肝功能正常外，主要依赖于相关实验室检查提示脾功能亢进，以及影像学提示脾大和脾静脉迂曲扩张、血流受阻。如果再结合胃镜检查见孤立性胃静脉曲张（少部分患者可能存在食管静脉曲张）则可确诊。本例患者由内镜发现 1 型 IGV，继而联想到胰源性门静脉高压，经 CT 检查很快证实脾静脉血栓，从而明确病因。

主动脉夹层是急性主动脉综合征（AAS）的一种，常常危及生命。该病发生的病理基础为内膜撕裂或溃疡导致血液从主动脉管腔进入中膜或者主动脉滋养血管破裂引起的中膜出血，进而中膜内的血液产生的炎症反应导致主动脉扩张或破裂，最常见的病因是血压控制不佳。

Stanford 分型：无论夹层起源于哪一部位，只要累及升主动脉者称为 A 型；夹层起源于降主动脉且未累及升主动脉者称为 B 型。DeBakey 分型：Ⅰ型，夹层起源于升主动脉并累及腹主动脉；Ⅱ型，夹层局限于升主动脉；Ⅲ型，夹层起源于降主动脉，向下未累及腹主动脉者称为ⅢA，累及腹主动脉者称为ⅢB。Stanford A 型相当于 DeBakey Ⅰ型和Ⅱ型，Stanford B 型相当于 DeBakey Ⅲ型。见图 4.15。

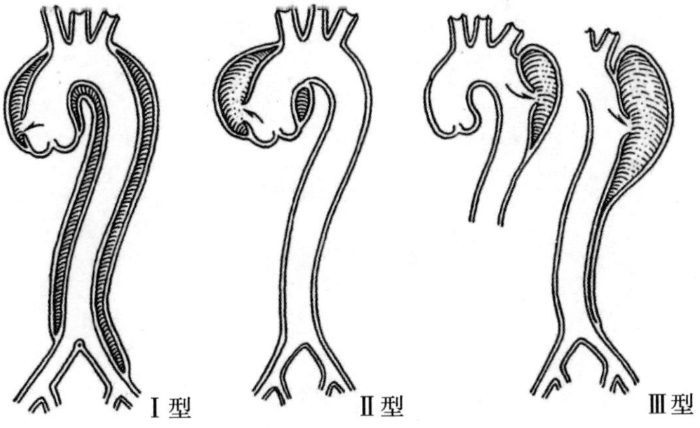

图 4.15 主动脉夹层分类示意图。

参考文献

[1]孙文兵, 高君. 胰腺炎后左侧门静脉高压症[J]. 中国医刊, 2008, 43(11):7–9.

[2]张月宁, 鲁重美. 胃静脉曲张的病因及临床特点[J]. 临床消化病杂志, 2006, 18(4):204–206.

[3]孙清荣, 刘士辰. 主动脉夹层的影像诊断[J]. 中国医学影像技术, 1999, 15(6):462.

[4]白涛. 急性主动脉夹层概况[C]. 第七届首都急危重症医学高峰论坛论文集, 2014:47.

第五节 心房黏液瘤、缩窄性心包炎和左心室巨大壁瘤

这次大咯血竟然是心脏在惹祸

一、病例介绍

1. 现病史

患者女，35 岁，因“间断咯血 1 个月，加重伴喘憋 1 天”入院。患者入院 1 个月前感冒后出现晨起咳鲜血，每日 1~2 口，后出现活动耐力下降，就诊于外院。胸部 X 线检查显示两下肺纹理错乱模糊，心影增大。口服左氧氟沙星及云南白药，患者咯血未见好转，喘憋进行性加重，卧位即出现阵发性咳嗽、咯血，伴喘鸣。患者于入院 1 天前咳整口泡沫样鲜血，量约 150mL，喘憋加重。患者自发病以来无发热、盗汗，无晕厥、胸痛，无腹痛、尿少，无关节疼痛、皮疹及听力改变。就诊于急诊查血常规：白细胞计数为 $10.45 \times 10^9/L$，中性粒细胞百分比为 78.9%，淋巴细胞百分比为 15.1%，血红蛋白为 117g/L，血小板计数为 $232 \times 10^9/L$，D-二聚体为 239ng/mL。胸部 CT 平扫显示双肺多发磨玻璃密度影，两肺下叶局部实变影。患者血气分析：pH 值为 7.447，PCO_2 为 32.1mmHg，PO_2 为 60.8mmHg。患者自发病以来，饮食、睡眠、精神欠佳，大小便同前，体重无显著变化。

2. 体格检查

心率 103 次/分，呼吸 25 次/分，血压 138/65mmHg，SPO_2 93（吸氧 3L/分）。患者神志清晰，端坐位，眼睑苍白，全身皮肤黏膜无皮疹及出血点，心音可，心律齐，二尖瓣区闻及舒张期隆隆样 2/6 级杂音。双肺呼吸音粗，双肺闻及弥漫性湿啰

音，腹软，无压痛反跳痛及肌紧张，双下无明显水肿。

3. 既往史

甲状腺炎病史，服用左甲状腺素钠片、泼尼松、比索洛尔控制治疗。

4. 入院诊疗过程

患者入院诊断：①咯血待查（是支气管动脉畸形、血管炎、心衰，还是肺结核）；②呼吸衰竭；③甲状腺炎。

化验检查结果：CRP 为 0.96mg/dL，PCT-定量<0.05ng/mL，1-3-β-D 葡聚糖、GM 试验、T-SPOT 均为阴性。D-二聚体为 239ng/mL，FiB 为 4.64g/L，BNP 为 468pg/mL。免疫全项+风湿抗体及 ANCA 均为阴性。

辅助检查见图 4.16 至图 4.19。

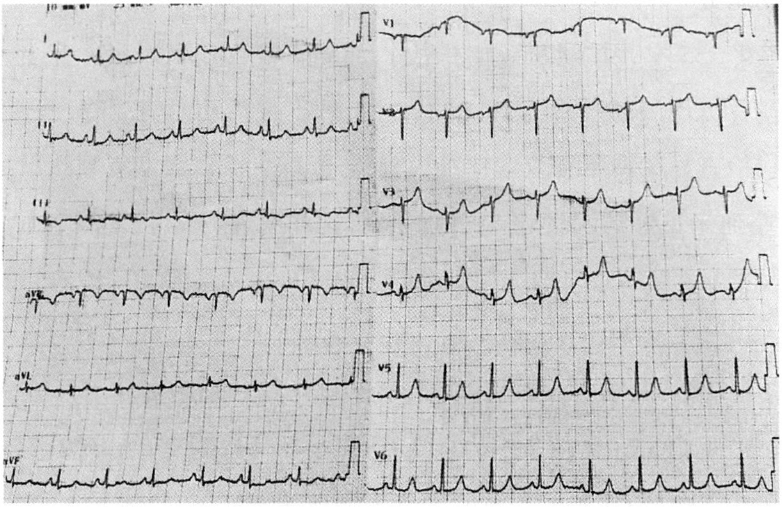

图 4.16 心电图。窦性心律，心室率 96 次/分，Ⅱ、Ⅲ、aVF 导联 ST 段压低 0.1~0.15mV，Ⅲ导联 T 波倒置。

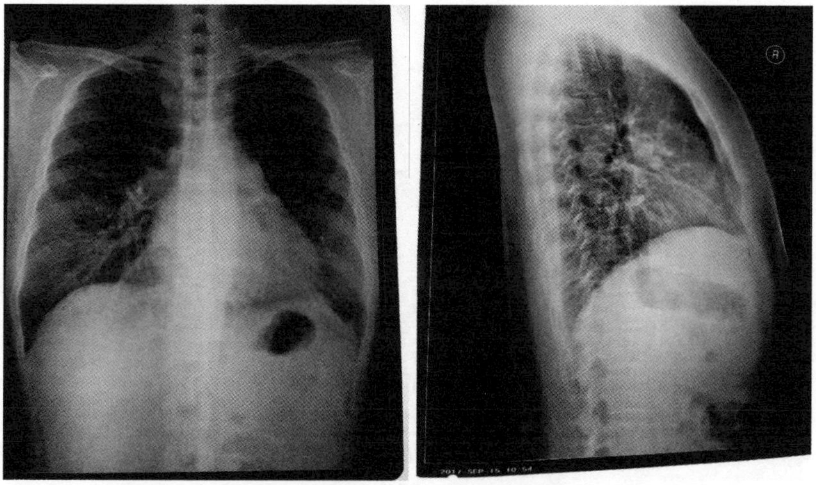

图 4.17 胸部正侧位。两下肺纹理粗乱模糊，心影饱满。

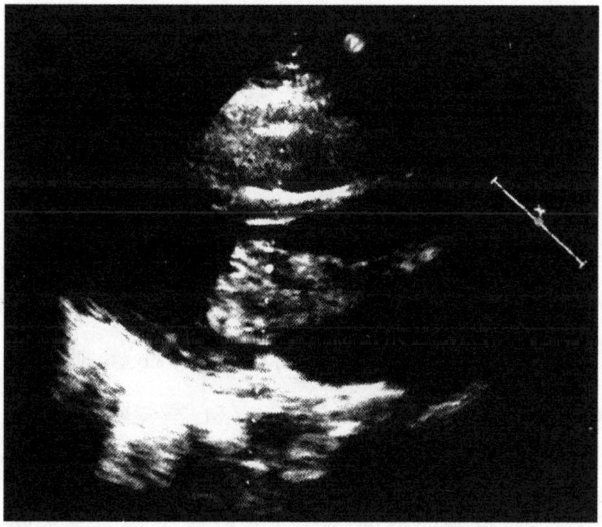

图 4.18 超声心动图。左心房内可见一约 60mm × 35mm 的中等回声不规则团块，附着于房间隔中部，蒂宽约为 16mm，随血管舒张期进入二尖瓣口，使二尖瓣舒张期明显受限，舒张期闭合不良，考虑左心房黏液瘤，左心房增大，三尖瓣反流（轻度），二尖瓣口梗阻、反流，肺动脉高压（55mmHg）。

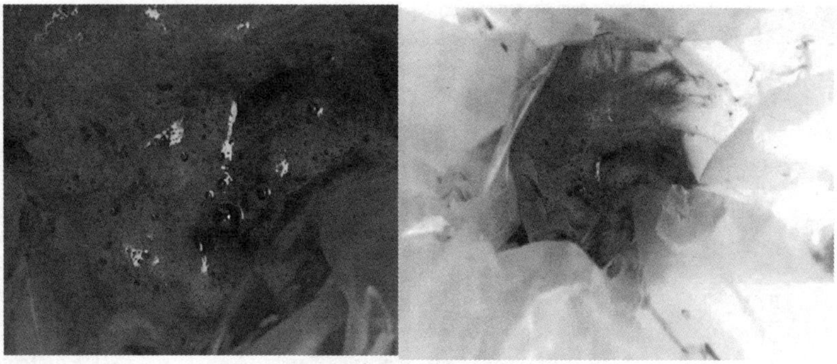

图 4.19 患者咳出的鲜血。（见彩图）

患者明确咯血的原因是左心房黏液瘤引起。心血管外科会诊，转往心血管外科手术进行左心房黏液瘤切除，术后症状缓解，咯血停止。

二、结论

咯血是指喉及喉部以下的呼吸道及肺任何部位的出血，经口腔咯出。小量咯血<100mL/d，中量咯血 100~500mL/d，大量咯血为>500mL/d 或每次100~500mL。

临床中咯血常见于：①支气管疾病，如支气管扩张、支气管肺癌、慢性支气管炎等；②肺部疾病，如肺结核、肺炎、肺脓肿等，最常见的是肺结核；③心血管疾病，较常见的有二尖瓣狭窄，其次是肺动脉高压、肺栓塞、肺血管炎等，其中二尖瓣狭窄引起的大咯血是因血液从左心房进入左心室受阻，使左心房压增高，肺静脉压力升高，由于支气管静脉同时回流入体循环静脉和肺静脉，当肺静脉压力突然升高时，黏膜下出血、扩张而壁薄的支气管静脉破裂引起大咯血，咯血与肺动脉与肺毛细血管压力增高无关，肺毛细血管扩张是肺结核患者痰中带血的原因；④其他，如血液病等。

原发性心脏肿瘤很少见，其中心房黏液瘤为常见。心房黏液瘤多见于中青年，发病年龄多在 30~50 岁，女性发病率比男性略高。黏液瘤可发生在各个心房、心室，以左心房最多见。心房黏液瘤缺乏典型的症状，临床上对这个部位的肿瘤又很少怀疑，所以很容易漏诊。心房黏液瘤的临床表现主要包括 3 个方面：血流动力学改变、栓塞表现和全身表现。本病例以血流动力学改变为症状。症状体征的特点是突然性、间歇性和体位性，常发生于坐位或立位，卧位时可消除。二尖瓣口堵塞时出现心尖区舒张期隆隆样杂音；左心房增大伴肺淤血则出现第四心音及增强的第一心音。有时在第二心音后可闻及低调的肿瘤扑落音。心房黏液瘤常见类型是左心房黏液瘤，诊断方法主要是心脏彩超，所以常见咯血患者需要筛查心源性因素。

参考文献

[1]RAUT M S, SHAD S, MAHESHWARI A. Left atrial myxoma with biventricular dysfunction.[J]. *Indian Heart Journal*, 2016, 68:S163–S165.

[2]NWILOH J, OLUDARA M, ADEBOLA P. Left atrial myxoma: case report and literature review[J]. *East African Medical Journal*, 2011, 88(2):71–72.

[3]陈灏珠, 林果为, 王吉耀. 实用内科学[M].14 版. 北京:人民卫生出版社, 2013.

[4]张鹏,胡风云,孙雅轩,等. 静脉溶栓桥接血管内取栓治疗青少年心房黏液瘤致缺血性卒中 1 例报告[J]. 中国神经精神疾病杂志,2020,46(3):166–168.

[5]赵东琪,张红秋,王波. 分析彩色多普勒超声诊断心脏黏液瘤的临床价值[J]. 饮食保健,2021(15):254.

胸腔积液反复抽不完：30 余年病史的缩窄性心包炎

缩窄性心包炎是指心包增厚粘连、钙化，使心室舒张期充盈受限而产生的一种疾病。44%~50%的缩窄性心包炎患者会发生胸腔积液。但临床实践中，很少会将缩窄性心包炎纳入胸腔积液的鉴别诊断中。下面两例患者均因呼吸困难伴胸腔积液入院，病史长达 30 余年。

一、病例介绍

病例 1

患者女，71 岁，因“呼吸困难伴双下肢水肿 10 余天，加重 1 天”入院。30 年前有急性心包炎病史，30 年来患者反复住院进行胸腔积液、口服利尿等治疗。近期出现呼吸困难、双下肢水肿，1 天前出现夜间不能平卧、呼吸困难等情况。

心脏彩超：LA 为 56mm，LV 为 39mm，RA 为 42mm，RV 为 23mm，IVS 为 8mm，LVPW 为 8mm，EF 为 0.61。左心房、右心房显著增大，双心室明显缩小，二尖瓣反流（轻度），三尖瓣反流（轻度），主动脉瓣反流（轻度），左后心包腔明显增宽，内见中强回声充填，下腔静脉及肝静脉增宽，考虑肝淤血、双侧胸腔积液（右侧偏多）、腹水（少量）。以上符合缩窄性心包炎，建议进一步检查。

胸部 CT 平扫：①双侧胸腔积液并压迫性肺不张；②心影增大，以左心房增大为主，请结合超声心动检查；③右肺上、中、下叶支气管及其分支狭窄，建议复查或进一步检查；④两肺间质纹理增多；⑤右肺多发多条影，考虑慢性炎症或陈旧性病变；⑥纵隔内淋巴结部分饱满，请结合临床；⑦腹部情况请结合相关检查。

诊断与治疗：进行右侧胸腔穿刺术，提示为渗出液，细胞学检查无异常，因胸腔内分隔，引流不通畅，引流约 1400mL 液体，再次负压抽吸约 200mL。该患者肝脏明显淤血、肿大，触诊质地偏硬，考虑淤血性肝硬化，给予利尿、强心、抗感染等对症治疗。患者症状好转后出院，出院后定期随访。

病例 2

患者男，70 岁，因“呼吸困难 30 年，加重 4 天”入院。既往有结核病史，外院曾诊断缩窄性心包炎外科手术治疗后病史，30 年来患者反复住院进行胸腔积液治疗。4 天前呼吸困难加重，双下肢重度水肿，夜间不能平卧，患者近期继续口服抗结核药物治疗。

心脏彩超：主动脉窦内径正常；左心房、右心房增大，左心室明显偏小；左心室收缩尚可、舒张明显受限；左心室左后方左侧房室沟处探及大小约

5.7cm×4.6cm×5.5cm 的中等回声团，边界尚规则，至左心室受压明显减小，舒张显著受限；房间隔及室间隔完整；二尖瓣、三尖瓣可见反流信号，为中心性。

影像描述（图 4.20）：患者制动欠佳，图像伪影较重。大致观察如下：腔内可高密度影，支气管壁、两肺间质纹理增多，小叶间隔厚，两肺多发素条影，右肺中叶、左肺下叶磨玻璃密度及实变影，肺门支气管血束粗，双侧钩骨上窝、腋窝纵隔内（隆突下间隙、气管前间隙及主-肺动脉窗）弥漫多发饱满淋巴结影，心影增大，心包偏左下部类圆形软组织密度团块影，边缘环状钙化，CT 值约为 40HU，心包可见多发弥漫钙化，双侧大量胸腔积液，邻近肺组织受压不张，胸壁皮下水肿。

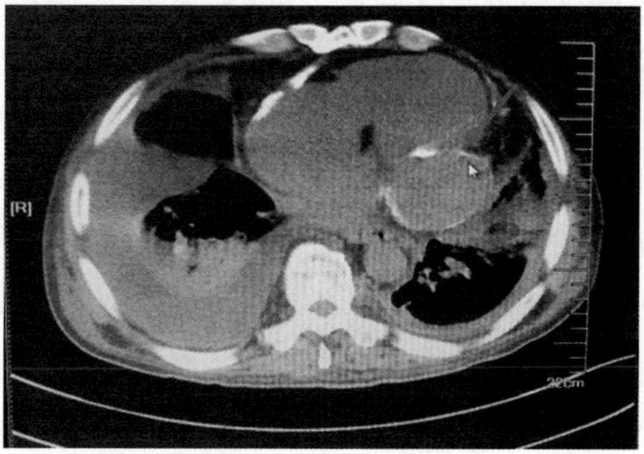

图 4.20　胸部 CT 平扫。

影像诊断：①两肺间质纹理增多，间质病变；双侧支气管炎；②心包偏左下部类圆形软组织密度团块影，性质待定，建议结合病史结合增强 CT 检查；③气管腔内高密度影，考虑分泌物，建议排痰后复查；④两肺多发索条状影，考虑慢性炎症或陈旧性病变；⑤心影增大，心包弥漫钙化，肺门支气管血管束增粗，右肺中叶、左肺下叶磨玻璃影及实变影，考虑心功能不全-肺水肿，合并感染性病变待除外；⑥双侧锁骨上窝、腋窝、纵隔弥漫多发饱满淋巴结影；⑦动脉硬化，主动脉增粗，提示肺动脉高压；⑧双侧胸膜增厚，双侧叶间裂增厚，双侧大量胸腔积液。

我们考虑由于结核使得长期反复慢性炎症的发生导致炎性肿块可能性较大，但具体性质待定。患者心功能较差，进行双侧胸腔穿刺术引流，提示为渗出液，细胞学检查无异常，引流总共约 3200mL 液体，给予利尿、强心、扩张血管、抗感染、平喘化痰等对症治疗。

二、讨论

缩窄性心包炎常见的病因包括：结核性（最常见）、急性非特异性、化脓性、创伤性、放射性等。心包缩窄使舒张期心室充盈受阻，可导致：①上腔静脉回流障碍，如颈静脉怒张；②下腔静脉回流障碍，如肝淤血、肿大、腹水、下肢水肿；③静脉压升高，吸气时颈静脉扩张更加明显，即出现 Kussmaul 征。所以缩窄性心包炎的患者临床表现可有呼吸困难、颈静脉怒张、肝大、腹水、水肿、心率增快等填塞症状。缩窄性心包炎的诊断困难，因为患者会表现为充血性心衰或其他常见临床症状，如胸痛、气促和腹痛。因此，对于有类似持续症状的患者，应考虑缩窄性心包炎的可能。利尿可改善缩窄性心包炎体循环液体的潴留，是内科治疗的关键，其他基于辅助对症治疗也很重要。第二个病例如能及早进行心包彻底剥离术，可获得满意效果，预后会比较好。但由于错过最佳时机，到现在病程较久，有明显心肌受压萎缩和心源性肝硬化等严重病变，心功能很差，总体预后也比较差。而第一例患者还是建议进行外科手术治疗以改善预后。

三、临床要点

两个病例均因体循环淤血出现胸腔积液、水肿等情况。引起胸腔积液的病因很多（表 4.4），仅有 25%的胸腔积液患者能通过胸腔穿刺术得到明确诊断。胸腔积液的明确诊断需要临床医生有敏锐的临床直觉和进行大量的鉴别诊断后方能得到。

表 4.4 胸腔积液的主要病因和积液性质

漏出性胸腔积液	充血性心衰、缩窄性心包炎、上腔静脉阻塞、肝硬化、肾病综合征、急性肾炎、腹膜透析、黏液性水肿、药物过敏
渗出性胸腔积液	胸膜炎、膈下感染、胸膜恶性肿瘤、肺梗死、系统性红斑狼疮、类风湿关节炎、气胸、胸部手术 • 脓胸:各类肺感染、肺结核、胸腔穿刺后感染、胸外伤、气胸、食管瘘 • 血胸:肺结核、恶性肿瘤、肺梗死、胸外伤、气胸 • 乳糜胸:胸导管损伤、胸导管阻塞

两例患者胸腔积液性质均为渗出性,但仍考虑为缩窄性心包炎的可能性大,尤其对于有心包炎危险因素的患者。心包炎危险因素包括有充血性心衰症状和体征、心脏手术病史、近期感染症状伴影像学检查提示心包增厚和钙化。

参考文献

[1]ADLER Y, CHARRON P. The 2015 ESC Guidelines on the diagnosis and management of pericardial diseases[J]. *Eur Heart J*, 2015,36(42):2873-2874.

[2]于晏.1 例肾结核累及的缩窄性心包炎患者行心包剥脱术的护理[J]. 中华现代护理杂志,2013,19(26):3290-3292.

[3]张丽华,方理刚,郭立琳,等. 老年人缩窄性心包炎的特点[J]. 中国心血管杂志,2009,14(2):129-131.

[4]郭家龙,张军,林称意,等. 结核所致缩窄性心包炎的外科治疗[J]. 中国现代医学杂志,2013,23(10):69-71.

这例左心室巨大室壁瘤原因何在?

室壁瘤是指大面积心肌梗死后,梗死区域出现室壁扩张、变薄、心肌全层坏死,坏死的心肌逐渐被纤维瘢痕组织所替代,病变区薄层的心室壁向外膨出,心脏收缩时丧失活动能力或呈现反常运动。我们知道,左心室室壁瘤常见于心肌梗死,那么室壁瘤是否均见于心肌梗死呢?并不是,下面这例左心室巨大室壁瘤非常特别，原因究竟何在呢？我们从头说起。

一、病例简介

1. 现病史

患者男，23岁，主诉间断心悸、胸痛1个月。患者于入院1个月前活动后出现心悸、胸痛，深呼吸时加重，伴左肩不适，深呼吸时左肩牵扯痛，无胸闷、大汗，无恶心、呕吐、头晕、黑矇等不适。患者自本次发病以来，精神尚可，食欲正常，睡眠欠佳，二便如常，体重未见明显下降。

2. 既往史

否认高血压、糖尿病、脑梗死及脑出血病史，否认肝炎、结核等传染病史，否认食物、药物过敏史，预防接种史不详。

3. 家族史

母亲乳腺癌，爷爷脑出血，否认冠心病、高血压家族史，否认其他遗传性家族疾病史。

4. 体格检查

患者神志清楚，体格检查合作，全身皮肤无皮疹及出血点。胸廓正常，双肺呼吸音粗，肺底可闻及干湿啰音，右侧较多。心界叩诊扩大，心音可、心律齐，各瓣膜未闻及病理性杂音，可闻及心包摩擦音。腹软，无腹壁静脉曲张，肝脾未触及，移动性浊音阴性，全腹软，无压痛，未扪及包块，脊柱、四肢无畸形，生理反射存在，病理反射未引出。

二、外院就诊与诊疗过程

患者于入院2周前就诊于外院。

1. 外院实验室检查

心肌酶：入院时CK为56U/L，CK-MB为37U/L，TNT<0.01ng/mL，NT-proBNP为2077.0pg/mL，D-D>5.00μg/mL，总胆固醇、甘油三酯、LDL未见异常，空腹血糖

为 4.60mmol/L，Hb 为 107g/L，ESR 为 73mm/h，Hs-CRP 为 38.31mg/L，尿、便常规未见异常，肾功能、电解质、血气分析、肝功能、游离甲状腺功能未见异常。

2. 其他辅助检查

心电图示：窦性心律，心率 94 次/分，Ⅲ、avF、avL 导联 T 波低平，V2~V5 导联 ST 段抬高 0.05~0.2mV，R 波递增不良。胸部 X 线检查：两肺纹理大致正常，未见实变；主动脉结不宽，肺动脉段平直；左心室增大，左心室下缘异常膨凸，心胸比为 0.55（图 4.21）。胸部 CT 检查：双肺炎症，心包积液。超声心动图：射血分数为 0.35，节段性运动异常，心尖部室壁瘤形成，左心功能减低，左心室心尖部向外膨凸，大小约 69mm × 50mm。5 天后复查超声心动图：射血分数为 0.40，节段性室壁运动异常，左心室收缩功能减低，左心室心尖部假性室壁瘤形成，左心室心尖部向外膨凸，大小约 69mm × 50mm。静息心肌灌注显像（SPECT）结果如下。①心肌活力评价：左心室心尖及下壁近心尖以透壁性心肌梗死改变为主，约占左心室面积的 12%，间隔近心尖有部分存活心肌（冬眠心肌），约占左心室面积的 6%，其余心肌节段性血流灌注/代谢大致正常；②左心室功能评价：左心室心腔增大，心尖及尖下壁室壁运动明显减弱至消失，LVEF 为 0.53。

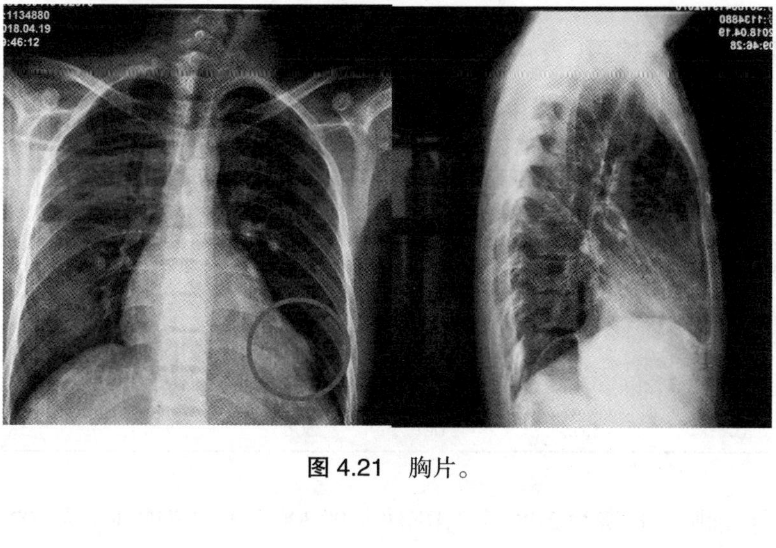

图 4.21　胸片。

3. 外院诊疗过程

考虑为陈旧性心肌梗死，给予改善冠脉血供，控制心率、血压，以及调脂稳定斑块等对症支持治疗。出院诊断：①冠状动脉粥样硬化性心脏病（可能性大）、陈旧性心肌梗死、心脏扩大、左心室前壁心尖室壁瘤、心包积液；②心律失常、窦性心动过速、心功能Ⅲ级（NYHA 分级）；③肺部感染；④结膜炎。出院后口服阿司匹林、托拉塞米、地高辛、螺内酯、培哚普利叔丁胺片及美托洛尔缓释片治疗。

以上为该患者的外院大致诊疗过程，外院考虑为心肌梗死，那么室壁瘤也就是心肌梗死的并发症了。患者本次因再发心悸、胸痛就诊于我院，然而，患者这么年轻且既往无冠心病家族史，事情真有这么简单吗？这仅仅是一例早发的心肌梗死病例吗？

一个简单病史引起了我们的怀疑。追问病史发现：患者有间断发热病史多年，多为低热，4 年前曾经腹泻后出现双膝关节、踝关节肿胀。3 个月前有结膜炎病史且视物模糊。这些情况与“心肌梗死”或者室壁瘤有什么关联吗，或者患者合并存在自身免疫系统疾病？我们继续追踪病情。

三、院内就诊与诊疗过程

1. 院内实验室检查（表 4.5）

表 4.5　血常规检查

	WBC（10^9/L）	RBC（10^{12}/L）	Hb（g/L）	PLT（10^9/L）	N（%）	EOS（%）
入院	9.43	3.83	103（↓）	347	66.1	5.6
第 3 天	8.82	3.50	95（↓）	321	71.2	4.2
第 4 天	10.85	3.67	100（↓）	277	73.8	4.4
第 5 天	8.70	3.63	100（↓）	308	75.4	3.0

网织红细胞：RET%为 2.48（↑），RET#为 90.30（↑）；铁三项：Fer 为 197.17ng/mL，

Fol 为 1.82ng/mL，维生素 B_{12} 为 233.70pg/mL；心肌酶：入院 CK 为 47U/L，CK-MB 为 11U/L，TNI 为 0.033ng/mL，NT-proBNP 为 1812ng/mL（↑）；肝功能：ALB 为 30g/L，GLO 为 46g/L，ALT 为 9U/L，AST 为 13U/L，ALP 为 69U/L，GGT 为 26U/L，LDH 为 194U/L，TBIL 为 4.9μmol/L，DBIL 为 2.1μmol/L；总胆固醇为 3.48mmol/L（↓），甘油三酯为 0.78mmol/L（↓），HDL 为 0.77mmol/L，LDL 为 2.43mmol/L，空腹血糖为 4.80mmol/L；凝血功能：D-二聚体为 4343ng/mL（↑），FIB 为 4.08g/L，PT 为 16.1 秒，PT-INR 为 1.46，APTT 为 31.0 秒，TT 为 16.9 秒。

尿便常规未见异常，肾功能、电解质、血气分析、游离甲状腺功能未见异常；乙肝、丙肝、梅毒等检查未见异常。

其他完善感染免疫相关指标：降钙素原（PCT）为 0.09ng/mL，ESR 为 60mm/h（↑）。

结核感染细胞检测结果阳性。

风湿免疫全项：IgG 为 1730mg/dL（↑），IgA 为 630mg/dL（↑），IgE 为 638IU/mL（↑），补体 C 为 3125mg/dL，CRP 为 6.22mg/dL（↑），ANA、dsDNA、nRNP、Sm、Ro-52、SS-A、SS-B、Scl-70、Jo-1 均为阴性，抗着丝点蛋白 B 抗体、抗核小体抗体、抗组蛋白抗体、抗核糖体 P 蛋白抗体、ACL 均为阴性，GPI<0.20mg/L，RF<20.0IU/mL，ASO 为 841IU/mL，ANCA-C 型阴性，ANCA-P 型阴性，抗 MPO<20.0RU/mL，抗 PR3<20.0RU/mL，轻链 κ 为 2.50mg/dL（↑），轻链 λ 为 838mg/dL（↑）。血清蛋白电泳未见明显异常，痰细菌真菌及厌氧菌培养阴性。

2. 其他辅助检查

心电图：窦性心律，偶发室性期前收缩，心率为 114 次/分，Ⅲ、avF、avL 导联 T 波低平，V2~V5 导联 ST 段抬高 0.05~0.1mV，R 波递增不良。十二导联动态心电图：最快心率为 133 次/分，最慢心率为 103 次/分，平均心率为 120 次/分，室性期前收缩 6 次，单个室性期前收缩 6 次，成对室性期前收缩 0 次，室上性期前收缩早 0 次。胸前导联 R 波递增不良，T 波改变，心率变异降低。

超声心动图（UCG）：LA 为 45mm，LV 为 62mm，RA 为 35mm，RV 为 30mm，

IVS 为 8mm，LVPW 为 9mm，EF 为 40%，左心增大。左心室心尖部可见一大小约 76mm × 84mm 的巨大瘤样结构，瘤壁厚度约 2mm，瘤径宽约 28mm，瘤体与左心室之间有双向低速血流交通（收缩期 80cm/s，舒张期 56cm/s），瘤体内血流缓慢、可见云雾状回声，余左右室壁厚度及运动正常；后及右侧心包腔舒张期可见 4mm 无回声区，左心包腔舒张末期可见 3mm 无回声区。

腹部超声：肝、胆囊、胰腺、脾、肾未见明显异常。

双下肢动脉彩超：双侧股总动脉、股浅动脉、腘动脉、胫前动脉、胫后动脉、足背动脉未见明显异常（血管通畅）。

3. 院内诊疗过程

入院后初步诊断为“陈旧性心肌梗死、左室室壁瘤、心包积液”，给予阿司匹林改善冠脉血供，美托洛尔缓释片控制心率血压及调脂稳定斑块，利尿改善心功能等对症支持治疗。患者入院后第 3 天再次出现低热，体温 37.2~37.8℃，查感染相关指标未见明显异常。查结核菌素试验阳性。给予降温对症治疗后体温恢复正常。择期完善心脏 MRI 及冠状动脉造影等其他检查。

院内胸片（图 4.22）：①心影明显增大，形态欠规则；②两肺纹理增多、模糊，左肺中下野斑片影；③左侧膈肌及肋膈角显示不清，不除外左侧胸腔积液。

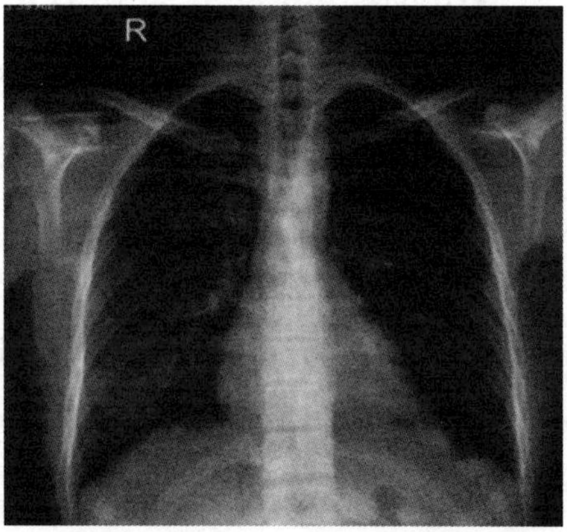

图 4.22　院内胸片。

院内胸CT检查:心影增大,左肺中下叶可见多处斑片影,考虑肺水肿及慢性炎症。

患者择期进行CAG+IVUS检查:左主干未见狭窄,前降支近端管壁不规则,中段发出穿隔支可见动脉瘤,穿隔支动脉瘤以远可见血管显影,前降支远端可见动脉瘤、瘤体远端可见残余血管影、血管远端未显影;回旋支近端管壁不规则,OM1闭塞;右冠状动脉未见狭窄。左心室造影结果:左心室新建不可见巨大室壁瘤,左心室舒张期末压为25mmHg,左心室与室壁瘤间未见明显压力阶差。术中于前降支与回旋支行IVUS示血管内膜增厚。

院内心脏MRI(图4.23):①左心室心尖部巨大瘤样膨出;②冠状动脉瘤(前降支,多发)结合临床,符合白塞病所致心脏、冠状动脉改变;③肺水肿、心包积液、双侧胸腔积液,考虑心功能不全所致。

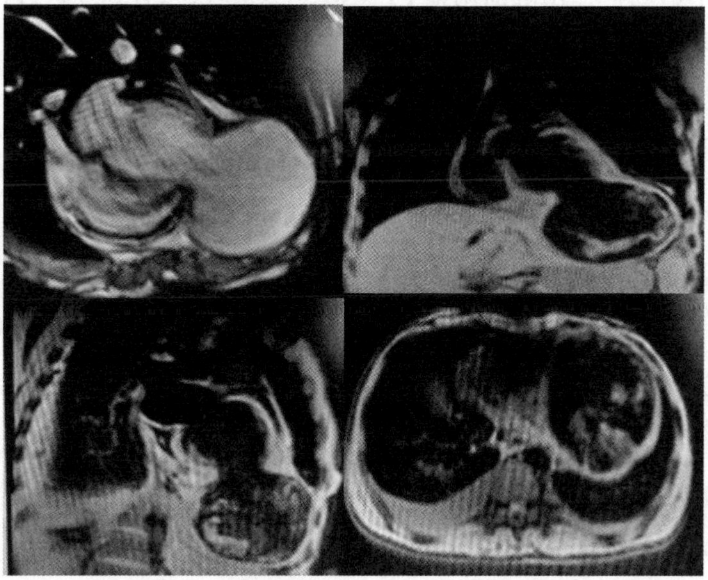

图4.23 院内心脏MRI。

该患者经多方面检查、化验结果及冠状动脉造影结果来看,并不是心肌梗死,按常规心肌梗死及控制心衰治疗并不能控制病情。我们联合风湿免疫科、感染科等多学科讨论后最终考虑为白塞心血管病，对该患者进行激素+免疫抑制剂联合治疗（泼尼松 1mg/kg+环磷酰胺 100mg，QOD）。建议患者有必要进行抗结核治疗，同时检测血常规、肝肾功能、血沉及 CRP。该患者经过治疗 1 周后明显感觉心前区压迫感减轻，心包摩擦感减轻。

出院前复查心脏彩超：LA 为 44mm，LV 为 62mm，RA 为 36mm，RV 为 33mm，IVS 为 10mm，LVPW 为 9mm，EF 为 40%，左心增大，左室心尖部可见一大小约 94mm × 80mm 的巨大瘤样结构，瘤壁厚度约 2mm、瘤径宽约 28mm，瘤体与左心室之间有双向低速血流交通（收缩期 80cm/s，舒张期 56cm/s），瘤体内血流缓慢、可见中度云雾状回声，瘤腔内可见回声中等回声团块，紧贴大部分瘤壁，厚 7~20mm，余左、右壁厚度及运动正常；后及右侧心包腔舒张期可见 4mm 无回声区，左心包腔舒张末期可见 3mm 无回声区。考虑出现心室附壁血栓，口服华法林并停用阿司匹林等，出院前调整 PT-INR2.05。建议患者到外科进行室壁瘤切除手术治疗，家属拒绝后出院。

四、总结

白塞病是一种原因不明的、以血管炎为病理基础的慢性多发系统性疾病。口腔、生殖器溃疡、皮肤及眼病最常见，可累及关节、心血管、胃肠道、神经系统、肺等器官。流行病学调查显示，高发于丝绸之路的范围，故又称“丝绸之路病”，该病可能与单纯疱疹病毒、EB 病毒、结核分枝杆菌等感染相关。该患者既往无口腔、外阴等溃疡病史，很容易误诊。那么白塞病是怎么诊断的呢？

主要症状：①反复口腔溃疡；②皮肤病变，如结节红斑、皮下栓塞性静脉炎、毛囊炎样皮疹、痤疮样皮疹；③眼病变，如虹膜睫状体炎、视网膜炎；④外阴溃疡。

次要症状：①无畸形关节炎；②附睾炎、回盲部溃疡为主的消化系统病变；③血管病变；④中度以上的中枢神经病变。

诊断标准：①完全型，病程中有 4 个主要症状表现；②不完全型，病程中有 3 个主要症状伴 2 个次要症状，病程中有典型眼病变及另 1 个主要症状或 2 个次要症状。可疑者:有主要症状出现,但尚不够诊断标准,或是反复出现次要症状并有恶化倾向。特殊类型:肠白塞病、血管白塞病、神经白塞病。

有助于诊断的方法:①皮肤针刺样反应;②炎症反应迹象,如血沉上升,血清CRP阳性,外周血白细胞增多;③ HLA-B15(B5)阳性。

该患者可能存在结核感染因素,诊断为白塞心血管病。白塞心血管病主要表现在冠状动脉多发动脉瘤及左心室巨大假性室壁瘤,白塞病约6%累及心血管系统,主要包括心肌心包炎、假性动脉瘤和假性心室室壁瘤。对于白塞心血管病患者,需要长期进行免疫抑制剂治疗和维持治疗,也是白塞病预防及改善心脏损害的关键。巨大假性室壁瘤会带来恶性心律失常、心衰、栓塞等并发症,其治疗主要是外科切除及抗凝治疗。

该病例是一例左心室巨大假性室壁瘤,对于真性室壁瘤与假性室壁瘤怎么区别呢?

按病理解剖,室壁瘤可分为真性室壁瘤及假性室壁瘤(图4.24)。真性室壁瘤指的是急性心肌梗死时,梗死心肌组织坏死、室壁变薄、收缩力丧失,心肌在愈合过程中被结缔组织替代的一种机械并发症。室壁瘤区域为薄弱的瘢痕区,心脏收缩时此区呈反向运动,膨出呈袋状、囊状或不规则状,腔内无肌小梁,与周围正常心肌组织界限清楚。在心脏收缩与舒张期均见膨出,则称解剖性真性室壁瘤;如梗死区心肌不是完全性坏死,愈合过程中仅局限性纤维化,与周围正常心肌组织界限不清,腔内可见肌小梁结构,这种膨出只在收缩期出现,则称为功能性真性室壁瘤。假性室壁瘤与真性室壁瘤的本质区别是心脏已破裂。只不过,室壁破裂以后,血液由破口处流入心包,由于附近心包粘连、血流无法扩散而形成的包裹性血肿。破口周围由血栓堵塞或粘连,瘤壁由心包膜组成,常发生在心肌梗死数小时至1周内,以左心室下、后壁多见。

	真性室壁瘤	假性室壁瘤
示意图	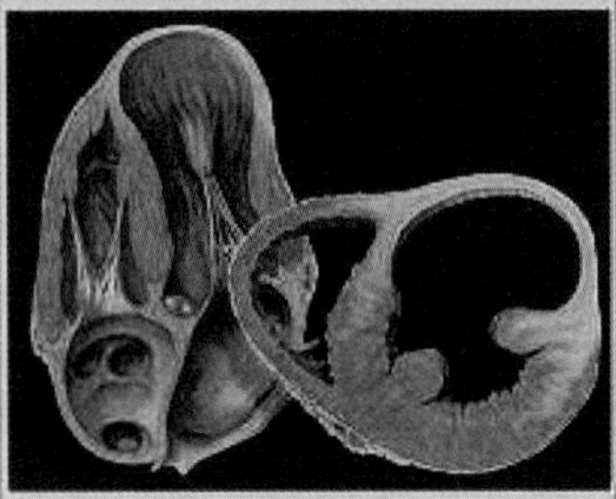	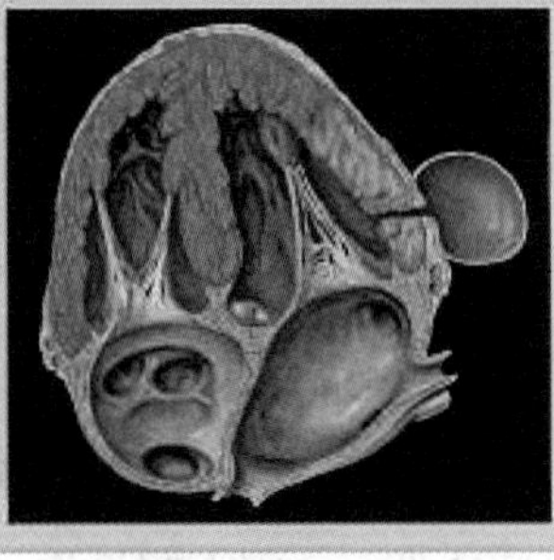
病因及机制	• 急性 ST 段抬高型心肌梗死 • 肥厚型心肌病 • 心脏结节病 • 先天性室壁瘤 • Chagas 病（寄生虫感染）	▪ 急性心肌梗死 ▪ 创伤（心脏贯通伤） ▪ 医源性
超声图像	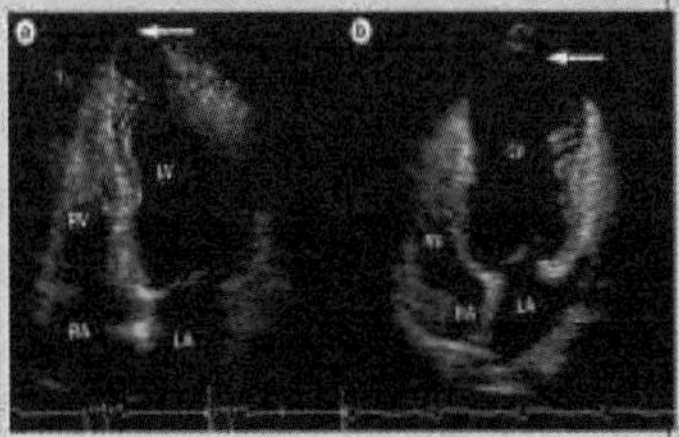	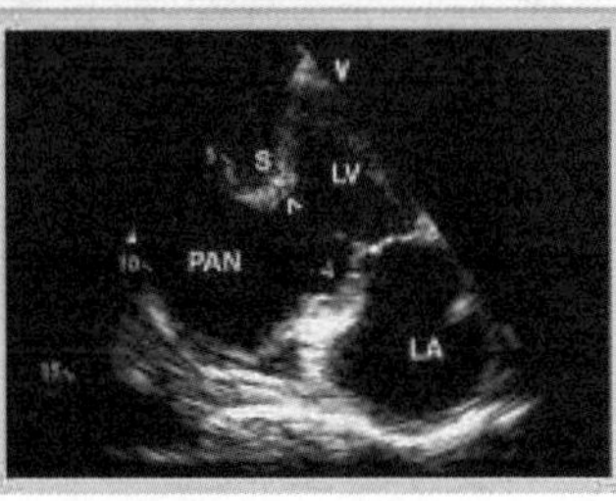

图 4.24　真性室壁瘤与假性室壁瘤的区别。（见彩图）

参考文献

[1]孔令秋. 一图搞定:真性与假性室壁瘤鉴别[N]. 心血管时间,2018-02-02.

[2]李贵双,张运,李继福,等. 白塞综合征致左心室巨大假性心室壁瘤一例[J]. 中国循环杂志,2000,15(5):260.

[3]OZEN S,EROGLU FK.Pediatric-onset Behcet disease[J]. *Curr Opin Rheumatol*, 2013, 25(5):636-642.

[4]JU FH, XU TZ, HONG HH, et al. Behcet disease combined with Sjogren syndrome:Auniquecase report and literature review[J]. *Medicine*(*Baltimore*),2018,97(12):e138.

第五章

其他疾病拓展

第一节　呼吸内科疾病

慢性阻塞性肺疾病(COPD)与慢性支气管炎、肺气肿的关系

通常人们一提起 COPD 就认为是慢性支气管哮喘、慢性支气管炎(老慢支)或肺气肿,其实 COPD 并不等同于慢性支气管哮喘、慢性支气管炎及肺气肿(表 5.1 和图 5.1)。

表 5.1　慢性支气管炎、肺气肿、支气管哮喘的区别

慢性支气管炎	是指在除外慢性咳嗽的其他已知原因后,患者每年咳嗽、咳痰 3 个月,并连续 2 年或以上者
肺气肿	是指肺部终末细支气管的破坏而无明显的肺纤维化。"破坏"是指呼吸性气腔扩大且形态不均匀一致,肺泡及其组成部分的正常形态被破坏和丧失
支气管哮喘	支气管哮喘也具有气流受限,但支气管哮喘是一种特殊的气道炎症性疾病其气流受限具有可逆性,它不属于 COPD。但支气管哮喘气道重构后,可表现为气流受限不完全可逆,属于 COPD 范畴 ★支气管哮喘为 COPD 高危因素

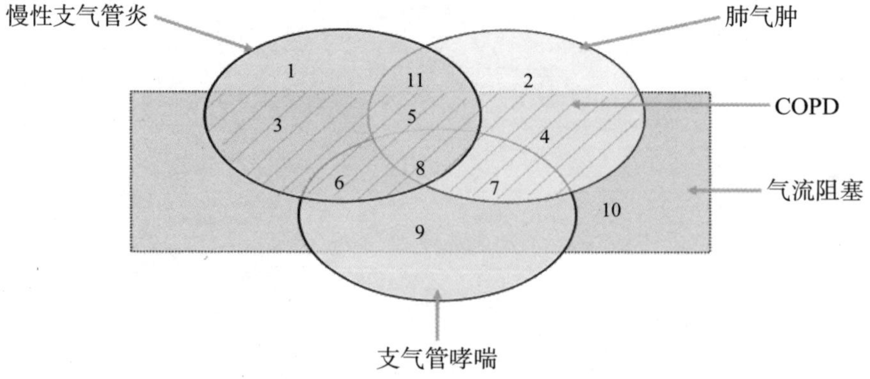

图 5.1　慢性支气管炎、肺气肿和哮喘三者关系示意图。

一、COPD 的定义

COPD 简称“慢阻肺”，以持续的气流受限为特征的疾病，其气流受限多呈进行性发展。肺功能检查对确定气流受限有重要意义。在吸入支气管扩张剂后，第 1 秒用力呼气容积/用力肺活量（FEV_1/FVC）<0.7 表明存在持续气流受限。

当慢性支气管炎、肺气肿患者肺功能检查出现气流受限，并且不能完全可逆时，则能诊断 COPD。如患者只有慢性支气管炎和（或）肺气肿，而无气流受限，则不能诊断为 COPD。一些已知病因或具有特征病理表现的疾病也可导致持续气流受限，如支气管扩张症、肺结核纤维化病变、严重的间质性肺病、弥漫性泛细支气管炎、闭塞性细支气管炎等，但均不属于慢阻肺。

二、COPD 的鉴别诊断

1. 支气管哮喘

多在儿童或青少年起病，以发作性喘息为特征，发作时两肺布满哮鸣音，缓解后症状消失，常有家族史或个人过敏史。哮喘发作时，一秒率虽然下降，但支气管扩张试验阳性。

2. 支气管扩张

主要表现为反复咳嗽、咳大量浓痰和（或）反复咯血。肺部有固定而持久的局限性湿啰音。部分胸片示肺纹理粗乱或呈卷发状。高分辨 CT 可确诊支气管扩张。

3. 肺结核

可有午后低热、乏力、盗汗等结核中毒症状，痰检可发现结核分枝杆菌。

4. 支气管肺癌

可反复咳嗽、咳痰，痰中带血，或出现刺激性咳嗽，胸部占位性病变。

5. 左心衰竭引起的喘息样呼吸困难（心源性哮喘）

通常有高血压、冠心病、风湿性心脏病病史。常发生在夜间，咳粉红色泡沫样痰。双肺广泛湿啰音和哮鸣音，左心界扩大、心率增快，洋地黄治疗有效。

6. 弥漫性泛细支气管炎

主要见于亚裔患者，多数患者为男性及非吸烟者。几乎所有患者均合并慢性鼻窦炎，胸片及 HRCT 可见弥漫性中央小叶结节影伴充气过度征。

治疗支气管哮喘的药物有哪些？

哮喘治疗药物分为控制性药物和缓解性药物。前者是指需要长期使用的药物，主要用于治疗支气管气道慢性炎症（治疗哮喘的本质，治标治本药物），使哮喘维持临床控制，亦称抗炎药，如吸入性糖皮质激素（ICS），注意这里不是口服和静脉注射糖皮质激素。后者指按需使用的药物，通过迅速解除支气管痉挛，从而缓解哮喘症状（救命药，可以理解为相当于速效救心丸在治疗稳定型心绞痛中的作用，治标不治本），亦称为解痉平喘药，如短效 β2-受体激动剂（SABA），注意这里不是长效的，是缓解哮喘急性发作症状的首选药。见表 5.2。

表 5.2　哮喘治疗药物

药物类型	具体药物
缓解性药物	短效 β2-受体激动剂（SABA）、短效吸入型抗胆碱能药物（SAMA）、短效茶碱类、全身用糖皮质激素（短期使用，一般 3~5 天）
控制性药物	吸入型糖皮质激素（ICS），可单独使用；白三烯调节剂，可单独使用；长效 β2-受体激动剂（LABA），不单独使用；缓释茶碱类；色甘酸钠；抗 IgE 抗体；联合药物（如 ICS/LABA）

一、糖皮质激素

分为吸入型、口服和静脉用药。

1. 吸入型糖皮质激素

吸入型糖皮质激素由于其局部抗感染作用强、全身不良反应少，已成为目前哮喘长期治疗的首选药物。常用的药物有倍氯米松、布地奈德、氟替卡松、环索奈德、莫米松等。通常需规律吸入 1~2 周以上方能起效。

2. 口服型糖皮质激素

常用泼尼松和泼尼松龙，用于吸入激素无效或需要短期加强治疗的患者。不主张长期口服激素用于维持哮喘控制的治疗。

3. 静脉型糖皮质激素

重度或严重哮喘发作时应及早静脉给予激素。可选用琥珀酸氢化可的松或甲泼尼龙。地塞米松因在体内半衰期较长、不良反应较多，需慎用。无激素依赖倾向者，可在短期（3~5 天）内停药；有激素依赖倾向者应适当延长给药时间，症状缓解后逐渐减量，然后改为口服和吸入剂维持。

二、β 2-受体激动剂

分为 SABA（维持 4~6 小时）和 LABA（维持 10~12 小时）。LABA 又可分为快速起效（数分钟起效）和缓慢起效（30 分钟起效）两种。

1. SABA

SABA 为治疗哮喘急性发作的首选药物。有吸入型、口服型、静脉型 3 种制剂，首选吸入给药。常用药物有沙丁胺醇和特布他林。SABA 应按需间歇使用，不宜长期、单一使用。

2. LABA

LABA 与 ICS 联合是目前最常用的哮喘控制性药物。常用的 LABA 有沙美特罗和福莫特罗。特别注意 LABA（沙美特罗和福莫特罗等）不能单独用于哮喘的治疗。

LABA（β2-受体激动剂）+ICS（吸入型糖皮质激素）联合是目前最常用的哮喘控制药物。①福莫特罗+布地奈德（信必可、都保）：在吸入后 1~3 分钟内起效，单剂量可维持 12 小时；②沙美特罗+氟替卡松（舒利迭）：30 分钟起效，单剂量可维持 12 小时。

三、白三烯（LT）调节剂

通过调节白三烯的生物活性而发挥抗感染作用，同时可舒张支气管平滑肌，是目前除 ICS 外唯一可单独应用的哮喘控制性药物，可作为轻度哮喘 ICS 的替代治疗药物和中、重度哮喘联合治疗用药，尤适用于阿司匹林哮喘、运动性哮喘和伴有过敏性鼻炎哮喘患者的治疗，常用药物有孟鲁斯特（顺尔宁）和扎鲁斯特。

四、茶碱类

通过抑制磷酸二酯酶，提高平滑肌细胞内的环磷酸腺苷（cAMP）浓度。拮抗腺苷受体。增强呼吸机的力量、增强气道纤毛清除功能等，从而起到舒张支气管和气道抗感染作用，是目前治疗哮喘的有效药物之一。安全有效浓度为 6~15μg/mL。

五、抗胆碱药

通过阻断节后迷走神经通路，降低迷走神经张力而起到舒张支气管、减少黏液分泌的作用，但其舒张支气管的作用比 β2-受体激动剂弱。

六、IgE 抗体

IgE 抗体参与哮喘发作的 I 型超敏反应等过程，奥莫立迈拮抗该受体，对于重度哮喘的治疗起到重要的作用。

七、酮替芬

酮替芬具有保护肥大细胞或嗜碱性粒细胞的细胞膜，使之在变应原的攻击下，减少膜变构，减少释放过敏活性介质的作用，故亦有肥大细胞膜保护剂之称。

对外源性、内源性和混合性哮喘均有预防发作效果，儿童哮喘的疗效优于成年哮喘。

血气分析指标与酸碱平衡紊乱

一、血气分析指标

1. pH

血液中 H^+浓度（单位：nmol/L）的负对数值。pH 值<7.35，酸中毒；pH 值>7.35，碱中毒。

当 pH 在正常范围内（7.35~7.45），可能是：正常，没有发生任何酸碱平衡紊乱；代偿性酸中毒或代偿性碱中毒；混合型酸碱平衡紊乱，如代偿性酸中毒合并呼吸性碱中毒；呼吸性酸中毒合并代偿性酸中毒。

根据 Henderson–Hasselbalch 方程公式：$pH=pKa+lg(HCO_3^- /H_2CO_3)$。该公式简化为：$pH \propto HCO_3^- /PaCO_2$。

（1）pH、HCO_3^-、$PaCO_2$ 是决定体液酸碱平衡状态的 3 个基本参数。HCO_3^- 与 pH 呈正变关系，而 $PaCO_2$ 与 pH 呈反变关系。HCO_3^- 和 $PaCO_2$ 共同决定了 pH 的改变方向。

（2）正常情况下 $HCO_3^- / PaCO_2$ 比值为 20∶1，在酸碱平衡紊乱的发生、发展过程中，若其中一项发生改变，使得两者比值不能维持在 20∶1，pH 值将偏离正常值。比值增大说明发生了碱中毒，比值变小说明发生了酸中毒。其中一项发生改变，另一项会通过机体的代偿活动，按比例做出相应的增减以维持两项参数的比值。若能使其比值仍维持在 20∶1 左右，则 pH 值会在正常范围内；若不能使其比值维持在 20∶1 左右，则 pH 值会偏出正常范围。

（3）$PaCO_2$ 受呼吸因素的调节，而 HCO_3^- 则受肾的调节，即代谢因素的调节。

因此血液的 pH 受呼吸因素与代谢因素的共同调节。

2. $PaCO_2$:33~46mmHg(平均 40mmHg)

$PaCO_2$>46mmHg，呼吸性酸中毒；代偿后的代谢性碱中毒(HCO_3^-↑→抑制呼吸→ $PaCO_2$↑)。

$PaCO_2$<33mmHg，呼吸性碱中毒；代偿后的代谢性酸中毒(HCO_3^-↓即 H^+↑→抑制呼吸→ $PaCO_2$↓)

3. 实际碳酸氢盐和标准碳酸氢盐

(1)实际碳酸氢盐(AB)：是在隔绝空气的血液标本，在实际 $PaCO_2$ 血氧饱和度及体温条件下，所测得的血浆 HCO_3^- 含量。

(2)标准碳酸氢盐(SB)：是指全血在标准条件下($PaCO_2$ 为 40mmHg、血氧饱和度为 100%、温度为 38℃)所测得的血浆 HCO_3^- 含量。注：排除了呼吸因素的影响，仅反映代谢性因素的指标。

见表 5.3。

表 5.3　实际碳酸氢盐值和标准碳酸氢盐值

AB=SB=22~27mmol/L(平均值为 24mmol/L)	正常人
SB>27mmol/L	代谢性碱中毒；代偿后的慢性呼吸性酸中毒：$PaCO_2$↑→肾脏代偿调节在数小时后起作用，3~5 天达峰→ HCO_3^- ↑
SB<27mmol/L	代谢性酸碱中毒；代偿后的慢性呼吸性碱中毒：$PaCO_2$↓→肾脏代偿调节数小时后起作用，3~5 天达峰→ HCO_3^-↓
AB>SB，即 $PaCO_2$>40mmHg	呼吸性酸中毒；代偿后的代谢性碱中毒
AB<SB，即 $PaCO_2$<40mmHg	呼吸性碱中毒；代偿后的代谢性酸中毒
AB↓，SB↓	代谢性碱中毒；代偿后的呼吸性酸中毒

4. 碱剩余

碱剩余(BE)是指在标准条件下，用酸或者碱滴定全血标本至 pH 值等于

7.40，所需要的酸或碱的量（单位：mmol/L）。注：排除了呼吸因素的影响，仅反映代谢性因素的指标。见表5.4。

表5.4 碱剩余值

(0±3)mmol/L	正常人
正值增大	代谢性碱中毒；代偿后的慢性呼吸性酸中毒（肾）
负值增大	代谢性酸中毒；代偿后的慢性呼吸性碱中毒（肾）

5. 缓冲碱

缓冲碱（BB）指血液中一切具有缓冲作用的阴离子碱基的总和。见表5.5。

表5.5 缓冲碱值

45~52mmol/L（平均值48mmol/L）	正常人
BB>52mmol/L	代谢性碱中毒；代偿后的慢性呼吸性酸中毒（肾）
BB<45mmol/L	代谢性酸中毒；代偿后的慢性呼吸性碱中毒（肾）

6. 阴离子间隙

阴离子间隙（AG）是指血浆中未测定的阴离子（UA）与未测定的阳离子（UC）的差值，即AG=UA−UC。见表5.6。

表5.6 阴离子间隙值

(12±2)mmol/L	正常人
AG>16mmol/L	代谢性酸中毒
AG降低	低蛋白血症

二、酸碱平衡紊乱时血气指标的变化

1. 代谢性酸中毒

原发HCO_3^-↓→AB↓ SB↓ BB↓；经过肺的代偿调节后$PaCO_2$继发下降

→ AB<SB,BE(-)↑;pH<7.35。

预测 $PaCO_2$=(40+1.2×△HCO_3^-)±2=(1.5×HCO_3^-+8)±2。见表 5.7。

表 5.7 $PaCO_2$ 的实际值与预测值的关系

实际>预测	合并呼吸性酸中毒
实际<预测	合并呼吸性碱中毒
实际=预测	单纯代谢性酸中毒

肺的代偿调节在代谢性酸中毒中起到主要作用,肾脏一般不起主要作用。一般数分钟便可出现深快呼吸,30 分钟后即可出现进行代偿,12~24 小时达到代偿高峰,最大代偿极限使得 $PaCO_2$ 下降到 10mmHg。

2. 呼吸性酸中毒

呼吸性酸中毒包括急性呼吸性酸中毒和慢性呼吸性酸中毒。

(1)急性呼吸性酸中毒(表 5.8):主要靠细胞内外的离子交换及细胞内缓冲液系统的缓冲,调节有限,常表现为代偿不足或失代偿表现。急性代偿在几分钟内就开始,H_2CO_3 解离为 HCO_3^- 和 H^+,在细胞内 H^+与血 K^+进行交换,HCO_3^- 升高,使得血钾升高。红细胞 HCO_3^- 与血 Cl^-交换使得血氯降低。$PaCO_2$ 每升高 10mmHg,血浆 HCO_3^- 只升高 0.7~1mmol/L。最大限度升到 30mmol/L,所以急性呼吸性酸中毒常呈失代偿状态。

表 5.8 急性呼吸性酸中毒

原发 $PaCO_2$↑→AB↑;肾脏来不及代偿调节,SB、BE、BB 可在正常范围内
pH<7.35
高钾血症、低氯血症

(2)慢性呼吸性酸中毒(表 5.9):主要靠肾脏进行代偿调节,3~5 天才能发挥最佳代偿效果。肾脏的代偿作用十分强大,大约 $PaCO_2$ 每升高 10mmHg,血浆 HCO_3^- 只升高 3.5~4.0mmol/L。最大限度升到 45mmol/L。

表 5.9 慢性呼吸性酸中毒

原发 $PaCO_2$ ↑→ AB ↑ SB ↑ BB ↑
经过肾脏的代偿调节后 HCO_3^-继发下降→ AB>SB，BE（+）↑
pH<7.35
高钾血症、低氯血症

急性呼吸性酸中毒：预测 HCO_3^-=（24+0.1 × △$PaCO_2$）± 1.5。

慢性呼吸性酸中毒：预测 HCO_3^-=（24+0.4 × △$PaCO_2$）± 3。

见表 5.10。

表 5.10 呼吸性酸中毒实际值与预测值的关系

实际>预测	合并代谢性碱中毒
实际<预测	合并代谢性酸中毒
实际=预测	单纯呼吸性酸中毒

3. 代谢性碱中毒

见表 5.11。

表 5.11 代谢性碱中毒

原发 HCO_3^- ↑→ AB ↑ SB ↑ BB ↑
经过肺的代偿调节后 $PaCO_2$ 继发升高→ AB>SB，BE（+）↑
pH>7.45

预测 $PaCO_2$=（40+0.7 × △HCO_3^-）± 5。见表 5.12。

表 5.12 代谢性碱中毒的实际值与预测值的关系

实际>预测	合并呼吸性酸中毒
实际<预测	合并呼吸性碱中毒
实际=预测	单纯代谢性碱中毒

代偿时限为12~24小时，肺的调节极限使得$PaCO_2$继发性升高至55mmHg。

4. 呼吸性碱中毒

呼吸性碱中毒包括急性呼吸性碱中毒和慢性呼吸性碱中毒。

（1）急性呼吸性碱中毒（表5.13）：主要靠细胞内外的离子交换及细胞内缓冲液系统的缓冲，调节有限，常表现为代偿不足或失代偿表现。急性代偿在几分钟内就开始，在细胞内HCO_3^-与H^+结合生成H_2CO_3，H^+到细胞外，K^+进入细胞使得血钾降低。红细胞HCO_3^-与血Cl^-交换使得血氯升高。$PaCO_2$每降低10mmHg，血浆HCO_3^-只降低2mmol/L。最大限度降到18mmol/L，所以急性呼吸性碱中毒常呈失代偿状态。

表5.13 急性呼吸性碱中毒

原发$PaCO_2$↓→AB<SB；肾脏来不及代偿调节，SB、BE、BB可在正常范围内
pH>7.45
低钾血症、高氯血症

（2）慢性呼吸性碱中毒（表5.14）：主要靠肾脏进行代偿调节，3~5天才能发挥最佳代偿效果。肾脏的代偿作用十分强大，大约$PaCO_2$每降低10mmHg，血浆HCO_3^-只升高5.0mmol/L。最大限度降到15mmol/L。

表5.14 慢性呼吸性碱中毒

原发$PaCO_2$↓→AB↓<SB↓；BB↑
经过肾脏的代偿调节后HCO_3^-继发下降→AB>SB，BE（－）↑
Ph>7.35
低钾血症、高氯血症

急性呼吸性碱中毒：预测$HCO_3^-=(24+0.2\times\triangle PaCO_2)\pm2.5$。

慢性呼吸性碱中毒：预测$HCO_3^-=(24+0.5\times\triangle PaCO_2)\pm2.5$。

见表5.15。

表 5.15 呼吸性碱中毒的实际值与预测值的关系

实际>预测	合并代谢性碱中毒
实际<预测	合并代谢性酸中毒
实际=预测	单纯呼吸性碱中毒

呼吸困难险憋死，双肺洗出大量“牛奶”

新闻上曾报道了 1 例 100 万人中不到 4 例的“罕见病”——肺泡蛋白沉积症（PAP），我院前不久也收治了 2 例，那么现在我们就从 1 例来认识一下这种疾病——肺泡蛋白沉积症。

一、病例介绍

患者男，45 岁，因“间断咳嗽咳痰伴憋气半年余”，药厂工人。居住环境：城市、无宠物、家禽及水塘。

1. 现病史

患者于半年前无明显诱因出现咳嗽、咳痰，白痰，量少，不易咳出，伴胸闷，剧烈活动后憋气，无黄痰、咯血，无畏寒、寒战，无头晕、头痛，无胸痛，无口干、眼干，无关节僵硬、疼痛，无明显脱发、牙齿脱落。未予特殊重视，自行服用感冒药、消炎药（具体药物不详）后发热症状好转，后间断有咳嗽，不明显，咳少量白痰，量少。3 个月前于单位体检时进行胸部 X 线检查：双肺大片磨玻璃影，建议患者就诊于上级医院。2 个月前患者就诊于我院门诊，进行胸部 CT 检查：两肺纹理增多、间质病变。免疫检查：ANA1∶100 胞浆颗粒型，AHA 阳性，予甲泼尼龙治疗。3 天前复查胸部 CT：两侧支气管壁增厚同前，两肺弥漫磨玻璃影及小斑片影范围较之前略增大，密度较之前变实，其他较之前无明显变化。血常规：HGB 为 187g/L，WBC 为 16.61×10^9/L，N 为 64.2%，PLT 为 265×10^9/L。予以甲泼尼龙、莫西沙星等药物治疗。患者自本次发病以来，精神尚可，食欲正常，睡眠尚可，二便如常，体重未见明显下降。

2. 既往史

既往银屑病病史13年,间断外用曲安奈德等药物,症状控制尚可。否认高血压、冠心病、糖尿病病史,否认传染病史,否认手术外伤史,否认输血史,否认食物、药物过敏史。

3. 体格检查

体温36.4℃,脉搏72次/分,呼吸20次/分,血压145/75mmHg。患者神志清楚,体格检查合作,全身皮肤无皮疹及出血点。胸廓正常,双肺呼吸音粗,肺底可闻及干湿啰音,右侧较多。心音可、心律齐,心率72次/分。腹软,无腹壁静脉曲张,肝脾未触及,移动性浊音阴性,全腹软,无压痛,未扪及包块。脊柱、四肢无畸形,生理反射存在,病理反射未引出。

4. 院内化验

血常规(2018.03.02):WBC为16.61×10^9/L,HGB为187g/L,PLT为265×10^9/L,N%为64.2%,L%为28.5%。

免疫全项(2018.01.04):ANA1∶100为胞浆颗粒型,AHA阳性。风湿7项(2018.01.04):未见明显异常。

动脉血气分析(2018.03.02):PaO_2为55mmHg,$PaCO_2$为35mmHg,pH值为7.44。

Fer为533.67ng/mL,CEA为25.64ng/mL,CYFRA21-1为5.66ng/mL。

CRP为0.37mg/dL,PCT<0.05ng/mL。

真菌(1-3)-β-D葡聚糖<37.5,曲霉菌半乳甘露聚糖为1.08。

痰病原学:痰真菌培养为白色假丝酵母菌。

肺功能:FEV_1/FVC为81.72%,FEV_1为48.2%,DLCO-SB为36.4%,重度限制性通气障碍,弥散功能重度减低,FENO为10。

5. 其他辅助检查

腹部超声:脂肪肝,胆、脾、胰、双肾未见明显异常。

超声心动图：EF 为 0.63，三尖瓣反流（轻度），左心室舒张功能改变。

多导睡眠监测报告：睡眠呼吸暂停低通气综合征，夜间睡眠中度低氧，睡眠结构紊乱。

二、诊疗过程

左氧氟沙星、氟康唑抗感染辅以氨溴索化痰、多索茶碱平喘等对症治疗，完善心脏彩超、腹部超声、肺功能等检查，复查胸部增强 CT（图 5.2 和图 5.3），择期进行支气管镜检查（图 5.4）并取病理活检明确病变性质。

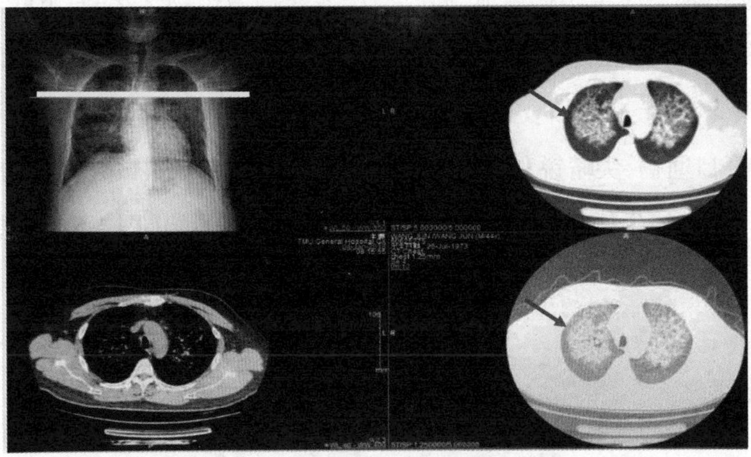

图 5.2 胸部 CT 检查结果。

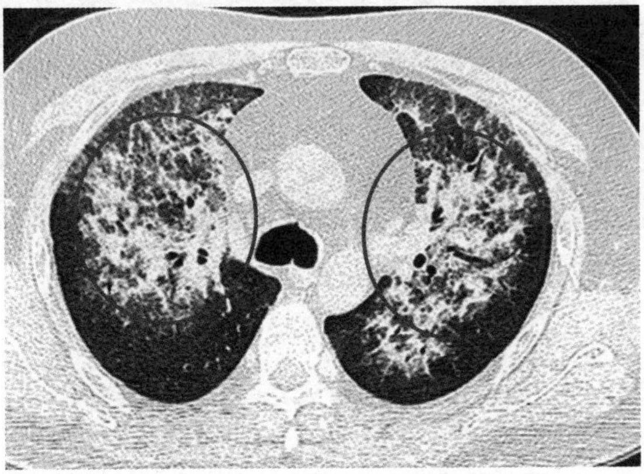

图 5.3 胸部 CT 平扫：双肺多发斑片状磨玻璃影，呈“地图”样改变。

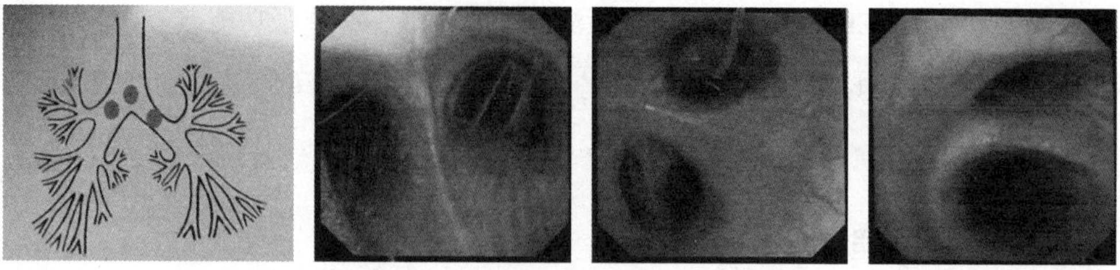

图 5.4 支气管镜检查。（见彩图）

镜下所见：左主支气管开口通畅，上、下叶尖嵴锐利，黏膜光滑；上叶各段支气管开口通畅，可见较多白色分泌物，尖嵴锐利，黏膜光滑，于升支前段进行灌洗，灌洗吸引物为淡牛奶样液体，回收灌洗液送检微生物学化验，下叶及下叶支气管开口通畅，尖嵴锐利，黏膜光滑。右主支气管开口通畅，上叶与中间干尖嵴锐利，黏膜光滑，上叶各段支气管开口通畅，尖嵴锐利，黏膜光滑，中叶及下叶各段支气管开口通畅，尖嵴锐利，黏膜光滑。

灌洗液为“淡牛奶样液体”？没错，看看灌出的液体吧（图 5.5）。

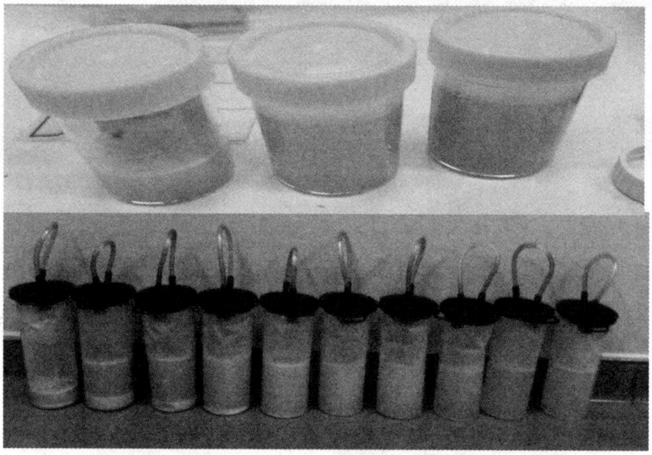

图 5.5 患者左肺升支前段灌洗液。（见彩图）

三、病例讨论

什么是 PAP？PAP 是一种原因未明的少见疾患，PAP 患病率为 3.7%~6.2%，病理上以大量不定形的非可溶性富磷脂蛋白物质沉积于肺泡腔和细支气管腔为特征的肺部弥漫性疾病。本病好发于中青年，男性发病率约为女性的 2 倍。其最常见的临床表现为进行性呼吸困难、咳嗽和咳痰。临床上分为 3 种独立的亚型：特发性、继发性和先天性。特发性占 90%以上，继发性占 5% ~10%，先天性 PAP 很罕见，约占 2%，主要见于新生儿 PAP。

胸部 CT 是 PAP 最具诊断价值的影像学检查方法，薄层 CT 尤其是高分辨率 CT（HRCT）能提供更多的解剖细节和有关病变范围的信息。典型的表现为双肺斑片状磨玻璃影和小叶间隔增厚，即所谓的“碎石”征。同时病灶边缘与正常肺组织分界清楚，从而使肺部病变形成一种“地图”样分布表现。影像与临床表现不一致，所谓“征症分离”。

1. 诊断依据

病史+典型影像学表现+肺泡灌洗术或肺活检，其中肺泡灌洗术是目前诊断 PAP 的主要手段（图 5.6）。

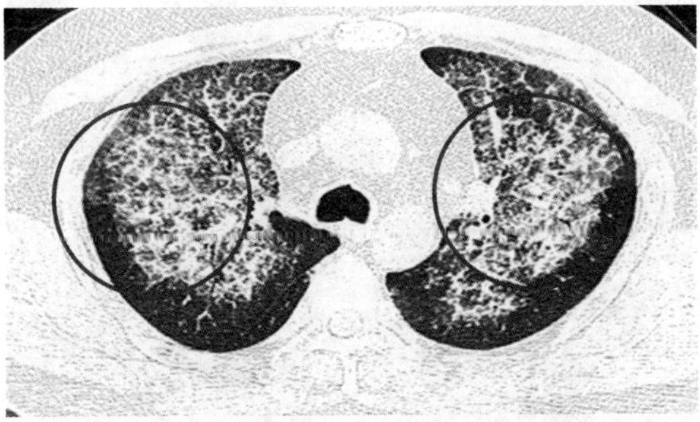

图 5.6　胸部 CTA 平扫。该患者复查胸部 CT+HR 重建：双肺斑片状磨玻璃影和小叶间隔增厚，即所谓的“碎石路”征。

2. 鉴别诊断

（1）肺水肿：“蝶翼”征与本病相似，但常有心脏病（左心功能不全）和肾病史，常伴双侧胸腔积液。病因治疗后短期易吸收。

(2)肺泡细胞癌：常表现为大小不等、分布不均、边缘模糊的粟粒结节，常伴肺门、纵隔淋巴结肿大，病程短，发展快。

(3)特发性肺间质纤维化：病变呈网格状、蜂窝改变伴或不伴牵拉性支扩，病变以胸膜下、基底部分布为主，临床症状明显。

(4)肺炎：常呈肺段或肺叶分布的大片状高密度影，边缘较模糊，常伴有发热、咳痰等感染症状，肺部阴影出现快，消散也快，经抗感染治疗后，症状可短期明显好转。

(5)肺泡微石症——有特征性的钙化性微结节、磨玻璃影、小囊肿等。钙化微结节多沿胸膜下区，也较多分布于沿支气管血管束。

3. 治疗

1965 年，Ramirez 发明的全肺灌洗法是目前证实的唯一有效的治疗方法，既能治疗，又能确诊。本例患者择期全麻下进行全肺灌洗(图 5.7 和图 5.8)。

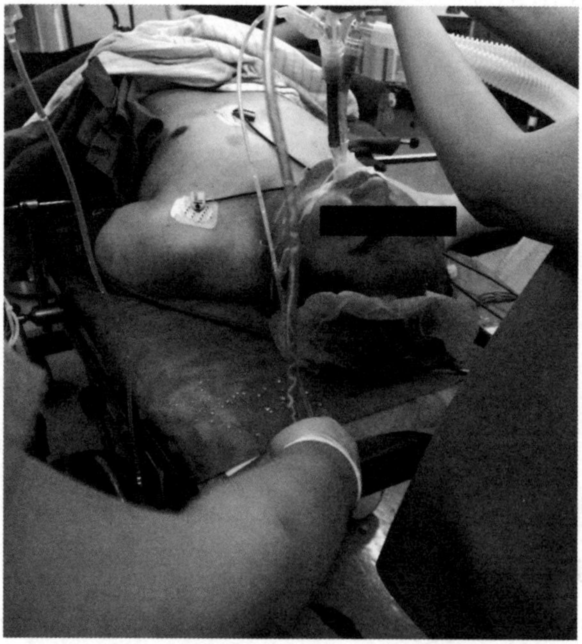

图 5.7 全麻下全肺灌洗术。(见彩图)

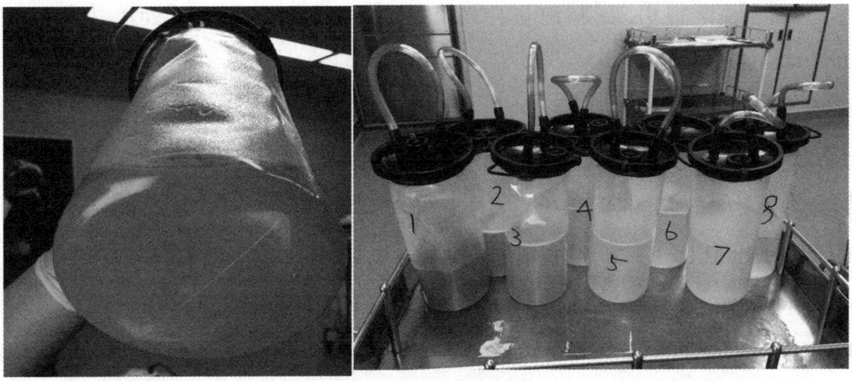

图 5.8 全麻下全肺灌洗出的液体。（见彩图）

经过不懈努力，该患者术后转至 RICU 继续呼吸机辅助支持，1 周后转至普通病房，经过诊疗憋气等症状明显好转，复查胸部 CT+HR 重建（图 5.9）肺部密度较之前降低。复查动脉血气（2018.04.08）：PaO_2 为 85mmHg，$PaCO_2$ 为 36mmHg，pH 值为 7.42。

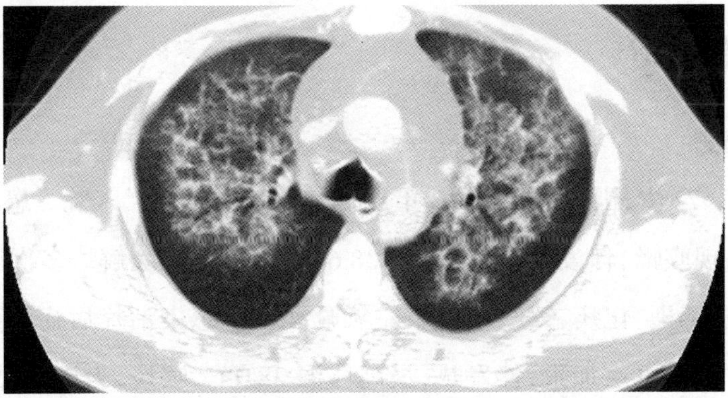

图 5.9 术后 13 天复查胸部 CT+HR 重建。

参考文献

[1]杨光钊,叶晓雪,李森华. 肺泡蛋白沉积症的高分辨率 CT 表现[J]. 中华放射学杂志,2002,36(5):467–468.

[2]孟芝兰,刘鸿瑞,梁智勇,等. 肺泡蛋白沉积症的病理学特点与诊断[J]. 中华病理学杂志,2005,34(9):575-578.

[3]王伟. 大容量全肺灌洗治疗肺泡蛋白沉积症临床分析[C].2014 年尘肺病预防与治疗国际研讨会论文集,2014:64-69.

[4]陈灏珠. 内科学[M].4 版. 北京:人民出版社,1998:95-96.

[5]MAHUT B, DELACOURT C, SCHEINMANN P, et al. Pulmonary alveolar proteinosis: experience with eight pediatric cases and a review[J]. *Pediatrics*,1996,97(1):117-122.

[6]MCLAUGHLIN J S, RAMIREZ J. Pulmonary Alveolar Proteinosis. Treatment by Pulmonary Segmental Flooding[J]. *Am Rev Respir Dis*, 1964,89:745-752.

[7]RAMIREZ J, CAMPBELL G D. Pulmonary Alveolar Proteinosis. Endobronchial Treatment[J]. *Ann Intern Med*, 1965, 63: 429-441.

间断咳嗽 2 年,原因竟然是这样

一、病例介绍

1. 现病史

患者男, 72 岁,因“间断咳嗽 2 年,加重伴咳痰 6 个月”入院。患者 2 年前无明显诱因出现咳嗽,伴发热,最高体温 38.6℃,持续不能缓解。多次就诊于我院门诊,给予抗感染、化痰、镇咳及口服左氧氟沙星抗感染治疗后症状可好转。入院前 6 个月咳嗽再次加重,伴发热,最高体温 38.0℃,咳痰,为白色黏痰,偶伴血丝。多次就诊于我院门诊治疗,症状反复发作,进行 CT 平扫(图 5.10)考虑存在肺部阴影,以“发热伴肺部阴影,咳嗽待查”收入院。

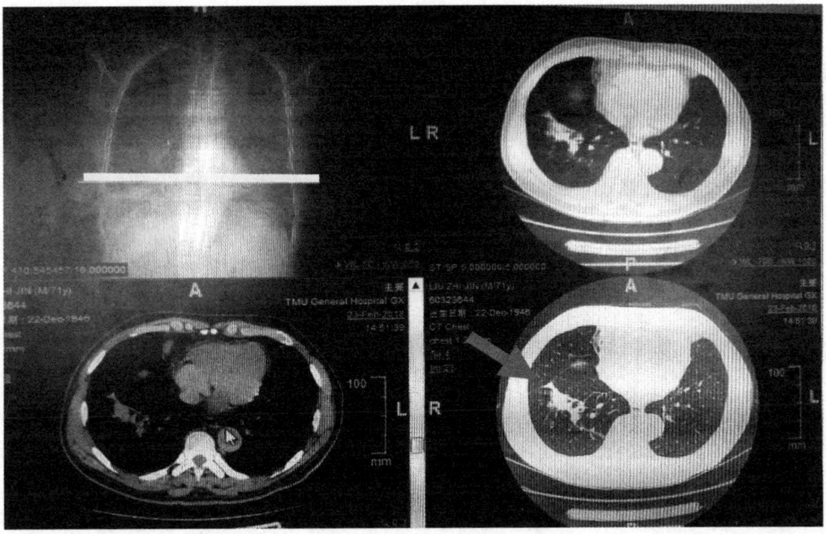

图 5.10 胸部 CT 平扫（门诊）。右肺下叶可见实变影（箭头）。

2. 既往史

糖尿病病史 10 年，皮下注射胰岛素治疗。感染丙肝 10 年，规律治疗后病情好转。否认高血压、冠心病病史，否认乙肝、结核等传染病病史，否认食物、药物过敏史，抽烟 20 余年，10 支/天，饮酒 20 余年，2~4 两/天，否认手术、输血史，预防接种史不详。

3. 体格检查

体温 36.3℃，脉搏 72 次/分，呼吸 20 次/分，血压 135/75mmHg。患者神志清楚，体格检查合作，全身皮肤无皮疹及出血点。胸廓正常，双肺呼吸音粗，肺底可闻及干湿啰音，右侧较多。心音可、心律齐，心率 72 次/分。腹软，无腹壁静脉曲张，肝脾未触及，移动性浊音阴性，全腹软，无压痛，未扪及包块，脊柱、四肢无畸形，生理反射存在，病理反射未引出。

4. 院内化验

血常规：WBC 为 4.64×10^9/L，RBC 为 4.91×10^{12}/L，HGB 为 147g/L，PLT 为 184×10^9/L，EUT%为 62.3%，其他未见明显异常。肝功能：TP 为 69g/L，ALB 为

38g/L, GLO 为 31g/L, ALT 为 11U/L, AST 为 13U/L, ALKP 为 59U/L, GGT 为 14U/L, LDH 为 197U/L, TBIL 为 13.3μmol/L, DBIL 为 5.0μmol/L。肾功能、凝血功能未见异常。涂片革兰氏染色找细菌:找到革兰氏阳性球菌、阴性杆菌;真菌阴性。痰培养:草绿色链球菌、干燥奈瑟菌;真菌阴性;抗酸杆菌阴性。流式细胞术:CD4/CD8 1.38(↓); CRP 阴性、PCT 阴性。尿、便:尿常规未见异常,便常规潜血阴性。其他:乙肝阴性,血清淀粉酶未见异常,电解质及肿瘤全项阴性, T-SPOT 阴性,HIV、梅毒均阴性,丙肝抗体 IgG 阳性。

二、诊疗过程

左氧氟沙星抗感染辅以氨溴索化痰、多索茶碱平喘,以及孟鲁司特、阿斯美等对症治疗,完善心脏彩超、腹部超声、肺功能等检查,复查胸部增强 CT,择期进行支气管镜检查,并取病理活检及结核分枝杆菌/利福平耐药检测(X-pert MTB/RIF)明确病变性质。

1. 入院心电图

窦性心律,心室率 90 次/分,大致正常心电图;心脏彩超及腹部超声未见明显异常。

2. 肺功能(实/预)

FEV_1/FVC%为 72.09, FEV_1/VCmax 为 96.9%, PEF 为 104.1%, MEF75 为 78.7%(↓), MEF50 为 52.8%(↓), MEF25 为 43.2%(↓), DLCOc-SB 为 91.3%(↓), FeNO 为 29(↑)。小气道功能障碍、弥散功能降低。

3. 胸部增强 CT(住院)

见图 5.11。

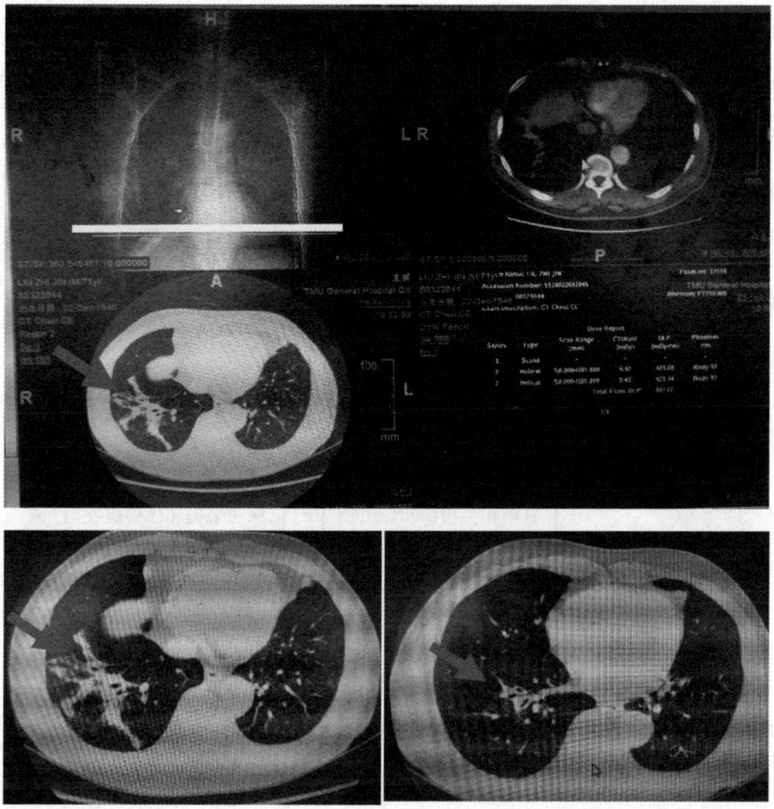

图 5.11 右肺下叶可见实变影及条索状影（箭头）。

三、诊疗思路

1. 咳嗽

咳嗽是机体的防御性神经反射，有利于清除呼吸道分泌物和有害因子，但频繁剧烈的咳嗽会对患者的工作、生活和社会活动造成严重影响。

那么咳嗽又分哪些类型呢？

我们来看一下《咳嗽的诊断与治疗指南》（2015 版）。咳嗽通常按时间分为三类：急性咳嗽、亚急性咳嗽和慢性咳嗽。急性咳嗽<3 周，亚急性咳嗽为 3~8 周，慢性咳嗽>8 周，该患者很显然是慢性咳嗽。

慢性咳嗽常见的原因有哪些呢？

在我国咳嗽常见原因有咳嗽变异性哮喘（CVA）、鼻后滴流综合征（PNDS）、嗜酸性粒细胞性支气管炎（EB）和反流性食管炎（GERC），上述疾病占慢性咳嗽病因的70%~95%。其他咳嗽原因有慢性支气管炎、支气管扩张、气管-支气管结核。

慢性咳嗽的原因很多，该患者有长期抽烟史，再加上肺部有阴影且有间断发热，肿瘤、结核、肺炎等都需要一一排除。

2. 发热伴肺部阴影

首先，区别感染性与非感染性肺部疾病（图5.12）。

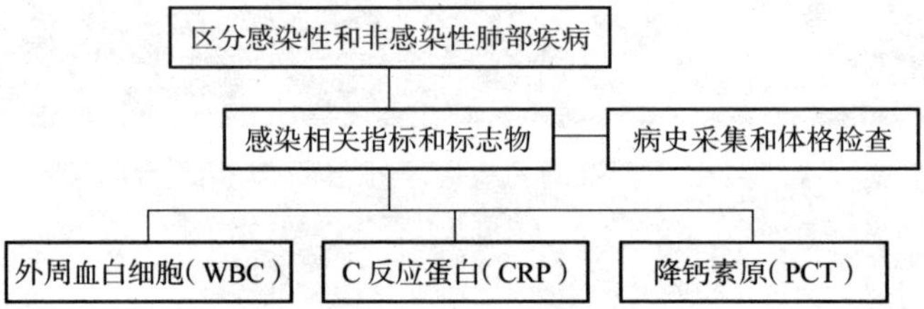

图5.12 感染性与非感染性肺部疾病。

（1）WBC≥10×10^9多为细菌感染，但严重感染时WBC可明显降低。病毒、支原体、衣原体、结核和真菌感染时WBC可正常、轻度升高或降低。

（2）CRP可作为肺炎的诊断参考，肺炎时CRP水平比非感染性肺部疾病者明显升高，可作为肺炎的诊断参考。不同的研究其诊断肺炎的CRP阈值有差别，有建议CRP升高超过正常值上限的3倍可作为肺炎的诊断标准之一。CRP在一些非感染性病变中可升高，如风湿性疾病、心血管疾病、肿瘤性疾病、腹腔手术后等，应注意鉴别。

（3）PCT<0.1μg/L时没有细菌感染的可能；PCT 0.25~0.5μg/L时，存在细菌感染的可能；PCT>0.5μg/L时，细菌感染的可能性很大。

该患者CRP阴性、PCT阴性，初步考虑为非感染性肺部疾病（图5.13）。发热伴肺部阴影（肺炎样综合征）常见的非感染性疾病包括哪些呢？有肺癌、血液系统疾病、结缔组织疾病、间质性肺疾病、血管炎、过敏性肺炎、放射性肺炎、肺水肿、肺栓塞等。

根据肺组织病变解剖部位分为三类

- 以气腔（或肺实质）病变为主的疾病
  - ✓ 机化性肺炎
  - ✓ 其他
- 以血管病变为主的疾病
  - ✓ 肺栓塞
  - ✓ 其他
- 以间质病变为主的疾病
  - ✓ 结缔组织病相关间质性肺炎
  - ✓ 其他

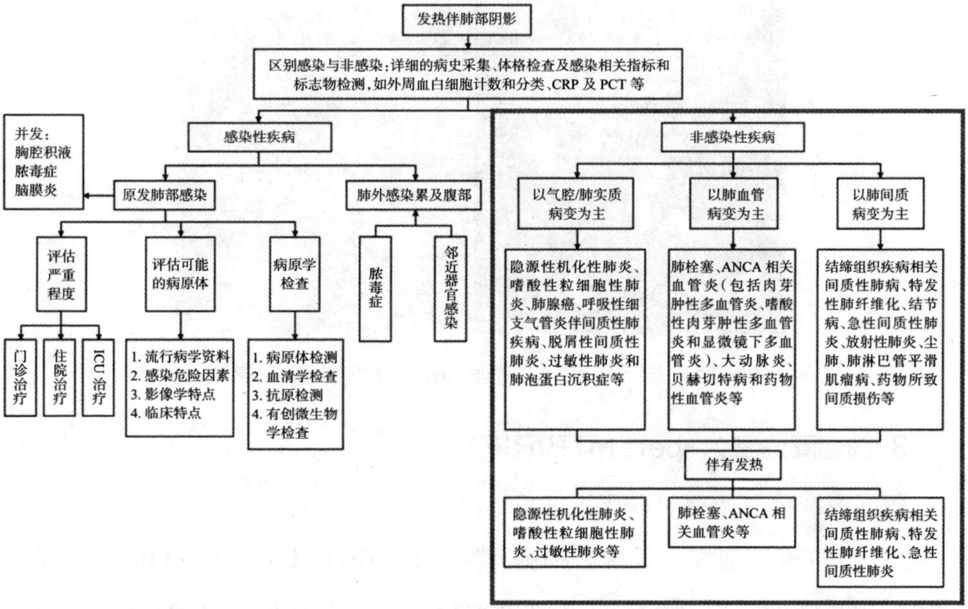

图 5.13 非感染性肺部阴影分类及诊疗思路。

考虑了这么多，那么该患者到底是什么原因引起的咳嗽，以及肺部阴影的原因到底是什么呢？支气管镜检查结果提供的信息也是出乎我们的意料（图 5.14）。

介入诊断与治疗快速现场评价（ROSE）及病理活检汇报均未见核异质细胞。

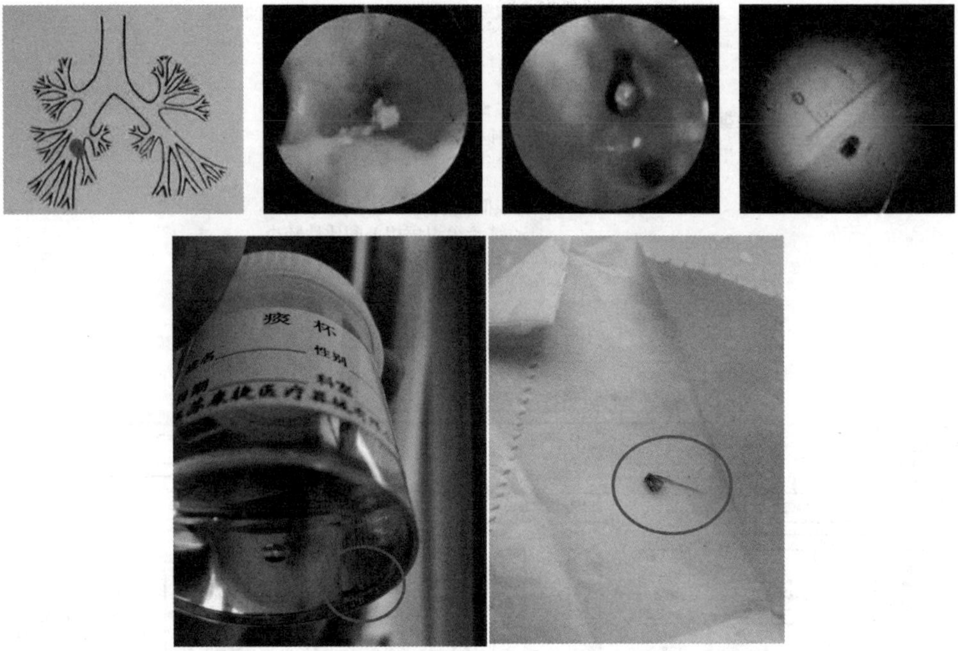

图 5.14　右肺下叶前、外基底段取出的鱼骨。(见彩图)

3. 肺泡灌洗液 X-pert MTB/RIF

肺泡灌洗液 X-pert MTB/RIF 阴性。

(1)支气管肺泡灌洗液淋巴细胞亚群分析:CD4/CD8 为 1.54(0.9~2.5)。本结果采用 T 辅助细胞($CD4^+$)和 T 抑制细胞($CD8^+$)的比例来描述结果。健康成人 BALF 中 $CD4^+/CD8^+$比值范围为 0.9~2.5。如果临床及影像学表现均支持结节病的诊断，BALF 中淋巴细胞增多同时伴 $CD4^+/CD8^+$的比值显著升高(如 $CD4^+/CD8^+ \geqslant 3.5$),则高度提示结节病的诊断。$CD4^+/CD8^+$比值降低多见于过敏性肺炎(嗜酸性粒细胞肺浸润、哮喘)和其他呼吸系统过敏性疾病、药物所致肺损害和机化性肺炎。多数过敏性肺炎患者 BALF 中 $CD4^+/CD8^+$比值降低。平均为 0.5~1.0。

(2)支气管肺泡灌洗液细胞分类:①巨噬细胞,鳞状上皮细胞及其他 65.62%;②淋巴细胞 2.01%;③中性粒细胞 32.08%;④嗜酸性粒细胞 0.29%。健康非吸烟者的 BALF 细胞构成参考值范围:巨噬细胞>85%,淋巴细胞 10%~15%,

中性粒细胞≤3%,嗜酸性粒细胞≤1%。本检查内容为支气管肺泡灌洗液细胞的分类与计数,受检查方式所限,不涉及肿瘤学内容。不是组织病理学检查 ,不能作为病理学报告使用。

4. 肺泡灌洗液培养

细菌、真菌阴性,未找到抗酸杆菌,气管镜房污染毛刷取材未找到抗酸杆菌。

鱼刺卡喉不新鲜,但鱼刺误进入气道至肺中难得一见。该患者慢性咳嗽病史有 2 年, 2 年内反复应用抗生素抗感染,症状时好时坏,然而病因却不曾明确。几时吃的鱼骨进入气道里患者自己都已不记得了,而且气管镜检查时发出阵阵的恶臭,证明时间已经很久了,厌氧菌也参与到里面了。

该患者经过检查,基本排除了结核、肿瘤等疾病,取出鱼骨后 1 周经抗感染治疗症状明显好转,不久便康复出院了。然而,在我国 80%的患者慢性咳嗽曾被诊断为气管炎、咽喉炎等,究其原因,与很多临床医生对慢性咳嗽的病因分布认识不足有关。而 90%以上的患者曾用过抗生素,但慢性咳嗽常见病因多是非感染性疾病,无须抗生素治疗。这说明国内慢性咳嗽存在严重的误诊误治现象,其病因诊断有待进一步加强。

那么关于慢性咳嗽的诊疗流程(图 5.15)是怎么样的呢?

对于经济条件受限或普通基层医院的患者,可根据病史和咳嗽相关症状进行经验性治疗。如果经验治疗无效,则应及时到有条件的医院进行检查诊断,以免延误病情。

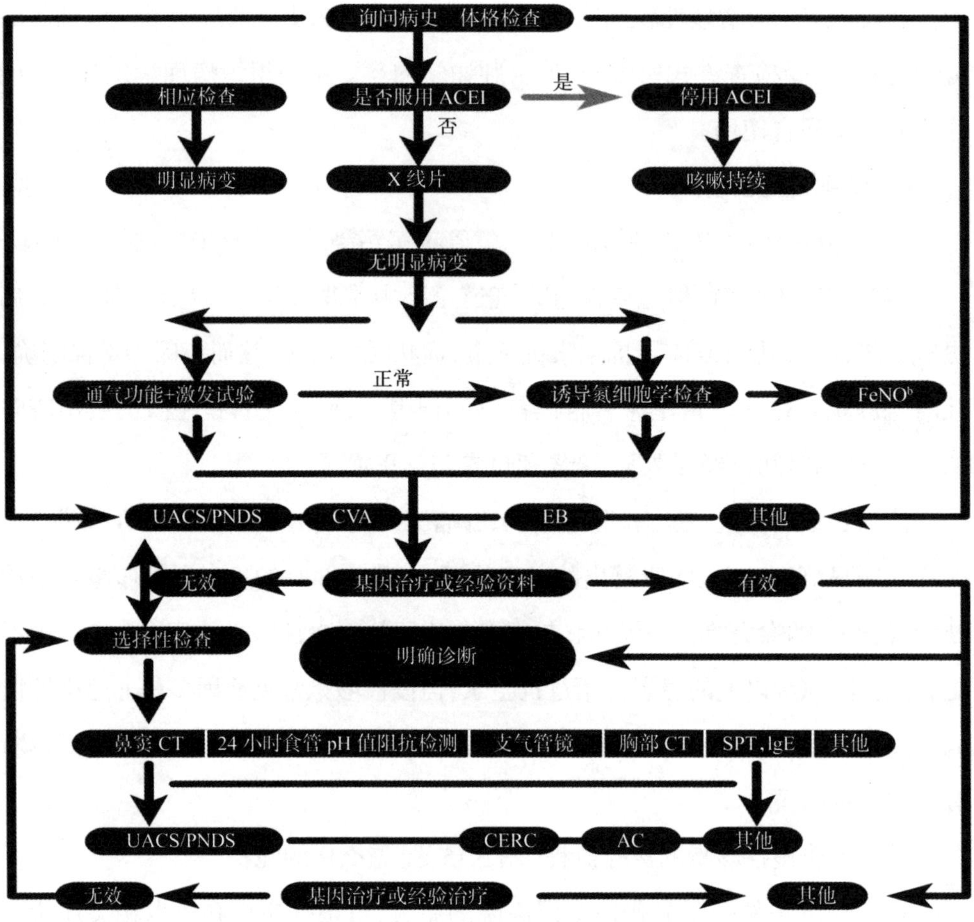

图 5.15　慢性咳嗽的诊疗流程。

注：ACEI，血管紧张素转换酶抑制剂；FeNO，呼出气一氧化氮；UACS，上气道咳嗽综合征；PNDS，鼻后滴流综合征；CVA，咳嗽变异性哮喘；EB，嗜酸性粒细胞性支气管炎；SPT，变应原皮试；IgE，免疫球蛋白 E；GERC，胃食管反流性咳嗽；AC，变应性咳嗽。

参考文献

[1]中华医学会呼吸病学分会哮喘学组. 咳嗽的诊断与治疗指南(2015)[J]. 中华结核和呼吸杂志,2016,39(5):323-354.

[2]中华医学会呼吸病学分会哮喘学组. 咳嗽的诊断与治疗指南(草案)[J]. 中华结核和呼吸杂志,2005,28(11):738-744.

[3]陈如冲,刘春丽,罗炜,等. 慢性咳嗽常见病因之间咳嗽敏感性的差异[J]. 中国呼吸与危重监护杂志,2013,12(4):384–389.

[4]ZHOU X, LUO ZY, YANG L, et al. A prospective, multicenter survey on causes of chronic cough in China[J]. *Hest*, 2013, 143(3): 613–620.

第二节　儿科疾病

儿科补液不用愁，一文能看懂

液体疗法是以纠正体液水电解质和酸碱平衡代谢紊乱、维持机体的正常生理功能为目的，主要用于儿科腹泻病等补液治疗。

一、补液基础

1. 非电解质溶液

5%Glu：等渗溶液（无张力）；10%Glu：高渗溶液（无张力）。无张力溶液的使用目的是提供水分、能量，以减少蛋白质的消耗，预防酮症。

2. 电解质溶液

（1）0.9%NaCl，即生理盐水：其 Na^+和 Cl^-浓度各为 154mmol/L，故 Cl^-高于血浆 Cl^-浓度，因此大量使用可使血氯升高，血浆 HCO_3^- 被稀释，引起高氯性及稀释性酸中毒，尤其在小婴儿和肾功能不全患者中。

（2）5%HCO_3^-：稀释 3.5 倍成 1.4%浓度等渗液。本溶液可直接提供缓冲碱，是纠正酸中毒的首选药。但呼吸衰竭和 CO_2 潴留者慎用。小婴儿不可用其高渗液直接注射。

（3）11.2%乳酸钠溶液：为高渗溶液。应用时要稀释为 6 倍成 1.87%的等渗溶液。乳酸钠输入人体后需在有氧条件下经肝脏代谢将乳酸根氧化后产生 HCO_3^- 而引起纠酸作用，故在休克、机体缺氧、肝功能不良和新生儿期不用。

（4）氯化钾溶液：制剂为 10%或 15%溶液。在儿科补液时不计算张力，用以纠正低钾。

$\rho = CM \rightarrow C=\rho/M$（$\rho$ 单位：g/L）

C=（X × 10）/M × 系数 × 1000（C 单位：mmol/L）

KCl：X × 10/74.5 × 2 × 1000=280~310mmol/L（注意渗透压具有依数性，所以应该再乘以 2）

计算得：1.043%-1.15475% ≈ 1.12%，所以 KCl 为等渗液。

例 1：腹泻患儿，伴有低钾血症，补液后排尿，输液瓶中不含钾的液体 220mL（200mL），最多可加 10%或 15%KCl 注射液各多少毫升？

答：c1v1=c2v2

200 × 0.3%=10% × v1 ＝ v1=6mL

200 × 0.3%=15% × v2 ＝ v2=4mL

所以相当于 10%KCl 6mL、15%KCl 4mL。

例 2：由生理盐水 200mL、5%HCO_3^- 25mL、10%Glu225mL 配成混合液体，张力是多少张？

C=280~310mmol/L

0.9%NaCl → 1 张　5%HCO_3^-→ 4 张　5%Glu →无张力

n1=n2

C × 200/1000+C × 4 × 25/1000=（225+25+200）× C × 张力/1000

得：200 × 1+4 × 25=450 × 张力

得：张力=300/450=2/3

3. 混合溶液

把各种等渗溶液按不同比例配制而成，以避免或减少各自的缺点，适应于不同情况的补液需要。应用混合液是儿科液体疗法的特点。

张力=含钠液体量与总液量的比值。临床上 0.9%NaCl ∶ 1.4%$NaHCO_3$=2 ∶ 1。

2 ∶ 1 等张含钠液

（1）0.9%NaCl 2 份，1.4%$NaHCO_3$ 1 份（或 1.87%乳酸钠 1 份），等张，扩容。

（2）3 ∶ 2 ∶ 1（2 ∶ 3 ∶ 1 盐糖碱）：5%Glu 3 份，0.9%NaCl 2 份，1.4%$NaHCO_3$ 1

份，1/2 张，纠正等渗。

（3）4∶3∶2 液（盐糖碱）：0.9%NaCl 4 份，5%Glu 3 份，1.4%$NaHCO_3$ 2 份，2/3 张，纠正低渗。

（4）2∶6∶1 液：0.9%NaCl 2 份，5%Glu 6 份，1.4%$NaHCO_3$ 1 份，1/3 张，纠正高渗。

（5）1∶4 液：0.9%NaCl 1 份，5%Glu 4 份，1/5 张。

二、补液

1. 口服补液

口服补液盐（ORS）：WHO 推荐的用于治疗急性腹泻合并脱水的一种口服液，具有纠正脱水、酸中毒及补钾的作用。其作用机制为：小肠微绒毛上皮细胞膜上存在 Na^+、葡萄糖的共同载体，当 Na^+ 和葡萄糖同时与位点结合时开始转运，使钠水的吸收增加。

ORS 液电解质的渗透压为 245mmol/L（2/3 张液体）。

WHO 推荐使用口服补液盐（ORS），可用于腹泻时预防脱水及纠正轻、中度脱水（表 5.16）。

表 5.16　口服补液盐

配方浓度	Na^+75mmol/L，K^+20mmol/L，Cl^-65mmol/L，枸橼酸根 10mmol/L，葡萄糖 75mmol/L
适应证	轻或中度脱水，无严重呕吐者
禁忌证	患者极度疲劳、昏迷、昏睡、腹胀
补液量	轻度脱水者 50mL/kg，中度脱水者 100mL/kg，于 4 小时内服完
	继续补充量根据腹泻的继续丢失量而定，一般每次大便后给 10mL/kg
	在用于补充继续损失量和生理血药量时，ORS 需适当稀释

2. 静脉补液

见表 5.17。

表 5.17 静脉补液注意事项

适应对象	中度以上脱水、呕吐重或腹泻
补液原则	先快后慢、先浓后淡、先盐后糖(糖的张力因为氧化而维持不住)、见尿补钾、见搐补钙
补液分步	累计损失量、继续损失量+生理需要量
补液三定	定量(脱水程度)、定性(脱水性质)、定时(补液速度)

3. 第一天补液

(1)补充血容量

1)定量:营养不良儿童(在估计脱水程度时易偏高)、肺炎、心肾功能损害、学龄前儿童(其液体组成已接近成人),补液总量应酌减 1/4~1/3(《儿科学》8 版)。

- 累积损失量:治疗前患儿丢失液体总量(表 5.18)。

表 5.18 累积损失量

轻度	30~50mL/kg
中度	50~100mL/kg
重度	100~120mL/kg

- 继续损失量(丢多少、补多少):即开始治疗后病因未除而丢失的体液量,在禁食时按 10~30mL/kg 计算。3∶2∶1 液(1/3~1/2 张)(表 5.19)。
- 生理需要量(缺多少、补多少):即维持基础代谢所需要的水量,60~80mL/kg。1∶4 液(1/5 张)。

计算总量后,一般先按总量的 1/3~1/2 量给予,余量视病情决定取舍。

表 5.19 继续损失量

轻度	90~120mL/kg
中度	120~150mL/kg
重度	150~180mL/kg

2）定性：定性（定输液种类）原则为先浓后淡。等渗性脱水补充1/2张含钠液、低渗性脱水补充2/3张含钠液、高渗性脱水补充1/3张含钠液。若判断脱水性质有困难者，可按等渗性脱水处理（表5.20）。

表5.20　等渗脱水

种类	低渗性	等渗性	高渗性
累积损失量	2/3（4：3：2）	1/2（3：2：1）	1/3（2：6：1）
继续损失量	1/3~1/2	1/3~1/2	1/3~1/2
生理需要量	1/5	1/5	1/5

若临床判断脱水性质有困难时，可先按等渗性脱水处理。

3）定速：主要取决于脱水程度、继续损失的量和速度。

轻度脱水和中度脱水不伴有明显酸中毒者，将全日补液量的一半（累积损失量）在8~12小时内补完，速度为每小时8~12mL/kg，另一半在其后12~16小时内以5mL/kg补给。

重度脱水有周围循环衰竭者，首先要扩容。以2：1等张含钠液20mL/kg（总量不超过300mL）于0.5~1小时内快速静脉滴注，快速补充循环血量，恢复和改善肾功能。

累积损失量（扣除扩容量）一般在8~12小时内补完，每小时8~12mL/kg。

脱水纠正后，补充继续损失量和生理需要量，于12~16小时内补完，约每小时5mL/kg。

（2）补充液体后，再来纠正酸中毒、低钾、低钙和低镁

1）纠正酸中毒：经过补液后，轻度酸中毒可随之纠正，但若中度以上脱水伴有明显酸中毒（pH值<7.3），则需加碱性液，首选$NaHCO_3$。无条件测定血气或测定结果未出来前，可按提高血浆HCO_3^- 5mmol/L（5%$NaHCO_3$ 1mL/kg可提高血浆HCO_3^-），必要时2~4小时可重复血气测定。

$NaHCO_3$（mmol/L）=（22−CO_2CP）×0.6×W（kg）

或 $NaHCO_3$=(−BE)×0.3×W(kg)

5%$NaHCO_3$ 1mL=0.6mmol

5%$NaHCO_3$ mL 数=|BE|×0.5×W(kg)

一般将 $NaHCO_3$ 稀释成1.4%的溶液输入,一般首剂给予计算量的一半(机体可代偿),复查血气后,决定是否继续给予剩余量。例如,100mL 5% $NaHCO_3$,应该加2.5倍的Glu稀释,即250mL Glu得到350mL 1.4% $NaHCO_3$。

2)纠正低钾血症:有尿或来院前6小时内有尿应及时补钾。补液纠正后常出现低钾血症,因此在排尿后应给予补钾。

口服补钾(临床常用补达秀):用KCl每日200~300mg/kg。

静脉补钾:全日总量一般为200~300mg/kg。

注意事项:见尿补钾(包括院前6小时内有尿);KCl在液体中的浓度不得超过0.3%(新生儿0.15%~0.2%);全日补钾量的静脉滴注时间不得短于8小时;禁止KCl静脉推注(包括莫氏管中加入);一般静脉补钾要持续4~6天(平衡胞内外的钾需要时间),能口服改为口服。

3)纠正低钙、低镁

低钙血症:补液过程中如出现惊跳、手足搐搦,可用10%葡萄糖酸钙(每次1~2mL/kg,最大量≤10mL)加葡萄糖稀释后静脉滴注。

注意:心率低于80次/分停用;不要漏到血管外;洋地黄间隔使用;不能皮下或肌内注射。

补钙后症状无改善,考虑低镁血症。用25%$MgSO_4$每次0.1mL/kg深部肌内注射,每6小时一次,每日3~4次,症状缓解后停用。

4.第二天补液

经过第一天补液后,若脱水及电解质紊乱已得到纠正则改为口服补液;若仍需静脉补液者则补充继续丢失量和生理需要量。生理需要量:60~80mL/kg;继续丢失量:丢多少,补多少。

若第二天脱水及电解质紊乱尚未纠正,则根据当前脱水的程度按第一天的补液方案来施行。补液量需根据吐泻和进食情况估算,并供给足够的生理需要量,用 1/5~1/3 张含钠液补充。丢多少,补多少,随时丢随时补继续损失量,用 1/3~1/2 张含钠溶液补充。将两部分相加于 12~14 小时内均匀静滴。仍需注意继续补钾和纠正酸中毒。

第三节 其他疾病

伴癌综合征、副癌综合征、类癌综合征如何区分?

一、伴癌综合征

伴癌综合征指原发肿瘤患者由于癌肿本身代谢异常或癌肿产生的一些物质进入血流并作用于远处组织,对机体产生各种影响而引起的一组综合征。这些症状可早于脏器病变,而有些症状常伴随着肿瘤的复发而出现。主要表现:自发性低糖血症、红细胞增多症;罕见表现:高钙血症、高脂血症、类癌综合征。

二、副癌综合征(副肿瘤综合征)

副癌综合征特指除肿瘤本身压迫及浸润和转移所引起的症状以外的其他全身性表现,由肿瘤间接产生。临床表现多样,有结缔组织和皮肤病变,神经肌肉综合征,血管、胃肠道和血液系统等的异常。

理解:既然是综合征,涉及的就不是单一的临床表现。尤其要注意的是,此类综合征属于非转移性、胸外、全身症状。此外,需要注意以下几点:①根据内科学上的描述,类癌综合征也属于副癌综合征的表现之一;②根据外科学上的描述,此类综合征的病因是肿瘤产生内分泌物质;③这些症状在切除肿瘤后可能消失。

三、类癌综合征

类癌是一种罕见的、生长缓慢的、能产生小分子多肽类或肽类激素的肿瘤,即 APUD 细胞瘤，除能分泌有强烈生理活性的血清素（即 5-羟色胺）、胰舒血管素和组胺外，有的还可分泌其他胺和肽类物质，如缓激肽、儿茶酚胺、胃泌素、胃动素、胰岛素、胰升血糖素、生长激素、抗利尿激素、促性腺激素、ACTH、皮质类固醇、甲状旁腺激素、降钙素、前列腺素等。类癌是胃肠道最常见的内分泌肿瘤，由于血液中 5-羟色胺等物质增多，临床上出现皮肤潮红、腹泻、腹痛、哮喘、心脏瓣膜病等征象，谓之类癌综合征。

三者的区别和联系：

- 类癌综合征是一种比较少见的副癌综合征。
- 副癌综合征的发展一般与肿瘤的进程平行，在肿瘤经手术、放疗、化疗后退缩或消灭时，它随之好转或消失。
- 多数副癌综合征本身就是一种独立的疾病，有自己的命名，仅有一小部分伴发于肿瘤，比如重症肌无力。
- 伴癌综合征强调的是肿瘤本身直接产生的物质作用于机体的反应。

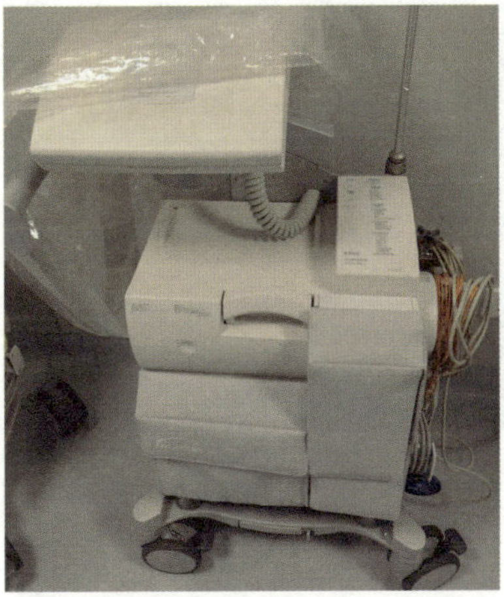

图 1.27

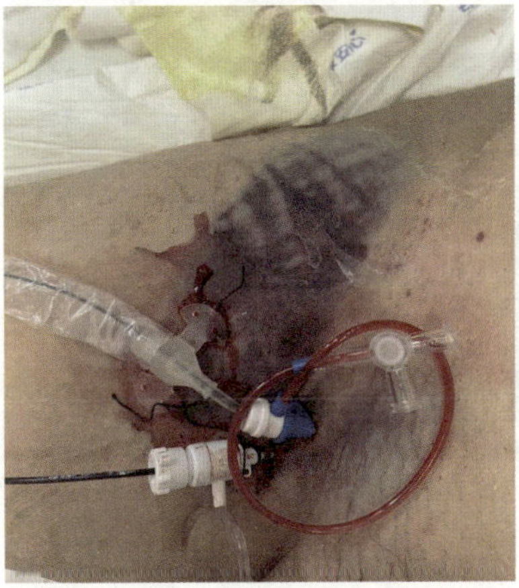

图 1.28

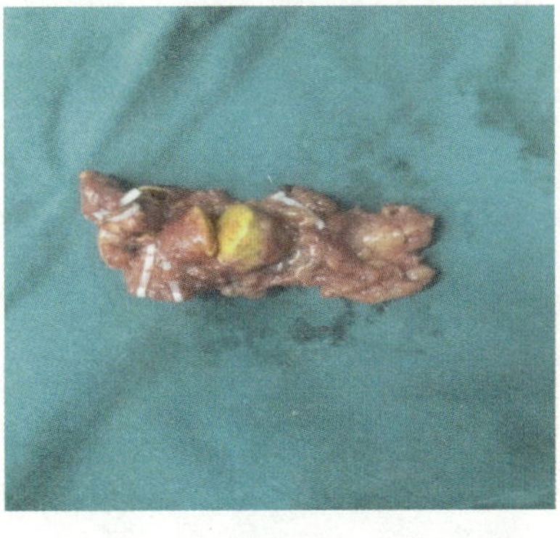

图 2.13

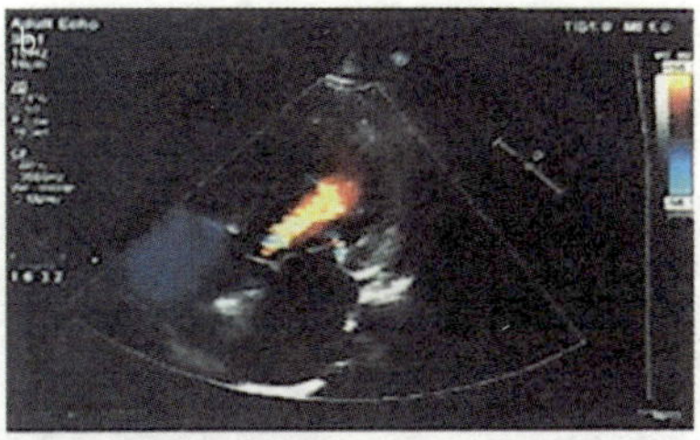

图 2.25(b)

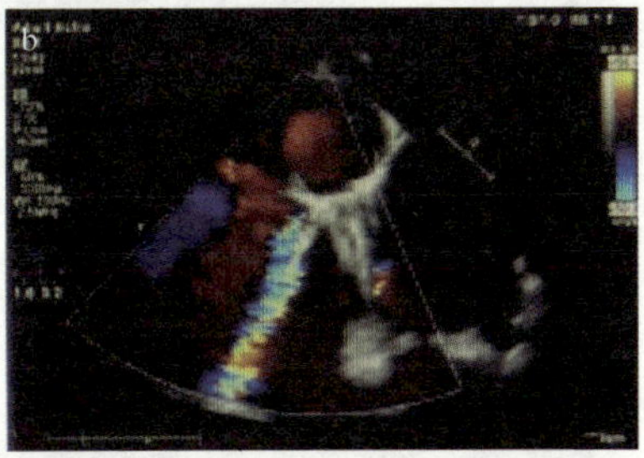

图 3.13(b)

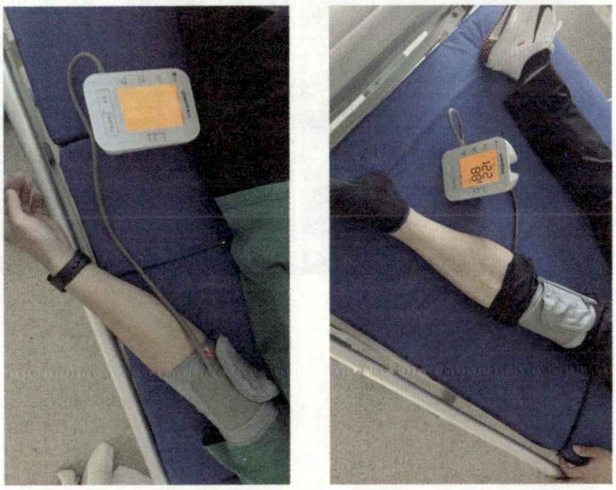

图 2.18

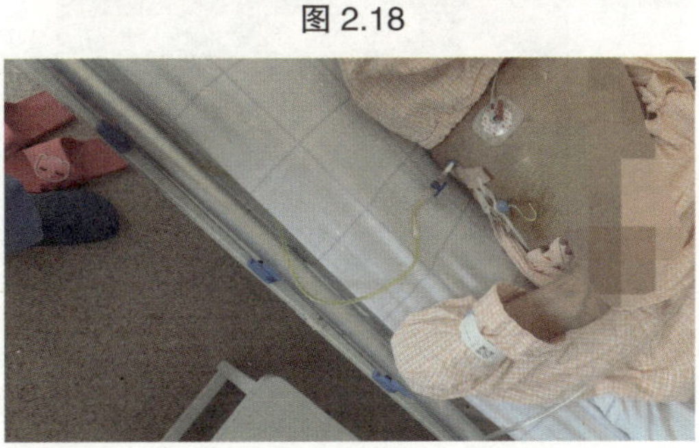

图 2.30

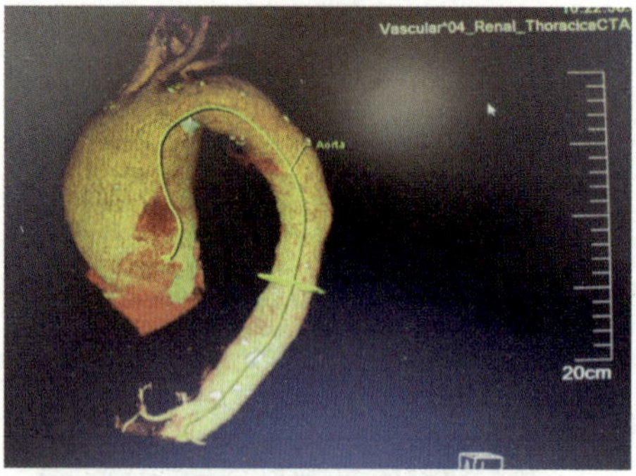

图 4.3

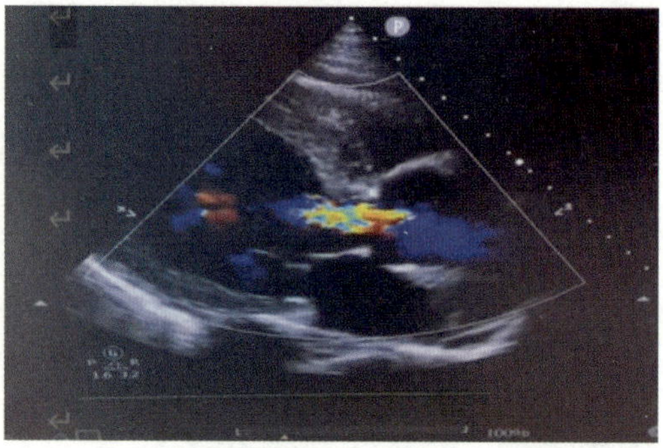

图 4.6

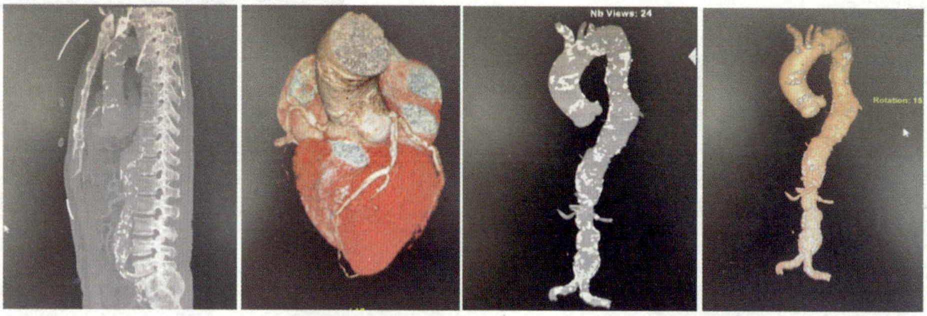

图 4.10

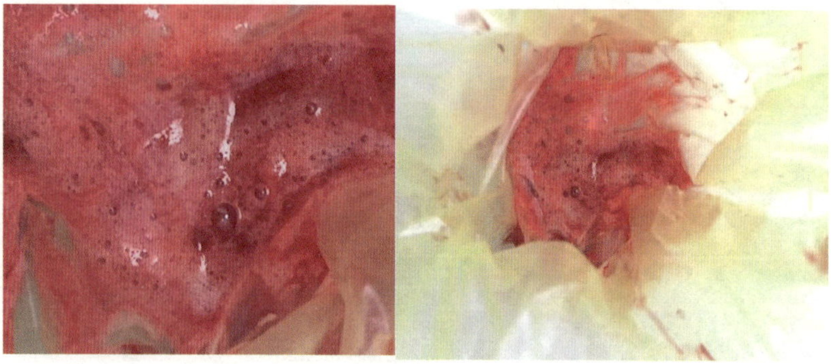

图 4.19

彩图 2

	真性室壁瘤	假性室壁瘤
示意图	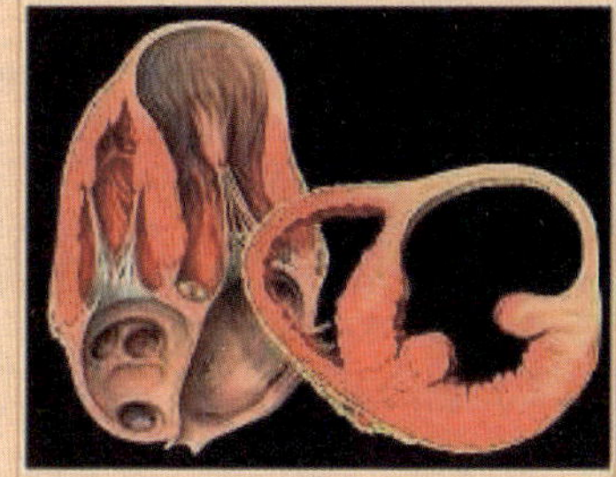	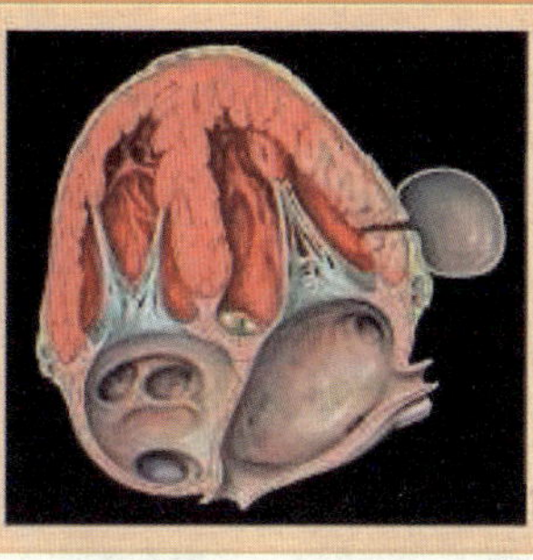
病因及机制	• 急性 ST 段抬高型心肌梗死 • 肥厚型心肌病 • 心脏结节病 • 先天性室壁瘤 • Chagas 病（寄生虫感染）	▪ 急性心肌梗死 ▪ 创伤（心脏贯通伤） ▪ 医源性
超声图像	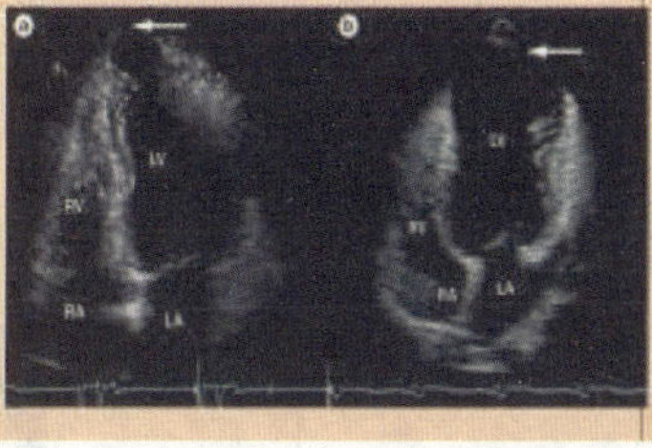	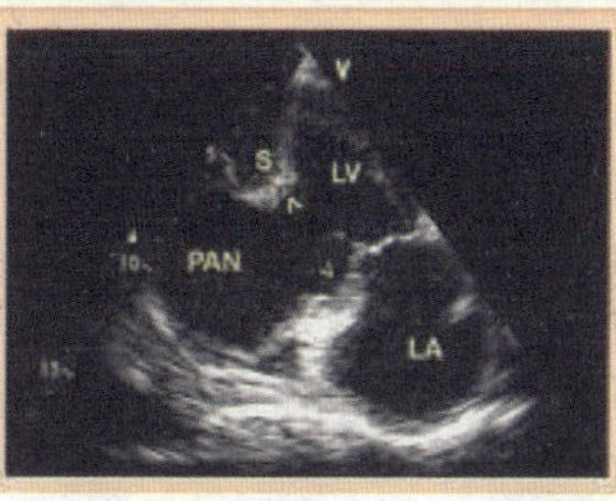

图 4.24

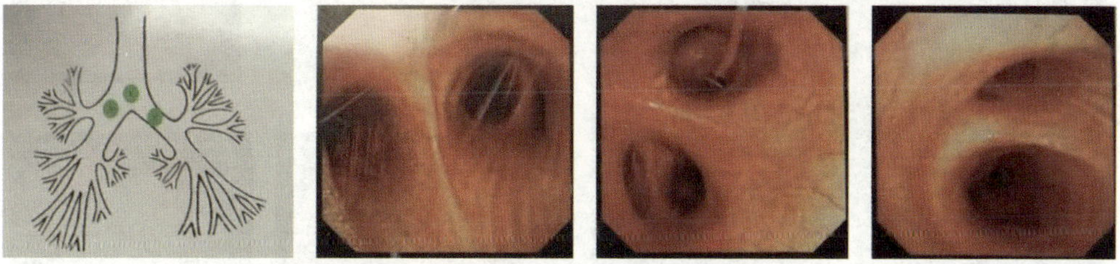

图 5.4

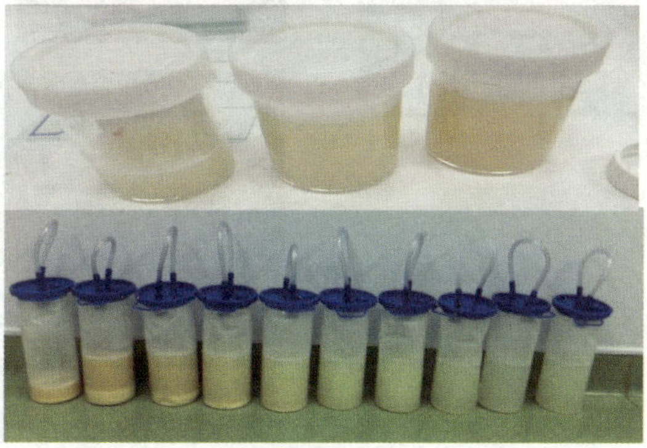

图 5.5

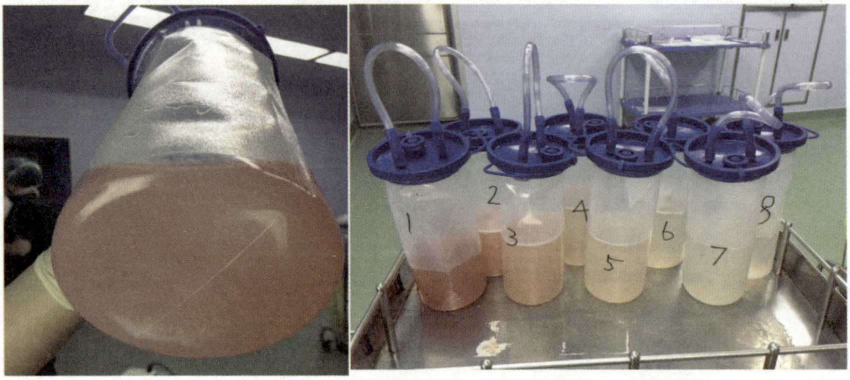

图 5.8

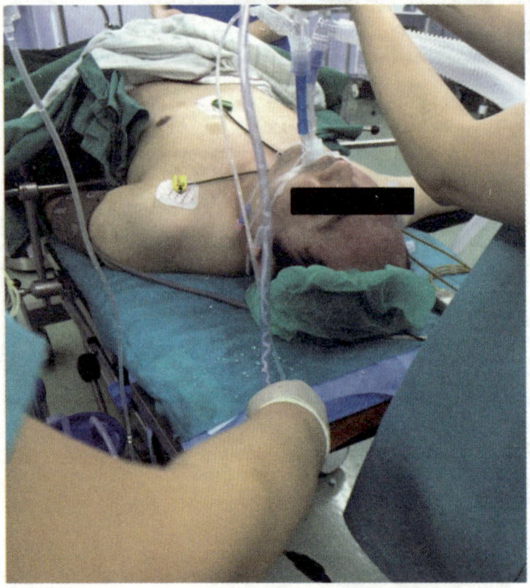

图 5.7

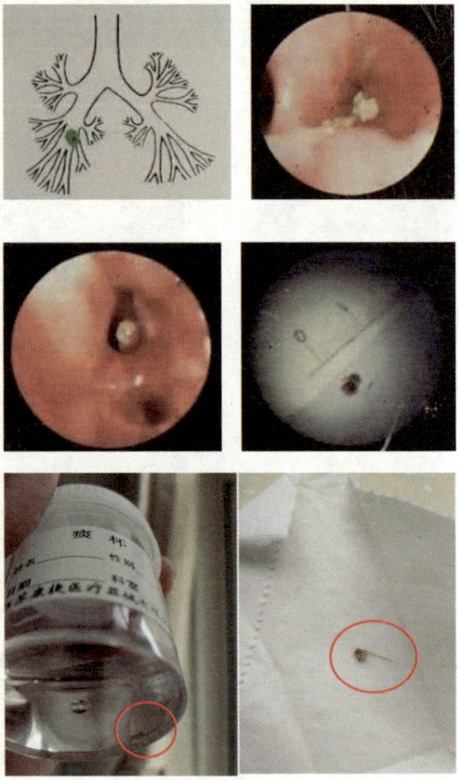

图 5.14